全国高等中医药院校创新教材
中医神志病专业系列教材

总主编　赵永厚

中医神志病医籍选读

（供中医学、中西医临床医学、心理学、精神医学、公共事业管理等专业用）

主　审　赵永厚　王国才
主　编　郭宏伟　贾竑晓

全国百佳图书出版单位
中国中医药出版社
·北　京·

图书在版编目（CIP）数据

中医神志病医籍选读 / 郭宏伟，贾竑晓主编 .—北京：中国中医药出版社，2023.4（2024.7 重印）
全国高等中医药院校创新教材 . 中医神志病专业系列教材
ISBN 978-7-5132-8048-8

Ⅰ . ①中… Ⅱ . ①郭… ②贾… Ⅲ . ①心病（中医）—中医典籍—高等学校—教材 Ⅳ . ① R256.2

中国国家版本馆 CIP 数据核字（2023）第 036323 号

中国中医药出版社出版
北京经济技术开发区科创十三街 31 号院二区 8 号楼
邮政编码 100176
传真 010-64405721
北京盛通印刷股份有限公司印刷
各地新华书店经销

开本 787×1092 1/16 印张 14.5 字数 325 千字
2023 年 4 月第 1 版 2024 年 7 月第 2 次印刷
书号 ISBN 978-7-5132-8048-8

定价 59.00 元
网址 www.cptcm.com

服务热线 010-64405510
购书热线 010-89535836
维权打假 010-64405753

微信服务号 zgzyycbs
微商城网址 https://kdt.im/LIdUGr
官方微博 http://e.weibo.com/cptcm
天猫旗舰店网址 https://zgzyycbs.tmall.com

如有印装质量问题请与本社出版部联系（010-64405510）

全国高等中医药院校创新教材

中医神志病专业系列教材

《中医神志病医籍选读》编委会

总 主 编 赵永厚（黑龙江神志医院）

主　　审 赵永厚（黑龙江神志医院）
王国才（北京中医药大学东方医院）

主　　编 郭宏伟（黑龙江中医药大学）
贾竑晓（首都医科大学）

副 主 编 （按姓氏笔画排序）
于　明（黑龙江神志医院）
孙晓光（北京中医药大学）
时素华（北京中医药大学）
常惟智（黑龙江中医药大学）
蒋跃文（湖北中医药大学）

编　　委 （按姓氏笔画排序）
王　彤（北京中医药大学）
尹冬青（首都医科大学）
史耀勋（吉林省中医药科学院）
白　冰（浙江省立同德医院）
曲秀杰（黑龙江省精神心理卫生研究中心）
刘海峰（齐齐哈尔市第一医院）
许文杰（上海市第七人民医院）
赵　楠（黑龙江中医药大学）
赵思涵（山西中医药大学）
赵铭宇（黑龙江省中医药科学院）
钟雯雯（新疆医科大学）

秘　　书 白　冰（浙江省立同德医院）

前 言

“全国高等中医药院校创新教材·中医神志病专业系列教材”的编写工作一直坚持以育人为本，重视发挥教材在人才培养中基础性作用的原则，自2012年启动以来，充分展现我国中医药在精神卫生防治工作中教育、医疗、保健、科研、产业、文化等方面取得的成就，业已完成首套《中医神志病学》《神志病护理学》《神志病预防养生学》《神志病康复诊疗学》《神志病中西医结合诊断学》《神志病中西医结合治疗学》《神志病性医学》7部教材的编写与出版工作。

为进一步适应新形势下中医药行业高等教育教学改革和复合型、创新型中医神志病专业中医药人才培养的迫切需求，进一步构建本专业系列教材结构和知识体系的系统性和完整性，更好地为中医神志病学学科建设和专业人才培养服务，启动了本套教材编写工作，包括《中医神志病验案选读》《中医神志病医籍选读》《神志病社区康复学》《神志病药理学》《神志病针灸学》5部，旨在编写符合教育规律和神志病专业人才成长规律的科学性、先进性、适用性的系列教材。

本套教材的编写由中华中医药学会神志病分会统筹规划，总主编单位黑龙江神志医院暨黑龙江中医药大学神志医学院牵头组织实施，为保证教材定位准确，结构布局合理，编写工作采取以行业领军人才为主导的组织模式，遴选中医神志病学创始人、中医神志病专业领军人才、重点学科带头人牵头组织具体编写工作，集中各高等中医药院校及医疗科研相关专家、学者，充分发挥高等中医药院校、专业机构在教材建设中的主体作用。编写过程中缺少前人经验可资借鉴，内容具有显著的原创性与创新性。在编写组织过程中，依据人才培养目标和学科知识体系进行整体规划，根据各教材在中医神志病学知识体系中的作用，明确其学科任务与内容，立足专业需求，突出重点，围绕基本知识、基本理论、基本技能主体框架，完善了理论阐述系统，做到概念表述规范，紧密结合发展前沿，适度融合新进展、新技术、新成果，体现了整套教材的科学性、继承性、先进性、启发性、教学适应性和临床实践性。

本套教材得到了中国中医药出版社的大力支持，同时凝聚了全国中医神志病相关专业教育、医药工作者及专家、学者的集体智慧，希冀能够对我国中医药行业高等教育教学的发展和专业人才的培养产生积极的推动作用，以推动中医药在精神卫生防治工作的贡献力。谨向有关单位和个人致以衷心的感谢，同时特别感谢黑龙江中医药大学匡海学教授对本套教材的筹划、编写工作给予的大力支持和学术指导。

本套教材整体编写过程是一种继承、升华，更是一种创新。诚然，由于医学事业的复杂多样性与日新月异，难免有不足之处，敬请各高等中医药院校广大师生、医务工作者、教育工作者提出宝贵意见和建议，以便再版时修订提高。

中华中医药学会神志病分会
黑龙江中医药大学神志医学院
2022 年 6 月

编写说明

本教材为“全国高等中医药院校创新教材·中医神志病专业系列教材”之一，在国家中医药管理局教材办公室、全国高等中医药教材建设研究会具体指导下，由中华中医药学会神志病分会统筹规划，总主编单位黑龙江神志医院牵头组织实施，黑龙江中医药大学、首都医科大学等中医药院校及医疗临床实践教学机构编写，供全国医药院校中医学、中西医临床医学、心理学、精神医学、公共事业管理等专业使用，也可供从事中医神志病、中医心理、中医心身医学等相关临床诊疗工作者及科学研究者使用。

“中医神志病医籍选读”是中医神志病专业课程体系中的重要课程，具有连接古今的作用。通过古籍选读，可深入了解历代医家对中医神志病病因、病机、治法和方药的认识，从而达到古为今用的目的。

本教材分为上、中、下三篇。上篇医经部分，选取经典著作中关于神志病的相关理论，按照不同的经典专著分为三章，分别为第一章《黄帝内经》选读、第二章《难经》选读、第三章《伤寒杂病论》选读。中篇病证部分，按照常见中医神志病分为狂病、癫病、郁病、百合病、脏躁、梅核气、奔豚等十五个章节，选取从《黄帝内经》时期到明清时期，不同医家对同一种疾病的不同论述，分别摘录，按照先后顺序排列，便于学者集中学习不同医家的学术思想。下篇方药部分，分为药和方两大章，摘录了古今医家与神志病治疗相关的中药和方剂，该部分并非简单的罗列，而是按照病证部分内容进行分述，这样前后呼应，便于学者学习和查询。

本教材的编写分工如下。王彤、白冰、刘海峰编写上篇医经部分《黄帝内经》选读，尹冬青、赵思涵、曲秀杰编写上篇医经部分《难经》选读，蒋跃文、赵铭宇、许文杰、钟雯雯编写上篇医经部分《伤寒杂病论》选读，郭宏伟、贾竑晓编写下篇病证部分，常惟智、赵楠、史耀勋、于明、孙晓光、时素华编写下篇方药部分。全书由总主编单位暨中华中医药学会神志病分会挂靠单位黑龙江神志医院（黑龙江中医药大学神志医学院）组织统筹规划，由主编单位黑龙江中医药大学、首都医科大学相关工作人员负责统稿，由总主编单位黑龙江神志医院相关工作人员负责审修，由赵永厚、王国才主审。

由于编者水平有限，本教材作为中医神志病专业系列教材的重要组成部分，编写难度较大，时间较紧，恐有疏漏之处，祈请各院校老师及广大中医同道提出宝贵意见，以便进一步修订提高。

《中医神志病医籍选读》编委会

2023年1月

目　录

上　篇　医经部分选读

中　篇　病证部分选读

下　篇　方药医籍选读

上篇 医经部分选读

第一章《黄帝内经》选读

第一节 《黄帝内经》的中医神志病理论体系

一、《黄帝内经》对五神与七情的认识

《黄帝内经》关于神的认识，主要有广义和狭义两方面。

广义的神指的是主宰人体一切生命活动的物质基础，是人体生命活动的根本动力，如《灵枢·天年》云："何者为神？岐伯曰：血气已和，荣卫已通，血气已成，营气舍心，魂魄毕具，乃成为人。"同时《黄帝内经》认为神分藏于五脏，故称为五神，因此五脏又被称为"五神脏"。《素问·宣明五气》云："五脏所藏：心藏神，肺藏魄，肝藏魂，脾藏意，肾藏志。"

狭义的神指水谷之气，如《灵枢·平人绝谷》云："神者，水谷之精气也。"《素问·六节藏象论》云："五味入口，藏于肠胃，味有所藏，以养五气。气合而生，津液相成，神乃生也。"狭义的神还指人体的精神、意识、思维与情感等活动，如《灵枢·本神》云："故生之来谓之精，两精相搏谓之神，随神往来者谓之魂，并精而出入者谓之魄，所以任物者谓之心，心有所忆谓之意，意之所存谓之志，因志而存变谓之思，因思而远慕谓之虑，因虑而处物谓之智。"

《黄帝内经》提出："人有五脏化五气，以生喜怒悲忧恐。"认为七情皆是由神化生，是五脏所藏神的外在表现，五脏的精气可以产生对应的神志活动，即肝在志为怒，心在志为喜，脾在志为思，肺在志为忧悲，肾在志为惊恐，同时五脏所藏神的功能出现异常，也会导致情志的异常变化，如《灵枢·本神》云："肝气虚则恐，实则怒……心气虚则悲，实则笑不休。""喜乐者，神惮散而不藏。愁忧者，气闭塞而不行。盛怒者，迷惑而不治。恐惧者，神荡惮而不收。"《黄帝内经》认为七情以五神为基础，五神的正常

与否取决于五神功能是否能正常发挥。

二、《黄帝内经》神志症状学特征

《黄帝内经》认为人体之神分藏于五脏，分别主司人体生命活动、精神意识、思维活动等各个方面，因此神志异常的症状学表现主要按五脏划分，从精神思维和机体表现两方面来论述，如肝藏魂功能异常所导致的“恐”“怒”“狂妄不精”“阴缩而挛筋”“两胁骨不举”“毛悴色夭”等，心藏神功能异常所导致的“笑不休”“悲”“恐惧”“破䐃脱肉”“毛悴色夭”，脾藏意功能异常所导致的“悗乱”“四肢不举”“毛悴色夭”“五脏不安”“腹胀”“经溲不利”等，肺藏魄功能异常所导致的“狂”“意不存人”“皮革焦”“毛悴色夭”“鼻塞不利”“少气”“喘喝”“胸盈仰息”等，肾藏志功能异常所导致的“厥”“胀”“五脏不安”“喜忘其前言”“腰脊不可以俛仰屈伸”等。

三、神志病的病因病机论

《黄帝内经》认为引起神志疾病的病因主要有三类。第一，强烈的、持续的情绪波动会影响五脏藏神，从而引发神志病，如“怵惕思虑”“悲哀动中”“喜乐无极”“盛怒不止”“愁忧不解”等影响五脏藏神的功能，发为情志病。第二，五脏神气所化生的精微物质的生成与运行出现异常，导致五脏神机紊乱，发为情志病，如《灵枢·本神》所云：“血、脉、营、气、精神，此五脏之所藏也，至其淫泆离脏则精失，魂魄飞扬，志意恍乱，智虑去身。”第三，《黄帝内经》还认为情志病的发生与发展与自然因素和社会因素有关系，如《素问·气交变大论》云：“岁木太过，风气流行……民病飧泄食减……甚则忽忽善怒。”提出五运六气的变化和环境因素的变动可导致情志病的发生。同时《素问·疏五过论》云：“尝贵后贱，虽不中邪，病从内生，名曰脱营。尝富后贫，名曰失精。”认为社会环境的变化，人的社会地位、家庭环境等方面可对人的身心造成巨大的影响，发为情志病。

《素问·灵兰秘典论》指出：“心者，君主之官，神明出焉。”《灵枢·邪客》指出：“心者，五脏六腑之大主也，精神之所舍也。”强调心在五脏之中的地位。《素问·上古天真论》云：“恬惔虚无，真气从之，精神内守，病安从来。”突出心在神志病治疗中的重要性，强调心藏神功能的异常在情志病发生与发展过程中的重要作用，以及调养心神对神志病治疗的重要性。

四、神志病的治法方药论

《黄帝内经》关于情志病治疗方法，主要有以下三种。

第一，转移情志法。《灵枢·贼风》云：“先巫者，因知百病之胜，先知其病之所从生者，可祝而已矣。”提出通过“祝由”的方法进行治疗。祝由之法其实就是转移病人的注意力，使病人从焦虑、恐惧的情绪中脱离出来，使全身的气机得到调畅，从而达到减轻和治愈疾病的目的。

第二，以情胜情法。是指利用一种情志来制约另一种情志的治疗方法，进而达到消除、淡化不良情绪，使机体恢复健康的目的。《素问·阴阳应象大论》认为："怒伤肝，悲胜怒"，"喜伤心，恐胜喜"，"忧伤肺，喜胜忧"，"思伤脾，怒胜思"，"恐伤肾，思胜恐"。以情胜情法以情志之间的生克为基础，较药物、针灸等治疗方法副作用低，效果显著，为后世许多医家所应用。

第三，通过药物进行治疗。《黄帝内经》一共载中药方剂十三首，其中半夏秫米汤为治疗情志病的典型方剂。方中仅有半夏和秫米两味药物，从脾胃入手调理阴阳，引导营卫二气正常运行，从而达到治疗失眠的目的，为后世医家从脾胃论治情志病提供了思路。

五、《黄帝内经》神志病理论体系对后世的影响

《黄帝内经》提出七情与神的关系，以及七情的异常与五脏藏神功能的相关性，为后世从调神治疗情志病奠定了理论基础。《灵枢·本神》云："两精相搏谓之神。"认为神化生的物质基础主要有精、血、气、脉、营，只有"府精"方可"神明"，为后世从调理脏腑气血阴阳，治疗情志病提供了思路。

《伤寒论》提出"伤寒，脉浮，医以火迫劫之，亡阳，必惊狂，卧起不安者，桂枝去芍药加蜀漆牡蛎龙骨救逆汤主之"，以温阳的方法治疗"惊狂"。"伤寒二三日，心中悸而烦者，小建中汤主之"，以温阳益气，助脾藏意的方法治疗"心悸""心烦"。"少阴病，得之二三日以上，心中烦，不得卧，黄连阿胶汤主之"，以滋补肾阴，助肾藏志的方法治疗"心中烦"。"伤寒，脉结代，心动悸，炙甘草汤主之"，以补益气血，助心藏神的方法治疗"心动悸"。以上论述皆是对《黄帝内经》神志病理论体系的继承与发挥。同时《黄帝内经》强调心在情志病治疗中的重要性，为后世许多医家所继承，如《内外伤辨惑论》创制朱砂安神丸，从清心火入手治疗"气浮心乱"；《校注妇人良方》创制天王补心丹，从育养心神入手"除惊悸""壮力强志，令人不忘"。

《黄帝内经》所提出的"以情胜情法"也为后世许多医家所发挥。如张子和继承《黄帝内经》的情志疗法，在《儒门事亲·九气感疾更相为治衍二十六》中提到："悲可由喜治，以谑浪亵狎之言娱之；怒可由悲治，以恻怆苦楚之言感之；思可由怒治，以污辱欺罔之言触之；喜可由恐治，以恐惧死亡之言怖之；恐可由思治，以虑彼忘此之言夺之。凡此五者，必诡诈谲怪无所不至，然后可以动人耳目，易人听视。"朱丹溪宗《黄帝内经》"以情胜情"之旨，提出"喜伤，以怒解之，以恐胜之；怒伤，以恐解之，以忧胜之；恐伤，以忧解之，以思胜之；忧伤，以怒解之，以喜胜之；惊伤，以恐解之，以忧胜之"的情志疗法，并以此治疗一名女子思虑过度，以"怒胜思"的思路使其愤怒，从而开脾气治郁滞。

六、如何正确认识《黄帝内经》神志病理论体系

《黄帝内经》所提出的神志病理论体系一方面从"五脏藏神"的观点出发，强调人体自身的统一性，认为情志病为标，五脏之神异常为本，为后世从五脏入手治疗情志病开创了先河。另一方面又强调人体与自然环境、社会环境的统一性，主张"天人相应"，

全面注重导致情志病发生的因素，为情志病的治疗开辟了一条新思路，并以此为基础创造出“祝由”“以情胜情法”等最早的情志病疗法，对于中医对情志病认识与治疗的发展起到了莫大的推动作用。但《黄帝内经》本身是一部理论性著作，而非方药学著作，其所记载的具体的情志病治法较少，中药处方不多，并未详细论述如何调养五脏之神，这也为后世医家留下了补充与发挥的空间。

第二节 《素问》部分选读

本节不同于既往《素问》的排列顺序，以神志病证为纲，主要从病因病机、证候表现、病情发展、治疗方法以及预后等方面，对《素问》一书中关于中医神志异常的条文进行重点分析，希望可以为临床预防与诊治起到一定的借鉴作用。

【提要】

少阴、阳明交互为患，导致癫狂。

【原文】

二阴[1]二阳[2]皆交至，病在肾，骂詈妄行，巅[3]疾为狂。

——《素问·阴阳类论》

【注释】

[1] 二阴：即足少阴肾经。

[2] 二阳：即足阳明胃经。

[3] 巅：通“癫”。

【按语】

二阴与二阳交互为患（即肾胃合病），肾在五行属水，为一身元阴元阳之根本，胃在五行属土，土邪侮水，胃火亢盛损伤肾脏。阳虚则不能温煦、推动血液、津液正常运行，则导致血液瘀滞，津液聚生痰湿，气滞、痰结、血瘀，加之阳衰不能温养心神，则导致心神蒙塞，神明失用而癫。阴衰则火旺，以致血液妄行、血稠则凝、炼液成痰、虚火扰神，以致神明失用而狂。

【提要】

癫病的发作规律以及针刺治疗方法。

【原文】

病初发，岁[1]一发，不治月一发，不治月四五发，名曰癫病，刺诸分诸脉，其无寒者以针调之，病已止。

——《素问·长刺节论》

【注释】

[1] 岁：年。

【按语】

癫病发作初期间隔时间较长，一年发作一次；如果不能及时治疗，就会发作频繁，变为一个月发作一次；再不治疗，就会变成每个月发作四五次。《黄帝内经》言“圣人不治已病治未病，不治已乱治未乱，此之谓也。夫病已成而后药之，乱已成而后治之，譬犹渴而穿井，斗而铸锥，不亦晚乎”，古人言治未病思想，以防患于未然。

对于癫病这种精神类疾病，发作后严重影响正常的生命活动，更应该尽早诊断、治疗。治疗时可以针刺大小分肉以及各部经脉上的穴位。如果没有寒冷的症状，可以用针刺调理气血，气血调和则五脏六腑功能正常，心血充足，心神也可得阳气温养，心气实则疾病可以痊愈。

【提要】

脉象对疾病虚实以及疾病发展有重要预测作用。

【原文】

帝曰：癫疾何如？岐伯曰：脉搏大滑，久自已；脉小坚急，死不治。帝曰：癫疾之脉，虚实何如？岐伯曰：虚则可治，实则死。

帝曰：消瘅[1]虚实何如？岐伯曰：脉实大，病久可治；脉悬小坚，病久不可治。

黄帝曰：黄疸[2]暴痛，癫疾厥狂，久逆之所生也。

——《素问·通评虚实论》

【注释】

[1]消瘅：亦名消渴，临床上以口渴、多饮、多食、多尿、消瘦为主证。

[2]黄疸：感受湿热疫毒，肝胆气机受阻，肝失疏泄，胆汁外溢，以目黄、身黄、小便黄为主要表现的肝胆病症，其中以目黄为鉴别要点。

【按语】

人体正常脉象应该有胃、有神、有根。有胃，指脉来去从容，节律整齐；有神，指脉来充实有力，有柔和之象；有根，指尺部脉沉取仍有力。“人以胃气为本，有胃气则生，无胃气则死”，强调胃气在人体生命活动中的重要作用。所谓“胃气”，其实就是指脾胃功能的总称，脾胃是人体最重要的器官之一，是气血生化之源。

“饮入于胃，游溢精气，上输于脾，脾气散精，上归于肺，通调入道，下输膀胱。水精四布，五经并行，合于四时五脏阴阳，揆度以为常也。”即饮食水谷入胃，经过胃的腐熟以后，化生水谷精微，上行输送于脾，经脾对精微的布散转输以归于肺，肺主宣发肃降而司治节，通调水道，将水谷精微中的精华部分输布于五脏六腑、四肢百骸，其中糟粕部分下输于膀胱而排出体外。如此则水精四布，外可达皮毛，内可灌输五脏、六腑、经脉，并能随四时寒温和五脏阴阳的变化而作出适当的调节。

维持人体的生长发育等生命活动的一切营养物质都来源于脾胃。如果脾胃功能减弱，人体的生长发育、新陈代谢都会受到严重影响。脉搏大而滑、实大的是有胃气的脉象，即使病程时间长，病尚且能够逐渐自愈。脉象小而紧急、坚涩的，说明脾胃功能已经受到损害，再加上病程时间长，那么就很难治愈了。如果经脉之气长期运行紊乱，人体机能就会受到损害，如果血随气逆，就很容易发生癫、狂、厥等重大疾病。

【提要】

炎热气候引发狂病。

【原文】

上临少阴少阳，火燔焫[1]，水泉涸，物焦槁，病反谵妄狂越，咳喘息鸣，下甚血溢泄不已，太渊绝者死不治，上应荧惑星。

——《素问·气交变大论》

【注释】

[1] 焫：点燃、焚烧。

【按语】

戊寅、戊申年，又逢少阴君火或少阳相火司天，火热之气就会更加严重，燃烧烤灼大地，致使水泉干涸，万物枯焦。同理，在人体则表现为火热之邪扰神、伤津、动血，扰神则表现为神志错乱、谵语、发狂，伤津则咳嗽喘息，喉中痰鸣，火热之气旺于下部，则便血不止。

太渊脉在寸口，“寸口主五脏”。首先，寸口脉属于手太阴肺经，而肺又主气、朝百脉、主治节。肺主气即肺吸入自然界清气，然后与脾胃产生的水谷之气相合为宗气，“宗气积于胸中，出于喉咙，以贯心脉，而行呼吸焉”，宗气可以推动气血在脉道中正常运行。肺朝百脉是由于十二经脉起始于肺，全身经脉气血都要朝会于肺，在肺的宣发肃降作用下，通过脉道将气血运行输布到全身各脏腑器官。肺主治节是指肺能够治理调节全身脏腑气血运行正常而不发生紊乱。因此，肺脏可以反映五脏六腑的盛衰情况。

其次，寸口脉与脾胃联系密切，能反映脾胃的盛衰变化。手太阴肺经起于中焦，如《灵枢·经脉》云：“肺手太阴之脉，起于中焦，下络大肠，还循胃口，上膈属肺。”“饮入于胃，游溢精气，上输于脾，脾气散精，上归于肺，通调水道，下输膀胱，水精四布，五经并行”，脾运化的水谷精微上输于肺，通过肺朝百脉的功能可以输送到全身，故肺经寸口脉能够反映出脾胃的盛衰变化，所以《素问·五脏别论》云：“五脏六腑之气味，皆出于胃，而变见于气口。”“五味入口，藏于胃，以养五脏气，气口亦太阴也”，五脏六腑、四肢百骸都是依靠脾胃这一后天之本输送水谷精微而得以供养，胃气的强弱可以直接影响脏腑精气之盛衰。

再次，太渊是肺经的输穴，《难经·六十四难》云“所注为输”，指出输穴是人体五输穴中气血行经流注最旺盛之处，最能反映出本经、本脏腑的气血盛衰情况。此外，脉之大会为太渊，因此寸口脉的脉搏变化最具有代表性，选择此处作为脉诊部位，最容易诊查出经脉气血的变化。

通过诊脉可以诊测脾胃之气的盛衰变化，进而了解脏腑生理功能状态以及相应的病理变化，从而也提高了寸口脉的诊断价值。“有胃气则生，无胃气则死”，因此，切脉诊病时，中医往往把测定脉中有无“胃气”作为一项极其重要的内容。同时，寸口脉还能反映肾气的变化。手太阴肺经的输穴“太渊”又是肺经的原穴，正所谓“输原合一”，而原穴即先天原气（元气）所灌注之处。“肾为一身元阴元阳之根本”，《难经·六十六难》言：“然脐下肾间动气者，人之生命也，十二经之根本也，故名曰原。”肾间动气（元气）经三焦布散全身，发挥其生命活动的原动力作用。三焦运行元气到达“原穴”，而“太渊”是肺经的原穴，故而也能反映肾脏元气盛衰的变化情况。

最后，肺脾化生的后天之气与肾脏产生的先天之精气互相资生、互相依存。“生之来谓之精，两精相搏谓之神”，精充则神旺，太渊脉才会搏动明显。

综上所述，手太阴肺经为十二经脉之始，加之肺朝百脉、主治节、主一身之气，与十二经脉、五脏六腑、全身气血均有密切的生理联系，故诊寸口脉可察知水谷精气、宗气、元气、神气的盛衰变动情况，又可了解五脏六腑的功能正常与否。若太渊脉断绝则神衰，肺主气调呼吸、调节全身气机升降出入运动的功能便会异常，肺朝百脉、辅助心脏推动和调节血液在脉道中正常运行的功能亦会异常，肺通调水道、治理和调节津液在全身输布、运行和排泄的功能也会随之异常。因此，若肺的功能失常，则呼吸、水液代谢、气血运行的功能均表现为异常，进而影响全身各个脏腑的功能活动，再加上神明失守，则预后较差。

【提要】

炎热酷暑季节的正常与异常生化表现。

【原文】

赫曦之纪[1]，是谓蕃茂[2]，阴气内化，阳气外荣，炎暑施化[3]，物得以昌，其化长，其气高，其政动，其令鸣显[4]，其动炎灼妄扰，其德暄暑郁蒸，其变炎烈沸腾，其谷麦豆，其畜羊彘，其果杏栗，其色赤白玄，其味苦辛咸，其象夏，其经手少阴太阳、手厥阴少阳，其脏心肺，其虫羽鳞，其物脉濡，其病笑疟，疮疡血流，狂妄目赤，上羽[5]与正征同，其收齐，其病痓[6]，上征[7]而收气后也。暴烈其政，脏气乃复，时见凝惨，甚则雨水霜雹切寒，邪伤心也。

——《素问·五常政大论》

【注释】

[1] 赫曦之纪：赫曦的年份。火曰赫曦之纪，指戊子、戊午、戊寅、戊申四年也。

[2] 蕃茂：繁盛、茂盛。

[3] 施化：生育、造化或实施教化。

[4] 鸣显：显露声色。形容火气，有声而显赫。

[5] 上羽：运气术语。角、徵、宫、商、羽五音分别配属木、火、土、金、水五行，羽属水音，对应六气，故上羽指太阳寒水司天。

[6] 痓：受阻碍，水曲处。

[7] 上征：运气术语。征同“徵”（读“止”音），为火音，故上征指少阴君火或少阳相火司天。

【按语】

赫曦的年份（即火运年分），万物秀美繁盛。少阴之气从内而化，阳气发扬于外，炎暑的气候施行，万物得以繁荣、昌盛。其生化之气为成长，火性炎上，所以赫曦之气上炎高升，它的职权是活动，表现为显露声色，其变动能烧灼发热，引起人体发热、缭乱烦扰、手足躁扰不宁。其正常的性能是暑热郁郁蒸蒸，它的异常变动是炎热异常，如烈火升腾。其对应的谷类是麦、豆，对应的畜类是羊、猪，对应的果类是杏、栗，对应的颜色是赤色、白色和黑色，对应的五味是苦、辛、咸，对应的季节为夏季，在人体相对应的经脉是手少阴心经、手太阳小肠经、手厥阴心包经和手少阳三焦经，对应的脏腑为心、肺，对应的虫类是羽虫和鳞虫，对应人体的脉络和津液。它引起的病变是喜笑无常、疟疾、疮疡、出血、发狂、目赤等，“心气实则笑不休”，暑天炎热多湿，热邪伤津、动血就会表现为疮疡、失血等症，热扰心神就会发狂，湿性黏滞则表现为病程绵延不愈。

火运太过，若逢太阳寒水司天，水能胜火，适得其平，所以说在赫曦的年份，逢上羽，运气就和正征相同。火运既平，金不受克，所以收令得以正常，因水气司天，火受水的克制，则筋脉气血运行受阻，肢体得不到气血濡养则筋脉拘急、肢体抽搐，气血凝结于牙关筋脉，则口噤不开。

如遇戊子戊午、戊寅、戊申四年（火运太过），又逢少阴君火或少阳相火司天，本已火运太过，又有火气司天相助，火胜克制金气，“亢则害”，于是金气受伤，所以收气便不能及时到来而延迟。火运太盛肆行暴烈，就会有水之藏气来复，制约报复于它，致使不时出现阴寒凝结的惨淡气象，甚至发生雨水霜雹、剧烈寒冷等情况。引起人体的疾病，多是邪气损伤心火引起的。

【提要】

六气中火对于万物生化的影响。

【原文】

其性为暑，其德为显[1]，其用为躁，其色为赤，其化为茂，其虫羽，其政[2]为明，其令郁蒸[3]，其变炎烁，其眚燔焫[4]，其味为苦，其志为喜。

——《素问·五运行大论》

【注释】

［1］显：彰显。

［2］政：政绩。

［3］郁蒸：葱郁、炎热、蒸腾。

［4］燔焫：燔烧。

【按语】

火性炎热、光明，其功德在于彰显万物，如烛照万物，功能特点是躁动，对应的颜色是赤色，其变化是使万物繁茂昌盛，其对应的动物为羽毛类，其时令特点是炎热蒸腾，火性异常变化则煎灼津液，燃烧万物，其对应的五味为苦，对应的五志是喜。

【提要】

狂病发病的原因多途，本文指出火邪上扰心神是导致狂病的病因之一。

【原文】

诸躁狂越[1]，皆属于火。

——《素问·至真要大论》

【注释】

[1] 诸躁狂越：指各种躁动、发狂、举止失常的病证。

【按语】

火曰炎上，即火具有发热温暖、向上之性。火对应的五脏是心，火邪上扰心神，就会发生各种烦躁狂乱、超越正常的病证。

【提要】

本文指出阳厥令人发狂的病因及治疗。

【原文】

帝曰：有病怒狂者，此病安生？岐伯曰：生于阳也。帝曰：阳何以使人狂？岐伯曰：阳气者，因暴折而难决[1]，故善怒也，病名曰阳厥。

帝曰：治之奈何？岐伯曰：夺其食即已。夫食入于阴，长气于阳，故夺其食即已。使之服以生铁洛为饮，夫生铁洛者，下气疾也。

——《素问·病能论》

【注释】

[1] 暴折而难决：精神突然受到挫折。难决，难以疏通。

【按语】

机体精神突然遭受挫折，阳气郁而不宣，上扰心神使人发狂。通过禁止饮食可以治疗发狂的病证，因为饮食经过脾的运化，能够助长阳气，禁止病人的饮食，使过盛的阳气得以衰少，病就可以痊愈。同时生铁洛有降气开结的作用，煎水服之可治疗阳郁而致的发狂。

【提要】

本文指出气血运行失常导致狂病的病因。

【原文】

血并[1]于阴，气并于阳，故为惊狂。

——《素问·调经论》

【注释】

[1] 并：交并，引申为重复、加甚。

【按语】

血属阴，气属阳，血入于阴则阴盛，气入于阳则阳盛。气血阴阳失衡，阳盛阴衰，上扰心神，则发生狂病。

【提要】

本文指出寒凉之气由肝转心而发生狂病的病因。

【原文】

肝移寒于心，狂隔中[1]。

——《素问·气厥论》

【注释】

[1] 隔中：阻隔不通的病症。

【按语】

肝在五行属木，在志为怒，心在五行属火，在志为喜，木生火，肝生心。肝为刚脏，喜条达而恶抑郁，寒气入于肝则气机升降失常，若母病及子，木不生火，寒邪转移到心，就会喜怒失常，从而可能出现精神错乱。寒湿阻滞中焦脏腑气机，影响脾胃的运化功能，则食阻塞不下。气血生化无源，血不养心，则进一步影响心神。

【提要】

本文指出阳盛阴衰是引发狂病的病因。

【原文】

阴不胜其阳，则脉流薄[1]疾，并[2]乃狂。

——《素问·生气通天论》

【注释】

[1] 薄：通“迫”，急迫、急促。

[2] 并：交并，引申为重复、加甚。

【按语】

“阴者，藏精而起亟也；阳者，卫外而为固也”，阴是藏精于内不断扶持于阳气，而阳是卫护于外维持机体固密的。“阴平阳秘，精神乃治”，如果阴不能制约阳而阳气相对亢盛，就会使血脉流动急迫，从而脉象疾数而搏动有力；若再受热，阳热之气进而更加亢盛，火热之邪上扰心神，就会引起发狂。

【提要】

阴阳交的症状及预后。

【原文】

黄帝问曰：有病温者，汗出辄[1]复热，而脉躁疾不为汗衰，狂言不能食，病名为何？岐伯对曰：病名阴阳交[2]，交者死也。

——《素问·生气通天论》

狂言者是失志，失志者死。

——《素问·评热病论》

【注释】

[1] 辄：常常，总是。

[2] 阴阳交：指热病过程中阳热之邪交于阴分，阴精被劫的一种邪盛正衰的危重症候。其表现为热病汗出后，仍发热，脉躁疾。发热和脉象不因出汗而缓和，反有狂言、不能食的症状。

【按语】

汗液是由水谷精微所化生，水谷精微旺盛则正气充足，便能胜邪而汗出。邪随汗出，邪退正胜，则机体应当可以进食，热退身凉，脉象趋于平稳。现机体表现为汗出后随即又发热，脉象躁动、疾速。汗出表明正气胜邪可以祛邪外出，汗出复发热是邪气胜，正气不能祛邪外出。邪热鸱张交结于阴分不得出，邪正交争而表现为汗出，脉躁疾表明严重耗伤阴精而心肾大伤，则表现为狂言失志。"有胃气则生，无胃气者死"，不能食即胃气衰败，精气得不到补益，正气大伤，热邪交结不去，如此下去病人就会有生命危险。这提示临床上要重视保胃气，存津液。

【提要】

病邪侵入人体脏腑，因病位阴阳属性不同而出现的五种不同病理变化。

【原文】

五邪所乱[1]：邪入于阳则狂，邪入于阴则痹[2]，搏阳则为巅疾，搏阴则为喑[3]，阳入之阴则静，阴出之阳则怒，是谓五乱。

——《素问·宣明五气》

【注释】

[1] 五邪所乱：指五脏受邪气之扰乱，阴阳失调所导致的病症。

[2] 痹：痹者，闭也，为风寒湿热邪气侵入人体，闭阻经脉，气血运行不畅所导致的以肌肉、筋骨、关节发生酸痛、麻木、重着、屈伸不利，甚至关节肿大、灼热、畸形为主要表现的一类病症。

[3] 喑：指发音不扬或发音不出。

【按语】

人体五脏被病邪侵犯扰乱，会造成不同的病理变化。病邪侵入阳分而阳偏盛，则发生热扰神明之狂病。病邪侵入阴分则阴偏盛而发生痹证，"不通则痛，不荣则痛"，血脉阻滞不通，日久导致关节肿大、变形，瘀而化热，不能濡养机体则肢体关节疼痛，血不养筋则关节屈伸不利。阳主气，病邪侵入阳，阳气过盛而逆行于上，邪气与阳气搏结于上部，则造成头痛、头晕、目眩等一类巅顶部位的疾病。阴主液，病邪侵入阴，邪气损伤阴液，造成津液不能上承而失音。阴主静，阳主动，病邪由阳入阴则病人变得较安静，病邪由阴外出到阳则病人变得易躁动发怒。

【提要】

阳明胃经热厥的症状，有类似于癫病的表现。

【原文】

阳明之厥，则癫疾欲走呼，腹满不得卧，面赤而热，妄[1]见而妄言。

——《素问·厥论》

【注释】

[1]妄：胡乱，荒诞不合理。

【按语】

脾胃为气机之中枢，气机逆乱则腹部胀满不得卧。《灵枢·经脉》云："胃足阳明之脉，起于鼻，交頞中，旁约。太阳之脉，下循鼻外，入上齿中，还出夹口环唇，下交承浆，却循颐后下廉，出大迎，循颊车，上耳前，过客主人，循发际，至额颅；其支者，从大迎前下人迎，循喉咙，入缺盆，下膈，属胃，络脾；其直者，从缺盆下乳内廉，下夹脐，入气街中；其支者，起于胃口，下循腹里，下至气街中而合。"足阳明胃经循行分布遍及人体头面、颈、胸腹、下肢、足趾，在经脉循行上与胃有着密切联系。足阳明胃经为多气多血之经，阴虚阳盛之热厥，血随气逆，上行头面部，则面赤热，上扰心神则导致神志异常，言语错乱。

【提要】

本文提出了狂病的症状、针刺方法，以及针刺的机体反映。

【原文】

病在诸阳脉，且寒且热[1]，诸分[2]且寒且热，名曰狂，刺之虚脉，视分尽热，病已止。

——《素问·长刺节论》

【注释】

[1]且寒且热：或寒或热。

[2]分：分肉，肌肉。

【按语】

狂病病变发生在手足三阳经脉，邪气在表与人体阳气交争，机体就会发热，邪气入里，不与阳气接触，机体就不会发热，并且各分肉之间也会有或寒或热的表现。或寒或热表明机体阴阳气血失常，针刺治疗时应该使用泻法令邪气外出，当各分肉之间全部出现热感时（阴阳气血运行正常，肌肤、四肢百骸得气血温养而发热），则病情痊愈。

【提要】

本文提出了厥逆病的误治症状以及正确的治疗方法。

【原文】

帝曰：治之奈何？岐伯曰：灸之则喑[1]，石之则狂，须其气并，乃可治也。帝曰：何以然？岐伯曰：阳气重上，有余于上，灸之则阳气入阴，入则喑；石之则阳气虚，虚则狂；须其气并而治之，可使全也。

——《素问·腹中论》

【注释】

[1] 喑：指发音不扬或发音不出。

【按语】

气机上逆引起的病症称为厥逆。上为阳，气机上逆则重阳于上，若再用灸法，以火济火，阳极乘阴，阴不上乘，则声音嘶哑甚至不能发声。若用砭石针刺，阳气随针刺外泄而虚，神失其守，则发生神志失常的狂症。必须在阴阳二气交并以后再进行治疗，才可以获得痊愈。

【提要】

本文指出芳香走窜、峻猛剽悍药物引发狂病。

【原文】

帝曰：夫子数言热中[1]消中[2]，不可服高粱芳草[3]石药，石药发瘨[4]，芳草发狂。

——《素问·腹中论》

【注释】

[1] 热中：内热。

[2] 消中：病名。即中消，是消渴病根据病位、病机及症状之不同之称谓，消中属胃热而名中消。中消又称脾消或脾瘅，其证多食善饥，口干饮水，大便硬，小便如泔。热中、消中即后世的三消病症。

[3] 芳草：指气味芳香浓郁的草药。

[4] 瘨：指属阳而表现为狂躁症状的阳狂病证。瘨、狂，俱指属阳的病证。

【按语】

热中、消中病机为阴虚燥热，热气剽悍。膏粱厚味多滋腻，不仅损伤脾胃，而且易生痰化热，芳草之气多芳香走窜，石药之气多峻猛剽悍，三者均能助热灼阴。治疗上应该以养阴清热润燥为主，佐以甘寒之品。

【提要】

本文指出肝脏热病的症状、演变以及针刺方法。

【原文】

肝热病者，小便先黄，腹痛多卧，身热。热争[1]则狂言及惊，胁满痛，手足躁，不得安卧。庚辛[2]甚，甲乙[3]大汗，气逆则庚辛死。刺足厥阴、少阳。其逆则头痛员员[4]，脉引冲头也。

——《素问·刺热》

【注释】

[1] 热争：指热邪与正气相争。

[2] 庚辛：十二天干。庚：更也，秋收而待来春。辛：金味辛，物成而后有味，辛者，新也，万物肃然更改，秀实新成。

［3］甲乙：十二天干。甲：像草木破土而萌，阳在内而被阴包裹。乙：草木初生，枝叶柔软屈曲。

［4］员员：员转，头晕的意思。

【按语】

"肝足厥阴之脉，起于大指丛毛之际，上循足跗上廉，去内踝一寸，上踝八寸，交出太阴之后，上腘内廉，循股阴，入毛中，环阴器，抵小腹，夹胃，属肝络胆，上贯膈，布胁肋，循喉咙之后，上入颃颡，连目系，上出额，与督脉会于巅；其支者，从目系下颊里，环唇内；其支者，复从肝别贯膈，上注肺。"

肝脏由热邪引起的疾病，初起由于湿热阻滞，则表现为肝胆疏泄不畅。热邪耗伤正气则气虚，故首先出现小便发黄、腹部疼痛、疲倦嗜睡、身体发热等症状。如果热邪亢盛，正气不衰，邪正交争而病情加重，热邪上扰心神则狂言惊厥，气机不畅则胸胁胀满疼痛，热邪瘀滞，手足躁扰，不得安卧。肝脏在五行中属木，受金克制，所以在庚辛日（属金）因木受金克而病情加重。逢甲乙日（属木）木旺之时，肝脏因正气来复而身体汗出，热随汗出，发热减退。若邪盛正虚，邪气肆逆，又逢庚辛日病情加重，就会导致死亡。可以通过针刺足厥阴肝经和足少阳胆经的穴位来进行治疗，"疏其气血，令其调达，而致平和，此之谓也"。若气血逆乱，邪热循经上扰清窍，则见头痛眩晕等症状。

【提要】

本文指出癫狂痫病机及脉象表现。

【原文】

所谓甚则狂颠[1]疾者，阳尽在上而阴气从下，下虚上实，故狂颠疾也。

——《素问·脉解》

厥[2]成为巅疾。

来疾去徐，上实下虚，为厥巅[3]疾。

——《素问·脉要精微论》

【注释】

［1］颠：通"癫"。

［2］厥：气逆上冲。

［3］巅：通"癫"。

【按语】

由阳邪亢盛而发生的癫狂痫病，是因为阳气尽在上部，阴气在下部，下虚而上实，阴阳平衡失调，不能维系。火邪上扰清窍，神机逆乱而引起的精神亢奋，脉象表现为来时急疾而去时徐缓，这是上部实而下部虚，气逆于上所致。

【提要】

本文指出五脏藏神的有余不足而致的神志疾病及针刺治疗之法。

【原文】

五脏之道，皆出于经隧，以行血气，血气不和，百病乃变化而生，是故守经隧焉。

神有余则笑不休，神不足则悲。血气未并，五脏安定，邪客于形，洒淅起于毫毛，未入于经络也，故命曰神之微。

神有余，则泻其小络之血出血，勿之深斥，无中其大经，神气乃平。神不足者，视其虚络，按而致之，刺而利之，无出其血，无泄其气，以通其经，神气乃平。

——《素问·调经论》

【按语】

神有余不足，都是生于五脏。心藏神，肺藏气，肝藏血，脾藏肉，肾藏志，由五脏所藏之神、气、血、肉、志，组成了人的形体。但必须保持志意通达，内与骨髓联系，始能使身形与五脏成为一个整体。五脏相互联系都是通过经脉以运行血气，人若血气不和，就会变化而发生各种疾病。所以诊断和治疗均以经脉为依据。神有余的则喜笑不止，神不足的则悲伤。若病邪尚未与气血相并，五脏安定之时，还未见或笑或悲的现象，此时邪气仅客于形体之肤表，病人觉得寒栗起于毫毛，尚未侵入经络，乃属神病微邪。

针刺治疗时，神有余的应刺其小络使之出血，但不要向里深推其针，不要刺中大经，神气自会平复。神不足的其络必虚，应在其虚络处，先用手按摩，使气血实于虚络，再以针刺之，以疏利其气血，但不要使之出血和气泄，只疏通其经，神气就可以平复。

【提要】

本文指出社会环境因素对情志病产生的影响。

【原文】

尝贵后贱，虽不中邪，病从内生，名曰脱营[1]；尝富后贫，名曰失精[2]。

故贵脱势，虽不中邪，精神内伤，身必败亡。

离绝菀结[3]，忧恐喜怒，五脏空虚，血气离守，工不能知，何术之语。尝富大伤，斩筋绝脉，身体复行，令泽不息。

——《素问·疏五过论》

【注释】

[1] 脱营：情志不遂所致的虚损性疾病。

[2] 失精：情志不遂损耗精气之证。

[3] 离绝菀结：离愁别恨，怀抱悒郁。菀，通“郁”，悒郁。

【按语】

社会环境与人体生理功能和情志活动关系密切。原来地位高贵，失势以后，其情志必抑郁不伸，虽然未中外邪，但由于精神已经内伤，身体必然败亡。因爱人分离而怀念不绝，致情志郁结难解，及忧恐喜怒等，都可使五脏空虚，血气离守。曾富之人，一旦失去财势，必大伤其心神，致筋脉严重损伤，形体虽然依旧能够行动，但津液已不再滋生。精神上的突然欢乐、突然忧苦，或先乐后苦等情况都能损伤精气，心志屈辱，使营血不生，精气遏绝，形体败坏，而出现"脱营""失精"等慢性虚损性疾病。对于这类病人，如果不能劝导其思想，改变其精神面貌，任其发展，则必然乱之而失常，致病不能变动，医治也不产生效果。因此，诊治疾病必须了解其既往和现病之本末。

【提要】

本文指出厥证的病因病机及临床表现。

【原文】

帝曰：厥或令人腹满，或令人暴不知人[1]，或至半日远至一日乃知人者何也？岐伯曰：阴气盛于上则下虚，下虚则腹胀满；阳气盛于上，则下气重上而邪气逆，逆则阳气乱，阳气乱则不知人也。

——《素问·厥论》

血之与气并走于上，则为大厥，厥则暴死，气复反则生，不反则死。

——《素问·调经论》

是以气之多少，逆皆为厥。

——《素问·方盛衰论》

阳气者，大怒则形气绝，而血菀于上，使人薄厥。

——《素问·生气通天论》

脉至如喘，名曰暴厥，暴厥者不知与人言。

——《素问·大奇论》

隔塞闭绝，上下不通，则暴忧之病也。暴厥而聋，偏塞闭不通，内气暴薄也。

——《素问·通评虚实论》

【注释】

[1] 暴不知人：突然昏厥，不省人事。

【按语】

阴寒之气盛于上，阳气虚于下，下部之气空虚，则水谷不化而引起腹部胀满，此为寒厥之证。阳气偏盛于上，若下部之气又并聚于上，则气机失常而逆乱，气机逆乱则扰乱阳气，引起昏厥不省人事，此为热厥之证。其中阳明经厥证状，可出现疯癫样表现，奔跑呼叫，腹部胀满不得安卧，面部赤热，神志模糊，出现幻觉，胡言乱语。人体阳气在大怒时郁结上逆，血随气升，瘀积于上，脏腑之气阻绝不通，阴阳不相顺接，气机逆乱，使人发生昏厥之症。因气血翻涌，激荡脉道而出现脉来喘急，清窍闭阻，心失其职而不能言语。

暴怒或忧思引起郁结不舒，情志骤然激荡，阳气上迫而出现耳聋，大小便不通。血与气并，循经上逆，使人突然昏厥，如同暴死，如果气血得以及时下行，则预后良好，如果气血壅于上而不能下行，则预后差。《黄帝内经》所论之厥证有十数种之多，虽表现各异，但不论气盛或气衰，其病机不外气机逆乱，升降失序，阴阳不相顺接。厥之实证与肝密切相关，肝主疏泄条达，肝气郁逆则全身之气皆郁逆，治疗当以疏肝降逆，醒神回厥为法。

【提要】

本文指出以情胜情的治疗情志病的方法。

【原文】

人有五脏化五气，以生喜怒悲忧恐。故喜怒伤气，寒暑伤形。暴怒伤阴，暴喜伤阳。厥气上行，满脉去形。

怒伤肝，悲胜怒……喜伤心，恐胜喜……思伤脾，怒胜思……忧伤肺，喜胜忧……恐伤肾，思胜恐。

——《素问·阴阳应象大论》

【按语】

五脏之气化生五志，产生了喜、怒、悲、忧、恐五种不同的情志活动。喜怒等情志变化，可以伤气，寒暑外侵，可以伤形。突然大怒，会损伤阴气，突然大喜，会损伤阳气。气逆上行，充满经脉，则神气浮越，离去形体。所以喜怒不加以节制，寒暑不善于调适，生命就不能牢固。过度的精神刺激和持久的不良情绪是致病的精神因素，破坏了脏腑之间和体内外的相对平衡状态，使脏腑气机紊乱阴阳失调而引发疾病。

以情胜情是根据五藏五志对应的五行理论及五行生克制化规律而制定的情志治疗方法，从而恢复机体五脏阴阳平衡。其中怒气能伤肝，悲能够抑制怒；喜能伤心，以恐惧抑制喜；思虑伤脾，以怒气抑制思虑；忧能伤肺，以喜抑制忧；恐能伤肾，思能够抑制恐。

【提要】

本文指出阴阳失调而致的癫狂之证的表现及病因病机。

【原文】

衣被不敛，言语善恶，不避亲疏者，此神明之乱也。

——《素问·脉要精微论》

病甚则弃衣而走，登高而歌，或至不食数日，逾垣上屋，所上之处，皆非其素所能也，病反能者何也？岐伯曰：四肢者，诸阳之本也，阳盛则四肢实，实则能登高而歌也。帝曰：其弃衣而走者何也？岐伯曰：热盛于身，故弃衣欲走也。帝曰：其妄言骂詈、不避亲疏者何也？岐伯曰：阳盛则使人妄言骂詈，不避亲疏，而不欲食，不欲食故妄走也。

——《素问·阳明脉解》

所谓欲独闭户牖[1]而处者，阴阳相薄也，阳尽而阴盛，故欲独闭户牖而居。所谓病至则欲乘高而歌，弃衣而走者，阴阳复争，而外并于阳，故使之弃衣而走也。

——《素问·脉解》

【注释】

[1] 牖：窗。

【按语】

阴阳偏盛偏衰会引起神志疾病的发生。四肢是阳气的根本，阳明盛则水谷化生充沛，四肢得养而坚实，所以能够登高越墙上屋而到处乱跑。阳邪交入阴分，则阴气不守，使身热过于亢盛，阳主热主动，热盛于外，所以衣服不知敛盖，弃衣而走。阳热亢盛而扰动心神，故使其神志失常，胡言乱语，斥骂别人，不避亲疏，同时不知饮食。想关闭门窗而独居，是由于阴气与阳气相争，阳虚阴盛而致精神抑郁，言辞颠倒，举动不经，忽笑忽哭。

【提要】

本文指出因四季气候变化而致的情志异常表现。

【原文】

所谓少气善怒者，阳气不治，阳气不治则阳气不得出，肝气当治而未得，故善怒，善怒者名曰煎厥[1]。所谓恐如人将捕之者，秋气万物未有毕去，阴气少，阳气入，阴阳相薄，故恐也。

——《素问·脉解》

【注释】

[1] 煎厥：厥证之一。属内热消烁阴液，逐渐虚羸的病证。

【按语】

秋天阳气下降，失去调节作用，少阳经阳气不得外出，阳气郁滞在内，肝气郁结不得疏泄，不能约束其所管，故容易发怒，怒则其逆而厥。秋天阴气始生，万物尚未尽衰，人体应之。阴气少，阳气入，阴阳交争，循经入肾，故恐惧不安，好像将要被人捉捕。

【提要】

本文指出五运六气异常影响神志疾病发生的病机。

【原文】

民病伏阳，而内生烦热，心神惊悸，寒热间作。日久成郁，即暴热乃至，赤风肿翳，化疫，温疠暖作，赤气彰而化火疫，皆烦而躁渴，渴甚治之，以泄之可止。

民病伏阳在内，烦热生中，心神惊骇，寒热间争。以成久郁，即暴热乃生，赤风气瞳翳，化成郁疠，乃化作伏热内烦，痹而生厥，甚则血溢。

人忧愁思虑即伤心，又或遇少阴司天，天数不及，太阴作接间至，即谓天虚也，此即人气天气同虚也。又遇惊而夺精，汗出于心，因而三虚，神明失守。心为君主之官，神明出焉，神失守位，即神游上丹田，在帝太一帝君泥丸宫下，神既失守，神光不聚，却遇火不及之岁，有黑尸鬼见之，令人暴亡。

——《素问·本病论》

岁木太过，风气流行，脾土受邪。民病飧泄食减，体重烦冤，肠鸣腹支满，上应岁星。甚则忽忽善怒，眩冒巅疾。

——《素问·气交变大论》

【按语】

人们易患阳气伏郁于内，而生烦热，心神惊悸，寒热交作等病。君火不升，久而化为郁气，郁极则发，就要出现暴热发作，火热之风气聚积覆盖于上，化为疫气，温疠逢温暖之时乃作，由于火气暴露，化为火疫，则可发生心烦而躁动、口渴严重等症，治以泻其火热，则诸症可止。丑未年，少阳相火应从上年在泉的右间，升为本年司天的左间，若遇到天蓬水气过胜，是少阳相火升之不前。又或遇到太阴司天，未得迁居正位，则少阴相火也就不能升于司天的左间，这是水运在中间阻抑所致。少阳之气欲升司天的左间，受到水运的阻抑而升之不前，则寒冷的雾露反而布化，气候凛冽如似冬季，河水干涸，冰冻再次凝结，突然出现温暖的气候，接着就有寒气的布化，忽冷忽热，发作不时。

人们易患阳气伏郁在内，烦热生于心中，心神惊骇，寒热交作等病。相火不繁荣昌盛，久而化为郁气，郁极则发，就要出现暴热之气，风火之气聚积覆盖于上，化为疫气，变为伏热内烦，肢体麻痹而厥逆，甚则发生血液外溢的病变。

人的五脏，只要有一脏不足，又遇上岁气不及，就要感受邪气。人若过度忧愁思虑，就要伤心，又或遇少阴司天之年，天气不及，则间气太阴接之而至，这就是所谓的天虚，也就是人气与天气同虚。又遇惊而劫夺精气，汗出而伤心之液，因而形成三虚，则神明失守。心为一身之君主，神明由此而出，神明失守其位，则游离于丹田，也就是泥丸宫下，神既失守而不得聚敛，却又遇到火运不及之年，必有水疫之邪气发病，使人突然死亡。

木运太过，则风气流行，脾土受其侵害。人们多患消化不良的泄泻，饮食减少，肢体沉重无力，烦闷抑郁，肠中鸣响，肚腹胀满，这是木气太过的缘故。在天上应木星光明，显示木气过于亢盛的征象。甚至会不时容易发怒，并出现头昏眼花等头部病症。

第三节 《灵枢》部分选读

【提要】

五脏藏神是中医辨治神志病的理论基础。

【原文】

黄帝问于岐伯曰：凡刺之法，先必[1]本于神。血、脉、营、气、精神，此五脏之所藏[2]也，至其淫泆[3]离脏则精失[4]，魂魄飞扬，志意恍乱[5]，智虑去身者，何因而然乎？天之罪与？人之过乎？何谓德、气[6]、生、精、神[7]、魂、魄[8]、心[9]、意、志、思、智、虑[10]？请问其故。

——《灵枢·本神》

【注释】

[1] 先必：马注本，张注本作“必先”。

[2] 五脏之所藏：肝藏血，血舍魂；心藏脉，脉舍神；脾藏营，营舍意；肺藏气，气舍魄；肾藏精，精舍志。

［3］淫泆：“泆”通“佚”，《国语·越狱》：“淫佚，放滥。”引申为失常之意。

［4］离脏则精失：离开所藏，则五脏的精气就会失去。

［5］悗乱：“悗”应作“悗”，“悗”与“闷”同义，《楚辞·惜诵》：“闷，烦也。”“悗乱”即“烦乱”之意。

［6］德、气：“德”与“气”是同义词，指构成宇宙的本源物质。

［7］精、神：精指生命的本源物质，神指人的生命活动。

［8］魂、魄：魂为阳神，指生命活动的外在表现；魄为阴神，静而少动，指人的本能。杨上善曰：“魂者，神之别灵也。”张介宾曰：“魄之为用，能动能作，痛痒由之而觉也。”

［9］心：人的思维器官，主宰人的精神意识思维活动。

［10］意、志、思、智、虑：人的精神活动的高级形式，属于神的具体化过程。

【按语】

“本神”，“本”是探究的意思，“神”是人的精神活动。本段主要围绕五神藏理论，从中医的角度介绍人的精神意识思维活动情况，是中医辨治神志病的基础，具体指出了情志内伤的病机和病证，并同时指出五藏虚实的变化也可影响情志活动，对从中医角度理解现代精神病学具有重要指导意义。同时，该段还指出，在进行针刺治疗时要关注患者的形态和神态，然后才可以进行治疗。针刺的基本法则是必须审查人体的精神活动。那么人的精神活动究竟包括什么？包括神、魂、魄、意、志，其思维过程包括意、志、思、智、虑，一旦五脏所藏之神，或者是思维的过程出了问题，那么人就会失去智慧和思考的能力。

【提要】

五脏所藏之神的含义。

【原文】

岐伯答曰：天之在我者德也，地之在我者气也[1]，德流气薄而生者也[2]，故生之来谓之精[3]，两精相搏谓之神[4]，随神往来者谓之魂[5]，并精而出入者谓之魄[6]，所以任物者谓之心[7]，心有所忆谓之意[8]，意之所存谓之志[9]，因志而存变谓之思[10]，因思而远慕谓之虑[11]，因虑而处物谓之智[12]。

——《灵枢·本神》

【注释】

［1］天之在我者德也，地之在我者气也：《说文·土部》：“在，存也。”演其义有“生”的意思，这是说人是承受天地的本原物质“德”“气”而产生的。

［2］德流气薄而生者也：人是天德地气交流搏击所生成。“薄”，通“搏”。

［3］故生之来谓之精：是说演化成人体的原始物质叫作精。

［4］两精相搏谓之神：阴阳两精相交结而产生的人体之生命活动。“神”指人体的生命机能。张介宾曰：“两精者，阴阳之精也。搏，交结也，凡万物生成之道，莫不阴阳交而后神明见。”

[5] 随神往来者谓之魂：随着人的生命活动而出现的知觉机能叫作魂。汪昂说："魂属阳，肝藏魂，人之知觉属焉。"

[6] 并精而出入者谓之魄：跟随气一起产生的运动机能叫作魄。汪昂说："魄属阴，肺藏魄，人之运动属魄。"

[7] 所以任物者谓之心：用来支配外来事物的叫作心。《广雅·释诂》："任，使也。"引申有支配的意思。成曰："心者能出神明，故能任物。"

[8] 心有所忆谓之意：心在支配外来事物时留下的记忆印象叫作意。杨上善曰："任物之心，有所追忆，谓之意也。"

[9] 意之所存谓之志：意念积累所形成的认识叫作志。杨上善曰："所忆之意，有所专存，谓之志也。"

[10] 因志而存变谓之思：根据认识（志）而研究、考察一切事物的变化叫作思。《礼记·礼运》郑注："存，察也。"

[11] 因思而远慕谓之虑：由思考而有远的推想叫作虑。杨上善曰："变求之思，逆慕将来，谓之虑也。"

[12] 因虑而处物谓之智：在思虑的基础上，而能正确地处理外界事物叫作智。杨上善曰："因虑所知，处物是非，谓之智也。"

【按语】

岐伯回答所说的天之生我的是德，地之生我的是气，这德、气的本原物质交流搏击，才会使人化生成形。所以，演化成人体的原始物质叫作精；阴阳两精结合而产生的生命活动，叫作神；随着神往来活动而出现的知觉机能，叫作魂；跟精气一起出入而产生的运动机能，叫作魄；可以支配外来事物的叫作心；心里有所忆念而留下的印象，叫作意；意念所在，形成了认识，叫作志；根据认识而反复研究事物的变化，叫作思；因思考而有远的推思，叫作虑；因思虑而能定出相应的处理事物方法，叫作智。

【提要】

四时摄养是养生的重要原则之一。

【原文】

故智者之养生也，必顺四时而适寒暑[1]，和喜怒而安居处，节阴阳而调刚柔[2]，如是则僻邪[3]不至，长生久视[4]。

——《灵枢·本神》

【注释】

[1] 必顺四时而适寒暑：杨上善曰："智者养生，要有之道，春夏养阳，使适于暑；秋冬养阴，使适于寒。"

[2] 节阴阳而调刚柔：杨上善曰："阴以致刚，阳以起柔，两者有节，则刚柔得矣。"

[3] 僻邪：指虚邪贼风，杨上善所谓"八正四邪，无由得至"是也。

[4] 长生久视：不老之意。

【按语】

智者养生的方法，必须顺着四时来适应寒暑的气候，协调喜怒而安定起居动静，节制阴阳的偏胜，以调和刚柔，像这样，那虚邪贼风就不会侵袭，自然可以延寿，不易衰老了。

【提要】

七情过度内伤五脏功能的表现及治疗。

【原文】

是故怵惕[1]思虑者则伤神，神伤则恐惧，流淫而不止[2]。因悲哀动中者，竭绝而失生[3]。喜乐者，神惮散[4]而不藏；愁忧者，气闭塞而不行[5]；盛怒者，迷惑而不治[6]；恐惧者，神荡惮而不收[7]。

心怵惕思虑则伤神，神伤则恐惧自失[8]，破䐃脱肉[9]，毛悴色夭[10]，死于冬[11]。

脾愁忧而不解则伤意，意伤则悗乱[12]，四肢不举[13]，毛悴色夭，死于春。

肝悲哀动中则伤魂，魂伤则狂忘[14]不精，不精[15]则不正，当人阴缩而挛筋[16]，两胁骨不举[17]，毛悴色夭，死于秋。

肺喜乐无极[18]则伤魄，魄伤则狂，狂者意不存[19]人，皮革[20]焦，毛悴色夭，死于夏。

肾盛怒[21]而不止则伤志，志伤则喜忘其前言，腰脊不可以俯仰屈伸，毛悴色夭，死于季夏。

恐惧而不解则伤精[22]，精伤则骨酸痿厥[23]，精时自下。是故五脏主藏精者也，不可伤，伤则失守而阴虚，阴虚则无气，无气则死矣[24]。

是故用针者，察观病人之态，以知精神魂魄之存亡得失之意，五者以伤，针不可以治之也。

——《灵枢·本神》

【注释】

[1] 怵惕:《广雅·释训》:“怵惕，恐惧也。”

[2] 流淫而不止:《太素》作“流溢而不固”，于义较长。《说文·本部》:“溢，器满也。”引申有“散”义。这是说恐惧思虑过度，会使阴气流散而不能固摄。

[3] 悲哀动中者，竭绝而失生：张介宾曰:“悲则气消，悲哀太甚，则胞络绝，故致伤生。”

[4] 惮散：谓过喜。“惮”是“啴”的借字。《说文·口部》:“惮，一曰喜也。”“散”有不拘检之义，见《荀子·修身》杨注。“惮散”是说过喜不知检束。杨上善所谓“喜乐达气散，伤于肺魄，精不守藏”是也。

[5] 愁忧者，气闭塞而不行：杨上善曰:“愁忧气结伤于脾意，故闭塞不行也。”

[6] 盛怒者，迷惑而不治：杨上善曰:“盛怒气聚，伤于肾志，故迷惑失理也。”

[7] 神荡惮而不收：谓动荡恐惧而不能自持。杨上善曰:“右肾命门藏精气，恐惧惊荡，则精气无守，而精自下，故曰不收。”

[8] 自失：控制不住自己。

[9] 破䐃脱肉：《广韵·三十九过》："破，坏。""䐃"（jiong 窘）肉之突起部分，如肘膝后肉如块者。"破䐃"谓耗伤䐃肉。

[10] 毛悴色夭：毛发憔悴，容色异常。王冰曰："夭，谓死色异常之候也。"

[11] 死于冬：冬属水，心属火，水能克火，故杨上善曰："冬，火死射也。"

[12] 意伤则悗乱：张介宾曰："忧则脾气不舒，不舒则不能运行，故悗闷而乱。"

[13] 不举：谓不起。《国语·晋语》韦注："举，起也。"

[14] 狂忘："忘"应作"妄"。叠韵，同义复词。《淮南子·主术训》高注："狂扰乱也。"《广韵·四十一漾》："妄，乱也。"这是说魂伤就会出现精神紊乱症状。

[15] 不精：此二字难解。《病源》增"明"字，亦不如依《甲乙》作"其精不守"为是。这是说魂伤可导致肝失去藏血作用。

[16] 阴缩而挛筋：杨上善曰："魂伤肝，宗筋缩。肝又主诸筋，故挛也。"

[17] 两胁骨不举：据《太素》《千金》"不"字是衍文。"举"有"动"义，见《国语·鲁语》韦注。"动"与"痛"义通。"两胁骨举"犹云：两胁骨痛。

[18] 无极：不止。《诗·南山》传："极，止也。"

[19] 狂者意不存：狂者善忘、苦怒、善恐、善笑、善骂詈，其意识活动已失正常，对于周围事物，不能仔细观察，故曰："狂者意不存。"《尔雅·释诂》："存，察也。"

[20] 革：《管子·水地》房注："革，皮肤也。"

[21] 肾盛怒：张介宾曰："怒本肝之志，而亦伤肾者，肝肾为子母，其气相通也。"

[22] 恐惧而不解则伤精：杨上善曰："恐惧起自命门，故不解伤精也。"

[23] 骨酸痿厥：张介宾曰："肾主骨，故精伤则骨酸，痿者阳之痿，厥者阳之衰。"

[24] 无气则死矣：杨上善曰："五脏之神，不可伤也。伤无神者，则神去无守，脏失守也。脏无神守，故阴虚也，阴脏气唔，遂致死也。"

【按语】

所以过度恐惧、思考，就会使阴气流失而不能固摄。悲哀过度伤了内脏，就会使气机竭绝而丧失生命。喜乐过度，就会使喜极气散而不能收藏。愁忧过度，就会使气机闭塞不能流畅。大怒，就会使神志昏迷，失去常态。恐惧过度，就会由于精神动荡而精气不能收敛。

过度恐惧思虑，就会伤神。神被伤，就会自己怕得控制不住，时间久了，䐃肉伤坏，肌肉脱消，再进一步，到了毛发憔悴，荣色异常的状态，就会死在冬季了。

过度忧愁而得不到解除，就会伤意，意被伤，就会苦闷烦乱，手足乏力，不愿抬起来，再进一步，到了毛发憔悴，荣色异常的状态，就会死亡在春季了。

过度悲伤影响到内脏，就会伤魂。魂被伤，就会出现精神紊乱症状，导致肝脏失去藏血作用，使人阴器萎缩，筋脉挛急，两胁骨痛，再进一步，到了毛发憔悴，荣色异常的状态，就会死在秋季了。

过度喜乐，就会伤魄，魄被伤，就会形成狂病。狂病发展到意识活动，丧失观察能力，其人皮肤枯槁，再进一步，到了毛发憔悴，荣色异常的时候，就会死在夏季了。

大怒不能遏止，就会伤志，志被伤，就会屡次忘记自己从前所说过的话，腰脊痛得不能随意俯仰屈伸，再进一步，到了毛发憔悴，荣色异常的时候，就会死在冬夏季了。

过度恐惧而解除不了，就会伤精，精被伤，就会发生骨节酸痛和痿厥的病，并常有遗精的症状。因此，五脏是主藏精气的，所藏的精气，不可被损伤，伤了就会使精气失其所守，形成阴虚，阴虚就一定缺少气化活动作用，那就距离死亡不远了。所以运用针刺的人，必定要观察病人的形态，从而了解他的精、神、魂、魄等精神活动的旺盛或衰亡。如果五脏的精气已经损伤，就不是针刺所能治疗的了。

【提要】

五脏藏神的物质基础及异常表现。

【原文】

肝藏血，血舍魂，肝气虚则恐，实则怒。

脾藏营，营舍意，脾气虚则四肢不用[1]，五脏不安；实则腹胀，经溲[2]不利。

心藏脉，脉舍神，心气虚则悲，实则笑不休。

肺藏气，气舍魄，肺气虚则鼻塞不利，少气；实则喘喝[3]，胸盈仰息[4]。

肾藏精，精舍志，肾气虚则厥[5]，实则胀，五脏不安。必审五脏之病形，以知其气之虚实，谨而调之也。

——《灵枢·本神》

【注释】

[1] 脾气虚则四肢不用，五脏不安：杨上善曰："脾主水谷，脏腑之主，虚则阳腑四肢不用，阴脏不安。"

[2] 经溲："经"月经。"溲"指大小便。《史记·扁鹊仓公列传》索隐："前溲谓小便，后溲谓大便。"

[3] 喘喝：气促声粗。

[4] 胸盈仰息："胸盈"谓胸部胀满。据校文，"盈"一作"凭"，由于"盈""凭"同有"满"义，故通用。"仰息"谓仰面而喘。

[5] 厥：王冰曰："厥，谓逆行上冲也。足少阴脉下行。今气不足，故随冲脉逆行而上冲也。"

【按语】

肝贮藏血，魂是依附于血液的，肝气虚就会产生恐惧的情绪，肝气盛则容易发怒。脾贮藏营气，意念是依附于营气的。脾气虚则会使四肢运用不灵，五脏不能调和，脾气壅实，就会使腹部胀满，月经及大小便不利。心藏神，神是寄附在血脉之中的，心气虚则会产生悲伤的情绪，心气太盛，就会笑而不止。肺藏气，魄是依附在人身元气之中的，肺气虚则会感到鼻塞、呼吸不便，气短，肺气壅实，就会大喘、胸满，甚至仰面而喘。肾藏精，人的意志是依附于精气的。肾气虚则会手足厥冷，肾有实邪，就会出现腹胀，并连及五脏不能安和。因此说，治病必须审查五脏病的症状，借以了解元气的虚实，从而谨慎地加以调治。

【提要】

阳气耗散使人发狂。

【原文】

夺阳[1]者狂，正言也。

——《灵枢·小针解》

【注释】

[1]阳：三阳经的正气。

【按语】

《素问·生气通天论》："阳气者，精则养神。"如果误泻了三阳经的正气，不能养神，就会使人发狂。

【提要】

心脉失常导致的情志方面的异常病变。

【原文】

心脉急甚者为瘛疭[1]；微急为心痛引背，食不下。缓甚为狂笑；微缓为伏梁[2]，在心下，上下行，时唾血。大甚为喉吤[3]；微大为心痹引背，善泪出。小甚为善哕；微小为消瘅。滑甚为善渴；微滑为心疝引脐，小腹鸣。涩甚为喑；微涩为血溢，维厥[4]，耳鸣，颠疾。

——《灵枢·邪气脏腑病形》

【注释】

[1]瘛疭：瘛，筋脉拘急；疭，筋脉弛缓。指四肢抽搐痉挛。

[2]伏梁：发生在心下部的积块。

[3]喉吤：喉中梗阻不畅，如有异物卡住一般。

[4]维厥：维，四肢；维厥，四肢冰冷。

【按语】

心脉急甚是寒邪甚，寒邪凝滞血脉，导致筋脉失于气血濡养而出现手足抽搐；心脉微急是寒邪微，寒邪闭阻心脉导致心痛牵引脊背，食饮不下。心脉缓甚，气血亏虚，无以濡养心神，会出现神散而狂笑不休；心脉微缓是气血凝滞，形成心积，阻滞于心胸，有时会发生唾血。心脉大甚，是火热阳邪炼液成痰，导致喉中如有异物梗塞；心脉微大，会出现血脉不通的心痹病，痛引肩背，并经常流泪。心脉小甚是阳虚，胃气上逆引发呃逆；心脉微小，是阳热盛而出现多食善饥的消瘅病。心脉很滑，是阳盛有热而消灼津液的缘故，会出现经常口渴的症状；心脉微滑，是热在心下的心疝病，常常牵引肚脐周围疼痛，并伴有小腹部的肠鸣。心脉很涩，是心气虚而声哑不能言；心脉微涩，是血溢而导致吐血、衄血、四肢厥逆、耳鸣、头部疾患等等。

【提要】

肺脉失常导致的情志方面的异常病变。

【原文】

肺脉急甚为癫疾；微急为肺寒热，怠惰，咳唾血，引腰背胸，若鼻息肉不通。缓甚为多汗；微缓为痿瘘[1]、偏风，头以下汗出不可止。大甚为胫肿；微大为肺痹引胸背，起恶日光。小甚为泄；微小为消瘅。滑甚为息贲[2]上气；微滑为上下出血。涩甚为呕血；微涩为鼠瘘，在颈支腋之间，下不胜其上，其应善痠矣。

——《灵枢·邪气脏腑病形》

【注释】

[1] 痿瘘：痿，即肺痿、痿躄等症，可见呼吸困难、两足痿软不行。瘘，即鼠瘘，发生于颈项、腋间淋巴结的慢性感染性疾患，累累如串珠之状，可破溃形成瘘管。

[2] 息贲：病名，指见呼吸急促，气逆上奔的证候。

【按语】

肺脉很急是因为风邪盛，会发生癫疾；肺脉微急是因为肺气不足，感受风邪，会出现寒热，倦怠无力，咳而唾血，并且牵引腰背胸部作痛等症状，倘若鼻中生有息肉，就会阻塞气道，导致呼吸不通。肺脉很缓是因为表虚，会出现多汗；微缓是肺气虚而有热，会出现手足软弱无力的痿证、瘘证、半身不遂，头部以下汗出不止等症状；肺脉大甚是因为心火克伐肺金，会出现小腿肿胀的症状；肺脉微大是肺热，会出现烦满喘息而呕吐的肺痹病，牵引胸背不舒服，并且怕见日光。肺脉小甚是肺气虚，会导致腑气不固的泄泻；肺脉微小，会发生多食善饥的消瘅病。肺脉很滑是实热在肺，会出现喘急上气；微滑是气热，血随气行，会发生口鼻和二阴出血。肺脉涩甚是血气衰少，郁滞不行，会发生呕血；微涩是气有郁滞，会在颈部或腋下形成鼠瘘病，下虚而上肿是因为血虚伤阴，肢体失于气血濡养而下肢无力，足膝酸软。

【提要】

肝脉失常导致情志方面的异常病变。

【原文】

肝脉急甚者为恶言；微急为肥气[1]，在胁下若覆杯。缓甚为善呕；微缓为水瘕痹也。大甚为内痈，善呕衄；微大为肝痹、阴缩，咳引小腹。小甚为多饮，微小，为消瘅。滑甚为㿗疝；微滑为遗溺。涩甚为溢饮；微涩为瘈挛筋痹。

——《灵枢·邪气脏腑病形》

【注释】

[1] 肥气：即肝积，指发生在胁下方的积块。以其似覆杯突出，如肉肥盛之状，故名肥气。

【按语】

肝脉很急是肝气旺盛，会出现情绪失常，胡言乱语；微急是肝气积于胁下所致的肥气病，像倒扣的杯子一样。肝脉很缓是热气上逆，会出现呕逆；微缓是肝热乘土，导致土不制水，水积胸胁的水瘕痹病。肝脉很大，会出现因肝气郁盛而内生痈肿，常常呕吐，鼻出血；微大为肝痹，可见阴器收缩、咳而牵引小腹部疼痛。肝脉很小，会出现口渴多饮；微小是阴虚血燥，为多食善饥的消瘅病。肝脉滑是热邪壅滞于经脉，会导致阴囊肿大的㿗疝病；微滑是肝热于下的遗尿症。肝脉很涩是水湿溢于肢体的溢饮病；微涩是气血衰少，筋脉失养，会出现筋脉拘挛抽搐。

【提要】

胆失常导致的情志方面的异常病变。

【原文】

胆病者，善太息，口苦，呕宿汁，心下澹澹[1]，恐人将捕之，嗌中吤吤然[2]，数唾。

——《灵枢·邪气脏腑病形》

【注释】

[1] 澹：通"憺"，悸动。

[2] 吤吤然：象声词，喉中如有异物感。

【按语】

胆经发病，经常叹气，口苦，呕出夹有胆汁的苦水，心中忐忑不安，好像有人要逮捕他一样；咽部如有异物梗阻，吐不出咽不下，经常吐涎沫。

【提要】

阳明经脉气竭时的临终表现。

【原文】

阳明终者，口目动作，善惊妄言，色黄，其上下之经，盛而不行，则终矣。

——《灵枢·终始》

【按语】

手足阳明经的经气即将竭绝之时，病人出现口眼抽动而牵引歪斜，时时惊惕，胡言乱语，脸色发黄，手足阳明经脉粗大躁动，经气阻滞等症状，如此就会死亡。

【提要】

足阳明胃经病变在情志方面的异常表现。

【原文】

是动则病洒洒振寒，善呻数欠，颜黑，病至则恶人与火，闻木声则惕然而惊，心欲动，独闭户塞牖而处，甚则欲上高而歌，弃衣而走，贲响腹胀，是为骭厥[1]。

——《灵枢·经脉》

【注释】

[1] 骭厥：胫部之气上逆而厥冷。

【按语】

足阳明胃经的病变会感到发冷战栗，时时呻吟，频繁地打呵欠，额部暗黑，发病时厌恶见到人及火光，听到木头的声音就害怕。心跳不安，喜欢关闭门窗独处室内。病症发作剧烈时，就会登高而歌，不穿衣服到处乱跑，并且伴有肠鸣腹胀等症状。这叫作骭厥。

【提要】

膀胱经主筋发生的有关情志方面的异常病变。

【原文】

是主筋所生病者，痔，疟，狂，癫疾，头囟[1]项痛，目黄泪出，鼽衄，项、背、腰、尻、腘、踹[2]、脚皆痛，小趾不用。

——《灵枢·经脉》

【注释】

[1]囟：囟门，婴儿头顶骨未合缝的地方。

[2]踹：通"腨"，小腿肚。

【按语】

膀胱经主筋所发生的病证，表现在经脉循行所过之处，如痔疮，疟疾，狂病，癫病，头、囟门和颈项部疼痛，眼睛发黄，流泪，流涕或出血，项、背、腰、臀部、腿后窝、小腿肚、脚等部位都发生疼痛，足小趾也不能活动。

【提要】

足少阴肾经病变在情志方面的异常表现。

【原文】

是动则病饥不欲食，面如漆柴，咳唾则有血，喝喝而喘，坐而欲起，目䀮䀮[1]如无所见，心如悬若饥状，气不足则善恐，心惕惕如人将捕之，是为骨厥。

——《灵枢·经脉》

【注释】

[1]目䀮䀮：视物不清。

【按语】

肾经发生病变表现在经脉循行所过之处，会出现饥不欲食，面色如漆柴般黑瘦无光泽，咳唾带血，呼吸喘促，喝喝有声，烦躁不安，坐下就想起来，视物不清，心如悬吊空中般不安，状若饥饿，气虚多恐惧，心慌跳动，好像有人要逮捕他一样，这叫作骨厥。

【提要】

手厥阴心包经病变在情志方面的异常表现。

【原文】

是动则病手心热，臂肘挛急，腋肿，甚则胸胁支满，心中憺憺大动，面赤目黄，喜笑不休。

——《灵枢·经脉》

【按语】

心包经发生病变表现在经脉循行所过之处，会出现手心发热，臂肘关节拘挛，腋下肿胀，严重时会出现胸胁满闷，心动不安，面部发赤，眼睛发黄，喜笑不休。

【提要】

足阳明胃经病变在情志方面的异常表现。

【原文】

其病气逆则喉痹瘁瘖[1]，实则狂巅[2]，虚则足不收，胫枯，取之所别也。

——《灵枢·经脉》

【注释】

[1]瘁瘖：瘁，通猝，突然；瘖，失音，嘶哑。

[2]巅：通“癫”。

【按语】

足阳明胃经络脉发病表现在络脉循行所过之处，经脉之气上逆，会出现喉痹、突然失音等症状。实证则表现为邪扰心神，导致神志异常，发为癫狂；虚证则表现为肢体失于气血濡养而足缓不收，胫部肌肉枯萎。治疗时，可取本经别出的络穴丰隆穴。

【提要】

本文论述了癫病的发病原因、发病证候以及针刺、艾灸的治疗方法。

【原文】

癫疾始生，先不乐，头重痛，视举目赤，甚作极，已而烦心，候之于颜，取手太阳、阳明、太阴，血变而止。癫疾始作，而引口啼呼喘悸者，候之手阳明、太阳。左强[1]者攻其右，右强者攻其左，血变而止。癫疾始作，先反僵，因而脊痛，候之足太阳、阳明、太阴、手太阳，血变而止。

治癫疾者，常与之居，察其所当取之处。病至，视之有过者泻之，置其血于瓠壶[2]之中，至其发时，血独动矣。不动，灸穷骨二十壮[3]。穷骨者，骶骨也。

骨癫疾者，顑[4]、齿诸腧分肉皆满，而骨居[5]，汗出烦悗，呕多沃沫，气下泄，不治。筋癫疾者，身倦挛急，脉大，刺项大经之大杼。呕多沃沫，气下泄，不治。脉癫疾者，暴仆，四肢之脉皆胀而纵，脉满，尽刺之出血；不满，灸之夹项太阳，灸带脉于腰相去三寸，诸分肉本输[6]。呕吐沃沫，气下泄，不治。癫疾者，疾发如狂者，死不治。

——《灵枢·癫狂》

【注释】

[1] 强：僵硬、强硬，这里有向某一侧牵引的意思。

[2] 瓠（hu 互）壶：即葫芦。

[3] 壮：用艾火施灸的计数单位，每灸一个艾炷，称为一壮。

[4] 顑：指口外、颊前、颐上等部位，相当于腮部。

[5] 骨居：居，作“倨”，僵硬、强直。骨居，骨骼强直。

[6] 诸分肉本输：指诸经分肉之间以及四肢的腧穴。

【按语】

癫病刚开始表露的时候，患者先是闷闷不乐，头部沉重且疼痛，两目上视，眼睛通红，进一步加重发作时，会心烦不安。诊断时可观察病人面部的色泽以及表情等情况，来推测是否发生疾病，针刺治疗时，取手太阳经、手阳明经和手太阴经的穴位，针刺把恶血放出来，等到血色转为正常后停止放血。癫病刚开始发作的时候，病人口角牵引歪斜，惊啼呼叫，气喘心悸，对此应从手阳明、手太阳两经诊候取穴治疗，采用缪刺法，即身体左侧僵硬强直者针刺右侧，身体右侧僵硬强直者针刺左侧，针刺把恶血放出来，等到血色转为正常的颜色后停止放血。癫病刚开始发作的时候，如果首先角弓反张，脊背疼痛，可从足太阳经、足阳明经、足太阴经和手太阳经诊候取穴治疗，针刺把恶血放出来，等到血色转为正常的颜色后停止放血。

治疗癫病的医生，应常和病人住在一起，以便于观察、决定应取什么经穴治疗。病发作时，见病人有病的经脉就放血，将放出的血装在葫芦里，待到再发病时，葫芦里的血就会自己响动。如果没有响动，可以灸穷骨二十壮。穷骨，就是骶骨。

癫病深入骨的病人，腮、齿部的腧穴、分肉之间都胀满而致口噤不开，而且骨骼强直，汗出烦闷，呕吐涎沫，气陷而泄于下，这是不治之症。癫病深入筋的病人，身体倦怠，严重拘挛，脉搏洪大，治疗应刺项后足太阳膀胱经的大杼穴；如果病人呕吐许多涎沫，气陷而泄于下，这是不治之症。癫病已深入血脉的病人，发病时会突然仆倒，四肢经脉胀满而弛缓；如果经脉胀满，就要刺之出血；如果脉不胀满，可以取夹行于颈项两旁的足太阳经的腧穴，用灸法治疗，并可以灸带脉与腰相距三寸的带脉穴，也可以灸分肉之间和四肢的腧穴；如果病人呕吐出许多涎沫，气陷而泄于下，这是不治之症。癫发于阴而狂发于阳，阴主静，故癫疾发病多静而徐缓，如果患癫病的人，发病时像患狂病一样，就会无法救治而死。

【提要】

本文论述了狂病的发病原因、发病证候以及针刺、艾灸的治疗方法。

【原文】

狂始生，先自悲也，喜忘，苦怒，善恐者，得之忧饥，治之取手太阴、阳明，血变而止，及取足太阴、阳明。狂始发，少卧不饥，自高贤也，自辩智也，自尊贵也，善骂詈[1]，日夜不休，治之取手阳明、太阳、太阴、舌下少阴[2]，视脉之盛者，皆取之；不盛，释之也。

狂，善惊、善笑、好歌乐、妄行不休者，得之大恐，治之取手阳明、太阳、太阴。狂，目妄见、耳妄闻、善呼者，少气之所生也，治之取手太阳、太阴、阳明、足太阴、头两顑。狂者多食，善见鬼神，善笑而不发于外者，得之有所大喜，治之取足太阴、太阳、阳明，后取手太阴、太阳、阳明。狂而新发，未应如此者，先取曲泉左右动脉[3]，及盛者见血，有顷已；不已，以法取之，灸骨骶二十壮。

——《灵枢·癫狂》

【注释】

[1] 骂詈：恶言秽语直接对着人说，为骂；背后诽谤诅咒他人，为詈。骂詈，这里指骂人。

[2] 舌下少阴：足少阴肾经在舌下的络脉。

[3] 曲泉左右动脉：此处指左右动脉，左右曲泉穴。

【按语】

狂病在开始显露时，病人先是独自伤悲、健忘、易发怒、常常惊恐，这种病多是忧愁和饥饿所致。治疗时应该先取手太阴、手阳明两经的穴位，待病人血色转为正常后止针，然后取足太阴、足阳明两经的穴位针治。狂病开始发作时，病人少睡，不知饥饿，自觉高明，自言智慧，妄自尊大，日夜怒骂不休，治疗时取手阳明经、手太阳经、手太阴经和足少阴肾经在舌下的络脉，观察这些穴位，凡血脉盛，都可取穴刺之；如果血脉不盛，就不要针刺。

得狂病的人，如果善惊恐、多笑、好唱歌、不停地乱跑，多是特别惊恐伤及神志所致，治疗这种病应取手阳明、手太阳、手太阴经的穴位。得狂病的人，如果幻视、幻听、好呼叫，多是神少气衰而导致的，治疗这种狂病应取手太阳、手太阴、手阳明、足太阴经和头部两腮部的穴位。得狂病的人，如果贪吃，幻视见到鬼神，爱暗笑却不在人前表露，多是大喜伤心而导致的，治疗这种狂病应先取足太阴、足太阳、足阳明经的穴位，后取手太阴、手太阳、手阳明经的穴位。狂病初发时，还未出现以上症状的，治疗先取足厥阴肝经的曲泉穴左右两边针刺，如果血脉盛的可以放血，不久便可痊愈。如果还未治愈，可用前面的方法取穴治疗，并灸骶骨处二十壮。

【提要】

热病导致癫狂的针刺治疗方法。

【原文】

热病数惊，瘛疭[1]而狂，取之脉，以第四针，急泻有余者；癫疾毛发去，索血于心，不得索之水，水者，肾也。

——《灵枢·热病》

【注释】

[1] 瘛疭：指四肢抽搐痉挛。瘛，筋脉拘急；疭，筋脉弛缓。

【按语】

热邪入心，上扰神明，导致热病患者常常出现惊骇、四肢抽搐痉挛、神志狂乱等症状，应当选用“九针”中的第四种针具（即锋针）针刺血脉（心合血脉），以清泻有余的热邪。血热上扰而致癫狂、毛发脱落，同样应该针刺血脉清泻热邪，倘若没有效果，可依据五行生克规律，选取肾脉穴位以补肾水、泻心火。

【提要】

阳气虚脱导致狂病。

【原文】

阳重脱者易狂。

——《灵枢·通天》

【按语】

《素问·生气通天论》：“阳气者，精则养神。”阳气过多消耗不能养神导致神志疾病。

【提要】

高热神狂病人的针刺推拿治疗方法。

【原文】

大热遍身，狂而妄见、妄闻、妄言，视足阳明及大络取之，虚者补之，血而实者泻之。因[1]其偃卧，居其头前，以两手四指挟按颈动脉，久持之，卷而切推（之），下至缺盆中，而复止如前，热去乃止，此所谓推而散之者也。

——《灵枢·刺节真邪》

【注释】

[1] 因：令，让，使。

【按语】

高热阳盛之人，热邪易伤及气血，血随气逆，上扰心神，导致神志异常，言语错乱。热邪伤阴，营血亏虚，不能濡养神明，亦可导致神志疾病。阳明胃经为多气多血之经，针刺治疗时观察足阳明胃经及其络脉的气血虚实情况，根据病邪的部位在经、在络，以及病情虚实的情况，针刺治疗时选取不同的穴位和方法。虚则补之，实则泻之，可以取得更好的临床疗效。让病人取仰卧位，医者在病人头前，用两手的拇指和食指，挟持按揉病人两侧人迎动脉处，持续一段时间后，由上而下推至缺盆穴，反复推拿多次，可使热退去。这就是所谓“推而散之”的方法。

【提要】

精气乘五脏之虚而并，会出现不同的情志异常表现。

【原文】

五并[1]：精气并肝则忧，并心则喜，并肺则悲，并肾则恐，并脾则畏，是谓五精之气并于脏也。

——《灵枢·九针论》

【注释】

［1］五并：五脏精气乘虚并到一脏，导致该脏气实为患。

【按语】

五脏精气乘虚并入于肝，导致肝气过盛反侮于肺而悲伤；并入于心，导致心气实而喜笑不休；并入于肺，导致肺气郁结而悲伤；并入于肾，导致肾气不利而惊恐；并入于脾，导致脾气实乘于肾而畏怯。

【提要】

邪气侵入人体在情志方面的发病规律。

【原文】

五邪：邪入于阳则为狂，邪入于阴则为血痹，邪入于阳抟则为癫疾[1]，邪入于阴抟则为喑，阳入之于阴，病静，阴出之于阳，病喜怒。

——《灵枢·九针论》

【注释】

［1］癫疾：通“巅”，颠顶头部，癫疾，即头顶部疾患。

【按语】

阳邪侵入于阳分，导致阳热盛极，伤及神明，发为狂症。阴邪侵入于阴分，导致阴寒盛极，使营血凝滞不通，发为血痹。邪气侵入于阳分，与阳分搏结，上逆于颠顶，引发头部疾患。邪气侵入于阴分，导致阴津不能上承而喑哑。邪气入于阴分，病人表现为安静沉默；邪气出于阳分，病人表现为躁动易怒。

【提要】

五脏所藏精神意识活动。

【原文】

五藏：心藏神，肺藏魄，肝藏魂，脾藏意，肾藏精志也。

——《灵枢·九针论》

【按语】

五脏各有所藏的精神意识活动：心藏神，肺藏魄，肝藏魂，脾藏意，肾藏精和志。

第二章《难经》选读

第一节 《难经》的中医神志病理论

《难经》全书共八十一难，是中医学继《黄帝内经》之后的重要医学典籍，采用问答方式，探讨和论述了中医的一些理论问题，内容包括脉诊、经络、脏腑、阴阳、病因、病机、营卫、腧穴、针刺、病证等方面。本教材关于中医神志病理论的相关内容主要集中在二十难、三十四难、四十六难和五十九难。

二十难从脉学的角度分析了癫狂病的病因病机，三十四难提出了五脏藏七神，实际上和《素问·宣明五气》“五脏所藏：心藏神，肺藏魄，肝藏魂，脾藏意，肾藏志”是一个意思，提出了神志活动的来源，说明人的精神意识思维活动为五脏所主，五脏是神志活动的基础，因此中医在治疗神志病症时仍不能离开五脏。四十六难主要分析了老年人失眠而年轻人容易睡眠的原因，继承了《黄帝内经》关于睡眠的营卫气血理论，对治疗失眠有重要的指导意义。五十九难主要介绍了狂病、癫病的临床表现及鉴别，对诊断狂病和癫病有重要的指导意义。需要注意的是，此处之“癫”应为痫病，非中医“癫病”之癫，这在后世医家专著中有详细的区分。

《难经》虽未明确指出神志病的病因，但其指出了疾病产生的原因有正经自病和五邪所伤两大方面，其中情志因素对疾病有重要影响，为正经自病，如“忧愁思虑则伤心……恚怒气逆，上而不下则伤肝”，这与《黄帝内经》的情志致病学说一样，但不如《黄帝内经》的内容丰富完善。五邪所伤，实际为外因致病，神志病虽然以内因为主，但不能忽略外因的重要性，这对当今认识神志病有重要意义。

《难经》虽未明确论述神志病的治疗，但其五行分五邪、以五行规律为指导的整体防治观对中医神志病的治疗有重要指导意义。如《难经》以五行相生相克的规律来阐述致病的虚、实、贼、微、正五邪：“病有虚邪，有实邪，有贼邪，有微邪，有正邪，何以别之？然，从后来者为虚邪，从前来者为实邪，从所不胜来者为贼邪，从所胜来者为微邪，自病者为正邪。”此外，《难经》以五行的相生相克规律来论述疾病的传变，提出了疾病按五行相生关系和相克关系的传变途径。五脏所藏之魂、神、意、魄、志并非各自独立，而是通过五脏进行统一联系的。结合中医五行之象的五神藏理论，是中医诊治神志病的重要依据。

第二节　《难经》部分选读

【原文】

曰：经言脉有伏匿[1]，伏匿于何脏而言伏匿耶？然：谓阴阳更相乘，更相伏也[2]。脉居阴部，而反阳脉见者，为阳乘阴也，脉虽[3]时沉涩而短，此谓阳中伏阴也。脉居阳部，而反阴脉见者，为阴乘阳也。脉虽[4]时浮滑而长，此谓阴中伏阳也。重阳[5]者狂，重阴[6]者癫；脱阳[7]者见鬼，脱阴[7]者目盲。

——《难经·二十难》

【注释】

[1] 伏匿：指脉出现隐伏藏匿之象。叶霖注："伏匿者谓不见于本位，反藏于他部而见脉也。"

[2] 阴阳更相乘、更相伏：指阳脉乘袭于阴部，阴脉乘袭于阳部，阴阳互相承袭；阴脉中隐伏着阳脉，阳脉中隐伏着阴脉，阴阳互相隐伏。

[3] 脉虽：《千金翼方》作"虽阳脉"，可从。

[4] 脉虽：《千金翼方》作"虽阴脉"，可从。

[5] 重阳：指寸部见阳脉，或寸、尺部均见阳脉。

[6] 重阴：指尺部见阴脉。或寸、尺部均见阴脉。

[7] 脱阳、脱阴：阳气竭绝而寸脉脱绝，沉微欲绝，是谓脱阳；阴精衰绝，尺脉浮散无根，是谓脱阴。加藤宗博注："脱阳者，阳部脉脱；脱阴者，阴部脉脱。"

【按语】

本篇运用阴阳理论阐述了阴阳相乘、相伏之脉，以及重阳、重阴、脱阳、脱阴等多种脉象变化及其所主病证。本篇先从阴阳相乘、相伏之脉论述阴阳之间相互影响，继而论述重阳、重阴脉，说明阳盛、阴盛之极的脉，最后论述脱阳、脱阴脉，说明阳衰之极、阴衰之极的脉，详述了阴阳盛衰时的各种脉象特点，对临床具有指导意义。

【原文】

曰：五脏各有声、色、臭、味、液[1]，皆[2]可晓知以不？然：《十变》[3]言肝色青，其臭臊，其味酸，其声呼，其液泣[4]。心色赤，其臭焦，其味苦，其声言[5]，其液汗。脾色黄，其臭香，其味甘，其声歌，其液涎。肺色白，其臭腥，其味辛，其声哭，其液涕。肾色黑，其臭腐，其味咸，其声呻，其液唾。是五脏声、色、臭、味、液也。

五脏有七神，各何所藏耶？

然：脏者，人之神气所舍藏也。故肝藏魂，肺藏魄，心藏神，脾藏意与智，肾藏精与志也。

——《难经·三十四难》

【注释】

[1] 液：原文缺失，《本义》滑注云："声、色、臭、味下欠液字。"根据下文五脏均有声、色、臭、味、液五者，又四十难："肝主色，心主臭，脾主味，肺主声，肾主液"，五者中亦有"液"，故补上"液"字。

[2] 皆：《本义》《集览》本此上均有"皆"字，故补上"皆"字。

[3]《十变》：滕万卿曰："十变，古书篇目。"

[4] 其液泣：《素问·宣明五气》："肝为泣。"《针灸甲乙经》第一卷："在液为泣。"《广雅·释义》："泣，泪也。"

[5] 其声言：《针灸甲乙经》第一卷："心在声为笑。"《难经·四十九难》："人心为言。"《千金方》卷二十九第四亦作"言"。

【按语】

本篇论述人体五脏与五声、五色、五臭、五味、五液的特殊关系，同时指出人有七神，分别藏于五脏之中，说明了五脏与人体精神意识思维活动的关系，这与《黄帝内经》五脏藏五神的意思相同，是中医精神病的基础。本篇实际是在五行模式下把人体看成一个统一的整体，属于中医藏象体系的基本内容。因此，治疗中医神志病必须以五脏为中心，切忌只注重精神症状而忽略人的整体功能体系。

【原文】

曰：老人卧而不寐[1]，少壮寐而不寤[1]者，何也？

然：经言少壮者，血气盛，肌肉滑，气道通，荣卫之行不失于常，故昼日精[2]，夜不寤也。老人血气衰，肌[3]肉不滑，荣卫之道涩，故昼日不能精，夜不得寐也。故知老人不得寐也。

——《难经·四十六难》

【注释】

[1] 寐：寐，寝也，入睡之意。"寤"，觉醒。《诗经·关雎》："寤寐求之"，毛传："寤，觉也；寐，寝也。"

[2] 精：精神爽朗。《文选·文赋》："精惊八极"，李善注："精，神爽也。"

[3] 肌：原作"气"，据《句解》《本义》《集览》等诸本改，与上文"肌肉滑"相应。

【按语】

本篇主要论述老年人白天精神不振、夜间睡眠不佳，与年轻人白天精力旺盛、夜间睡眠良好的现象进行对比分析，指出其原因主要与营卫血气之盛衰及运行通畅与否有关，对当今治疗老年人和年轻人失眠具有重要的指导意义。

【原文】

曰：有正经[1]自病，有五邪所伤，何以别之？

然：经言[2]忧愁思虑则伤心；形寒饮冷则伤肺；恚怒[3]气逆，上而不下则伤肝；

饮食劳倦则伤脾；久坐湿地，强力入水[4]则伤肾。是正经之自病也。

曰：何谓五邪？

然：有中[5]风，有伤暑，有饮食劳倦，有伤寒，有中湿。此之谓五邪。

曰：假令心病，何以知中风得之？

然：其色当赤。何以言之？肝主色，自入为青，入心为赤，入脾为黄，入肺为白，入肾为黑。肝邪入心[6]，故知当赤色也。其病身热，胁下满痛，其脉浮大而紘[7]。

——《难经·四十九难》

【注释】

[1] 正经：即十二经脉，与奇经八脉相对而言，故曰正经。

[2] 经言：《本义》《集览》等诸本无二字。

[3] 恚怒：同意复词，恚即怒的意思。

[4] 强力入水："强力"强用其力，如举负过重，强力入房等；"入水"，复入于水。

[5] 中：音"zhòng，众"，《淮南子·原道》："中，伤也。"《素问·调经论》："无中其经，无伤其络。""中"与"伤"互文。

[6] 肝邪入心：原为"肝为心邪"，文意难解，根据后文"脾邪入心""肺邪入心""肾邪入心"为是。《针灸大成》卷一引《难经》亦作"肝邪入心"，故改之。

[7] 紘：《句解》《本义》《集览》本作"弦"，按"紘""弦"古通。

【按语】

本篇从发病原因论述"正经自病"与"五邪所伤"两类疾病的区别，同时举例心病发病的表现，从五色、五臭、五味、五声、五液的变化，结合脉象和其他症状表现，讨论五邪入脏的一般规律。

【原文】

曰：狂癫之病，何以别之？

然：狂疾之始发，少卧而不饥，自高贤[1]也，自辨智[2]也，自贵倨[3]也，妄笑好歌乐，妄行不休是也。癫疾始发，意不乐，僵仆[4]直视。其脉三部阴阳俱盛[5]是也。

——《难经·五十九难》

【注释】

[1] 自高贤：自以为高贵贤达。

[2] 自辨智：自以为善辩和聪明。辨，通"辩"。

[3] 贵倨：高贵傲慢的样子。《史记》云："郅都迁为中尉。丞相条候至贵倨也，而都揖丞相。"

[4] 僵仆：身体僵直，仆倒在地。

[5] 三部阴阳俱盛：三部，指寸、关、尺。阴阳，指浮取、沉取。俱盛，指左右两手之脉均盛。

【按语】

本段经文通过两类疾病的症状表现及脉象特点，论述了狂病与癫病的鉴别。癫与狂均是情志失调导致的以精神障碍为主的一类病证，两者性质不同，癫病为阴主静，狂病为阳主动。本难所论“其脉三部阴阳俱盛”与《难经·二十难》的“重阳者狂”“重阴者癫”义同。本难内容与《黄帝内经》的《灵枢·癫狂》等篇精神相一致，为后世医家论治癫狂奠定了理论基础。

第三章《伤寒杂病论》选读

第一节 《伤寒杂病论》的中医神志病理论体系

一、《伤寒杂病论》对五神、七情的认识

《素问·宣明五气》记载："心藏神，肺藏魄，肝藏魂，脾藏意，肾藏志，是谓五脏所藏。"提示神志活动与五脏功能密切相关。七情是人体喜、怒、忧、思、悲、恐、惊七种不同的情感反映，它是一种内心的体验。在外界刺激因素作用下，五脏精气发生变化，从而产生具有某种倾向性的态度体验。适度的七情活动对人体健康是有益的，属人体正常的精神活动和心理表现。然而，如果七情过度，超过人体正常的适应和调节范围，就会导致疾病的发生。

张仲景所著《伤寒杂病论》理论源于《黄帝内经》《难经》等书，其中记载了很多与五神、七情有关的内容。例如"不得眠""心烦""烦躁""谵语""心愦愦""默默""心中懊憹""恍惚心乱""循衣摸床""惊狂""喜忘""喜悲伤欲哭"等症状，皆与五脏、六经病变有关。《伤寒杂病论》中有关神志的内容，是对《黄帝内经》《难经》理论的丰富和扩充。《伤寒杂病论》紧密结合临床，并将神志病的表现具体化，从阴阳、表里、寒热、虚实等不同方面进行论述、分型，配以相应的治法及方药，能有效指导临床，对中医辨治神志类疾病的发展有着深远的影响。

二、《伤寒杂病论》神志症状学特征

中医学认为人的心神与形体是密切相关的，即形神统一观。心神活动主要有两类，一类是神志活动，即神、魂、魄、意、志等，主要指人的意识、思维活动；另一类是情志活动，即喜、怒、忧、思、悲、恐、惊，即七情。神志病指以神志、情感症状为主的一类疾病，包括心烦、不寐、郁证、脏躁、癫狂、百合病、梅核气等。神志症是指人的精神情志、思维意识方面的异常表现，可以是神志病中的主要症状，也可以是以其他外感杂病中的兼有症状。

在《伤寒杂病论》中，神志症多以伴随症状出现，也有以神志症为主的病证。《伤寒论》以论述外感病为主，神志症多为外感热病中的伴随症状，例如烦躁、谵语、如狂等，其辨证以六经辨证为主。《金匮要略》以论述内伤杂病为主，其辨证也以脏腑辨证为主，神志症多数是以主症或病名出现的，如脏躁、梅核气等。《伤寒杂病论》对多数

神志症状的描述，并没有详细论述其病因病机，但可从其治法方药中反推出仲景对其病机的认识。总之，《伤寒杂病论》对神志病症的认识是对《黄帝内经》等书中五神、七情理论的具体化，每一个与神志有关的症状都与外感或内伤疾病有关，是“有诸内而形诸外”的体现。

三、《伤寒杂病论》神志病理论体系对后世的影响

随着中医学理论和临床研究的发展，在汉代之后的诸多临床医学著作中，已有不少医家开始重视神志病症，并在其著作中列有常见的神志病症候。如巢元方《诸病源候论》列有“大病后不得眠”候，认为“大病之后，脏腑尚虚，营卫不和，阴气虚而卫气独胜，从而阳不入于阴，故不得眠”，是对《黄帝内经》营卫不和致失眠理论以及《伤寒论》小建中汤治“悸而烦”治法的继承和发展。张从正《儒门事亲》用吐法从痰论治癫痫、中风，陈士铎《辨证奇闻》以洗心汤开郁逐痰治痴呆，是对《伤寒论》瓜蒂散吐法治心烦的继承和应用。叶天士《临证指南医案》用玉女煎加味治疗热入血室证，体现了对仲景以小柴胡汤及针刺期门穴治疗该病证的发展和补充。王清任《医林改错》以血府逐瘀汤治善忘、失眠等，体现了对仲景以桃核承气汤、抵当汤治疗狂症、善忘症的领悟和继承。以上只是就后世医家对《伤寒杂病论》辨治神志病症的继承和发展举其大概，但足以说明《伤寒杂病论》对后世医家治疗神志病症的影响之深远。

四、如何正确认识《伤寒杂病论》神志病理论体系

世人论仲景治疗神志病，多从阴阳入手。诚然，仲景辨病本着《黄帝内经》的精神，“察色按脉，先别阴阳”，《伤寒杂病论》中也有关于阴阳不和而神志改变的论述，但是阴阳之说范围太广、所指甚多，若不加分辨地一概用阴阳诠释，难免有泛泛之嫌，更何况仲景以阴阳为纲，分六经辨证，将八纲辨证贯穿其中，最后和脏腑经络联系起来。这说明脏腑是生理、病理变化的物质基础，它使辨证言之有物、有径可循。五脏作为五志的化生之源，显然是情志的物质基础，那么在认识和治疗神志病时就不应该脱离五脏泛泛而谈。

从《伤寒杂病论》对神志病症的描述我们可以看出，仲景没有把这些神志表现仅仅看成一种单一的症状，而是认识到这些神志病症是机体阴阳盛衰、邪正消长的反应。因此，仲景治疗神志病症均从整体出发，坚持在辨证论治的前提下，着眼于恢复整个机体气血阴阳的平衡，即所谓“从脏治神”。

进一步讲，“从脏治神”正是对《黄帝内经》“五脏藏神”这一基础理论在治疗疾病时的发挥运用，其继承并发展了《黄帝内经》的整体观与治病求本、同中求异、异中求同等思想。认识到这些病证中出现的神志症状在一定情况下可反映机体阴阳消长、邪正盛衰情况，对判断疾病的发展、变化、预后及临床治疗用药具有指导意义。

第二节 《伤寒论》部分选读

本节原文节选打破《伤寒论》原书的条文顺序，以神志病类症为纲，以六经辨证形式探讨《伤寒论》对神志病类症的证治分型，而涉及病证的部分内容则在中篇中讨论，如不得眠、狂等，对能清晰反映仲景对神志病的辨证论治规律的条文进行重点分析，希望可以为临床诊治起到一定的借鉴作用。

一、言语异常

言语异常，是指一种具有心理障碍的疾病，包括不语、赘述，思维的破裂、散漫、不连贯，以及逻辑概念等的倒错混乱，《伤寒论》中涉及此类的有"谵语""郑声""独语""不能语言""语言难出""默默"等。

（一）谵语

谵，《集韵》曰："谵，多言也；与瞻同。"语，《释名》曰："语，叙也，叙己所欲说也。"成无已释谵语曰："伤寒谵语，何以明之？谵语谓呢喃而语也，又作谵，谓妄有所见而言也，此皆真气昏乱，神识不清之所致。"由此可知，谵语是以神志不清、语言逻辑紊乱、语声高亢有力为特征的一种临床表现，多见于热证、实证。

【原文】

太阳病中风，以火劫发汗，邪风被火热，血气流溢，失其常度。两阳[1]相熏灼，其身发黄。阳盛则欲衄，阴虚小便难。阴阳俱虚竭，身体则枯燥，但头汗出，剂颈而还，腹满微喘，口干咽烂，或不大便。久则谵语，甚者至哕[2]，手足躁扰，捻衣摸床[3]，小便利者，其人可治。（111）

——《伤寒论》

【注释】

[1] 两阳：风邪和误用火劫产生的热邪，都属于阳，故称两阳。

[2] 哕：呃逆。

[3] 捻衣摸床：病人在神志昏迷的情况下，双手不自觉地摸弄衣被和床边。

【按语】

太阳中风，法当用桂枝汤解肌祛风，调和营卫。若误用火劫发汗，不但风邪不解，反增火邪为害，伤及气血，变证丛生。气受热则动荡，血被火则流溢，气血沸腾，失其常度。风为阳邪，火亦属阳，"两阳相熏灼"，即风火相煽，内伤肝胆，疏泄太过，胆汁外溢，则身体发黄；火热上熏，迫血妄行则欲衄；邪热下灼，津液匮乏则小便难；火劫发汗，不但伤阴，而且耗气，气血阴阳俱虚，肌肤筋脉失其濡养，则身体枯燥不荣；里热亢盛，迫津外泄，当周身汗出，今邪热伤津，津液匮乏，不能遍布全身，故见但头汗出，齐颈而还；热火上灼而伤津，则口干咽烂；燥热内结，腑气不通，肺气不降，则腹满而喘，大便不通。久而不愈，热邪上扰心神，则发谵语；甚者胃津大伤，胃气衰败，而致呃逆；如未能及时治疗，更可见手足躁扰不安，神志不清，捻衣摸床，此为热极津枯，阴阳离决之危候。“小便利者，其人可治”，表明其预后取决于津液之存亡。小便利者，表明津液虽伤，但未枯竭，生机尚存，故云“可治”；若小便全无，则化源枯竭，阴液消亡，预后不良。

【原文】

形作伤寒[1]，其脉不弦紧而弱，弱者必渴，被火必谵语，弱者发热，脉浮，解之当汗出愈。(113)

——《伤寒论》

【注释】

[1] 形作伤寒：病证类似伤寒。

【按语】

“形作伤寒”指其证候类似伤寒，亦有发热、恶寒、头痛、身痛等症状，然其脉不弦紧而弱，“弱脉”是与伤寒紧脉相对而言，并非指脉微弱。联系后文“弱者必渴”和“弱者发热”两句理解，表明其人不但脉弱，还有发热、口渴的症状，结合第6条“太阳病，发热而渴，不恶寒者，为温病”的辨证规律，此证应属于太阳温病的范畴。太阳温病初期，邪在卫分，亦可见发热、微恶寒、脉浮等症状，治宜辛凉宣散，故曰“解之当汗出愈”。若误用火劫发汗，犹如抱薪救火，助热伤津，以致神昏谵语，变证丛生。

【原文】

三阳合病[1]，腹满，身重难以转侧，口不仁[2]，面垢[3]，谵语，遗尿。发汗则谵语，下之则额上生汗，手足逆冷。若自汗出者，白虎汤主之。(219)

——《伤寒论》

【注释】

[1] 三阳合病：即太阳、少阳、阳明三经的证候同时出现。

[2] 口不仁：即口中麻木，言语不利，食不知味。

[3] 面垢：面部如蒙油垢。

【按语】

本条有倒装文法，“若自汗出者，白虎汤主之”，应接在“谵语遗尿”下。此言三阳合病，是有三阳合病之名，而无三阳合病之实，或初为三阳病，目前已成阳明病。由于邪热内盛，胃气不能通畅，气机阻滞不利，故腹满。阳明热盛，伤津耗气，则身重难以转侧。此与“风温为病，脉阴阳俱浮，自汗出，身重”(第6条)的病机略同。胃之窍出于口，胃热炽盛，熏灼于上，津液耗伤，则口不仁。足阳明之脉起于鼻旁，循于面部；手阳明之脉起于食指外侧，亦上行面部，今阳明邪热壅滞，熏蒸胃肠浊气上泛，故面部油垢污浊。《灵枢·经别》云：“足阳明之正……上通于心。”阳明胃热，循经上扰，神明不安，则见谵语。热盛神昏，膀胱失约，故见遗尿。阳明热盛，迫津外泄，则汗自出。热盛如此，则当有身热、不恶寒反恶热等症，故后文以“若自汗出者”简括证候，承接前文，而重申白虎汤之治法。若以此条与白虎汤诸条对勘，则以此条为重证。

本条列举误治致变以申述其禁忌。在上述病情中，若因身重误作表证而行辛温发汗，则胃热加重，谵语益甚。方有执有言：“发汗则偏攻太阳，邪并于阳明，而谵语益甚。”若因腹满误认为胃实而妄下之，则津液下竭，阳气无以依附而上越，故额上汗出，手足逆冷，此乃在阳明里热的基础上而见此危象，似可暂用回阳救逆法以治其标，继进甘寒救津法以理其本。

【原文】

阳明病，其人多汗，以津液外出，胃中燥，大便必硬，硬则谵语，小承气汤主之。若一服谵语止者，更莫复服。（213）

——《伤寒论》

【按语】

阳明病里热炽盛，迫津外泄，故而多汗。汗出过多，津液耗伤，胃肠干燥，则大便硬结。大便硬结，与燥热相搏，形成燥屎，热浊上攻，故发谵语。主用小承气汤，使腑气得通，燥热得泄，则谵语自止。更莫复服者，是小承气汤虽属攻下缓剂，然若用之不当，或用之太过，亦有伤正之弊，故郑重提出：若服后大便通利，谵语得止，即莫再服。其寓有中病即止，勿过服伤正之意。

【原文】

发汗多，若重发汗者，亡其阳，谵语。脉短者死，脉自和者不死。（211）

——《伤寒论》

【按语】

谵语固多实证，然亦有虚证，不可一概而论，本条即是其例。汗为心之液，与心阳互根。本已发汗多，再重发汗，则气随津泄，阳气随汗外亡，因而病机转化为以阳亡为主。心气散乱，神明无主，故发谵语。亡阳谵语可以凭脉来辨其预后，若脉短，指脉搏前不及寸，后不及尺，是津血虚竭，阳亡不返，脉气已不能接续，生机微弱，故主死。若脉自和，则说明津血、阳气虽然严重消耗，但生机未泯，故曰不死。此处“自和”非平和之谓，而是指脉气尚能接续。本条专论脉象辨亡阳谵语预后，说明此脉在本证中的重要意义。本条谵语证属阳虚，治当温通阳气，可用四逆汤之类以救之。

【原文】

太阳与少阳并病，头项强痛，或眩冒，时如结胸，心下痞硬者，当刺大椎第一间[1]、肺俞[2]、肝俞[3]，慎不可发汗；发汗则谵语，脉弦。五日谵语不止，当刺期门[4]。（142）

——《伤寒论》

【注释】

［1］大椎第一间：督脉大椎穴，在第七颈椎与第一胸椎棘突之间，第一间为大椎的互词。主治寒热、咳嗽、头痛项强、背膊拘急等症。

［2］肺俞：膀胱经腧穴，在第三、四胸椎棘突间，向两侧各旁开一寸五分。主治咳喘上气、胸满气短等症。

［3］肝俞：膀胱经腧穴，在第九、十胸椎棘突间，向两侧各旁开一寸五分。主治积聚、痞痛、胸满胁痛、脊背痛、惊狂等症。

［4］期门：肝经之募穴，在乳头直下第六、七肋骨之间。主治热入血室，胸胁疼痛、呕吐酸水等症。

【按语】

头项强痛，为太阳病主证之一；时如结胸，心下痞硬，眩冒，为少阳病主证，故为太阳、少阳并病。"时如结胸"，则实非结胸，因本证心下痞硬不痛，时轻时重，故知不属结胸而属少阳证。论其治法，既可处以汤药，而参酌柴胡桂枝汤例；亦可使用刺法，刺大椎、肺俞，以解太阳之邪；刺肝俞以泄少阳之邪。太少并病，故不可单用发汗。若误汗则津液愈伤，少阳木火愈炽，可出现谵语等变证。若脉象仍弦，则知谵语仍与少阳木火亢盛有关，故刺期门以泄肝胆之热。成无已有云："少阳之邪，因干于胃，土为木刑，必发谵语、脉弦。"

【原文】

妇人中风，发热恶寒，经水适来，得之七八日，热除而脉迟身凉。胸胁下满，如结胸状，谵语者，此为热入血室也，当刺期门，随其实而取之。（143）

——《伤寒论》

【按语】

妇人中风，证属外感，适逢月经来潮，血室空虚，表邪易乘虚内陷化热。热邪深入，与血相结，故称热入血室。因表证已罢，故外热去而身凉。热与血结，脉道阻滞，故脉迟。肝藏血，肝经循于两胁，热入血室，致肝脉受阻，气血不利，故胸胁下满，如结胸状。血热上扰心神，故发谵语。柯韵伯云："血病，则魂无所归，心神无主，谵语必发。要知此非胃实，因热入血室而肝实也。肝热心亦热，热伤心气，既不能主血，亦不能作汗。"此皆热入血室所致，治用针刺期门法。期门为肝经之募穴（脏腑之气汇聚于胸腹部的腧穴），刺期门能疏畅肝络，清泄郁热，使热去瘀解而病愈。

【原文】

少阴病，咳而下利谵语者，被火气劫[1]故也，小便必难，以强责少阴汗[2]也。（284）

——《伤寒论》

【注释】

［1］被火气劫：即被火法强取发汗所伤。

［2］强责少阴汗：强责，过分强求的意思。强责少阴汗，意谓少阴病不当发汗，而强用发汗的方法。

【按语】

本条“咳而下利”与“谵语”宜分开读。咳而下利是少阴病原有主证，谵语是被火气劫的变证。

少阴病咳而下利，有寒化及热化证之不同。见于寒化证者，如真武汤证即有咳而下利之表现，因其阳衰阴盛，水寒不化，上逆则咳，下迫则利；见于热化证者，如猪苓汤亦有咳而下利，因其阴虚有热而水气不化，随水饮之上下，而为咳为利。然不论寒化热化，皆属里虚证，都不能用发汗之法。今治不遵法，反用火法强发其汗，火热内迫，阴液损伤，心神浮越，而致谵语。肾司二便，今强责少阴汗，阴液耗伤，化源不足，故小便难。据阳明病篇 210、211 条，谵语有虚实二候，还须结合全部脉证以判断。一般说来，由少阴寒化证而变者，多为虚证谵语；由热化证而变者，多为实证谵语。虚证谵语治当温阳，实证谵语治当清热。

（二）郑声

郑声是以神志昏沉、语言重复、语声低微、不相续接为特征的一种症状，为疾病晚期精神散乱的一种危重表现。

【原文】

夫实则谵语，虚则郑声。郑声者，重语也。直视谵语，喘满者死，下利者亦死。（210）

——《伤寒论》

【按语】

谵语和郑声，都是意识不清而胡言乱语，但亦有不同的一面。《素问·通评虚实论》曰：“邪气盛则实，精气夺则虚。”云“实则谵语”即示谵语多由热邪亢盛，扰乱神明所致，当见胡言乱语，声高气厉。云“虚则郑声”即示郑声由精气消亡，心神无主所致。郑，《说文通训定声》曰：“郑，重也。与仍通。”此言郑声是一种重复语言的异常。柯韵伯云：“正气夺则虚，必目见鬼神，故郑重其语，有求生求救之状，名曰郑声。”由此可知，郑声表现为语言重复、声音低微，为疾病晚期精神散乱的一种危重表现。对于此类病症，当治以补虚扶正，益气养精之法。

（三）独语

独语是指神志清醒而喃喃自语、见人语止的一种症状。常见于癔症、老年性精神病等，也有习惯性独语者。

【原文】

伤寒若吐若下后不解，不大便五六日，上至十余日，日晡所发潮热，不恶寒，独语如见鬼状。若剧者，发则不识人，循衣摸床[1]，惕而不安，微喘直视，脉弦者生，涩者死。微者，但发热谵语者，大承气汤主之。若一服利，则止后服。(212)

——《伤寒论》

【注释】

[1] 循衣摸床：同捻衣摸床。即患者神识不清时，两手不自主地反复摸弄衣被床帐。

【按语】

本条伤寒表证，误施吐下，劫夺津液，邪从燥化，转属阳明，热结成实，非谓表证不解，乃指邪气不解。阳明胃实，燥屎阻结，腑气壅滞，故五六日至十余日不大便，尚可伴有腹胀而硬，疼痛拒按等症。阳明经气旺于申酉戌之时，阳明热炽，逢其旺时而增剧，则发热有定时增高，如潮水之定时而至。不恶寒，指阳明外证而言，即包括身热、汗自出、反恶热等症，亦指病已脱离太阳之表，传入阳明之里。肠腑燥实，热盛火炎，心神被扰，故妄言妄语，若有所见，声音高亢，时作惊呼，谓之独语如见鬼状。此与谵语同类，而语言乖妄尤甚也。病已至此，阳明腑实重证已经毕露无余，必以攻下为法，主用大承气汤，以泻其燥热，夺其实滞，而免津枯火炽之忧。

（四）语言难出与不能语言

语言难出，指说话时因咽部不适而表现的言语不利。不能语言，指不能说话，或话说不出而无声。二者虽同为语言障碍，但严重程度不同，病因病机也有差异。

【原文】

太阳病，发热而渴，不恶寒者，为温病[1]。若发汗已，身灼热者，名风温[2]。风温为病，脉阴阳俱浮[3]，自汗出。身重，多眠睡[4]，鼻息必鼾，语言难出。若被下者，小便不利，直视失溲[5]。若被火[6]者，微发黄色，剧则如惊痫[7]，时瘛疭[8]，若火熏之[9]。一逆尚引日，再逆促命期。(6)

——《伤寒论》

【注释】

[1] 温病：外感病中由温热之邪所致的属于温热性质的一种病证，属广义伤寒的范畴。

[2] 风温：证候名，温病误用辛温发汗剂后之变证，与后世温病学之风温证不同。

[3] 脉阴阳俱浮：阴阳指尺寸。即寸关尺三部脉浮盛有力。

[4] 多眠睡：神识为热邪所困，呈嗜睡现象。

[5] 失溲：溲（sōu，音搜），指大小便，《史记·扁鹊仓公列传》曰："令人不得前后溲。"本条因前有小便不利，故此处指大便失禁。

[6] 被火：火，指火治法，如灸法、熏法、熨法、温针法等。被火，用火法治疗。

[7] 惊痫：痫（xián，音闲），惊痫，痫证之一，因惊而发，症见惊惕、目上视、手足发搐、身体强直等。

[8]瘛疭：瘛，同瘈（chì，音翅），筋肉收缩；疭（zòng，音纵），筋肉弛缓。时瘛疭，指四肢阵发性抽搐。

[9]若火熏之：形容病者肤色暗黄，像烟火熏过。

【按语】

本条虽以"太阳病"冠首，然其后突见"发热而渴，不恶寒"，可知本证并非风寒表证，而为"温病"。温病由外感热邪引起，或由伏气化热，自内而发。热邪侵袭，正邪相争，必然呈现出亢奋状态，故发热，不恶寒。热盛伤津，故口渴引饮。温病变化迅速，证候繁多，其具备上述特征者，便可断为温病。温病治法，总宜清解，切忌辛温。若误用辛温发汗，是以热治热，其势愈炽，而为风温变证。其证热邪充斥内外，则身体灼热；热邪鼓动气血，则寸关尺三部应之而浮盛有力；热邪蒸腾，津液外泄，故自汗出；热伤元气，故身重，所谓"壮火食气"是也；热邪扰心神，神识不明，则神昏嗜睡、语言不利。肺开窍于鼻，热邪上壅，肺气不利，乃有鼾声。本条语言难出见于风温变证，实为实热内盛，神明受扰所致，故治当辛寒清热，可选用白虎汤类方治疗。

【原文】

少阴病，咽中伤，生疮[1]，不能语言，声不出者，苦酒汤主之。（312）

——《伤寒论》

【注释】

[1]生疮：指咽部受到损伤，局部发生溃烂。

【按语】

少阴病证见咽部损伤、局部溃烂，言语困难而声音不出者，是少阴热化，邪热与痰浊阻闭咽喉所致。因痰热阻闭咽部，局部为之蒸腐，故咽中损伤，生疮。痰热阻闭咽喉，波及会厌，故不能语言，声不出。足少阴肾经与手少阴心经都经过咽喉，舌为心之苗窍，热邪犯心则易表现为言语问题。此外，肺主声音，心火亢易克肺而影响声音。尤在泾有云："少阴热气，随经上冲，咽上生疮，不能语言，音声不出。"故治以苦酒汤清热涤痰，敛疮生肌，疮消热除，痰去神安，则语言自出。

（五）默默

默，《广韵》曰："默，静也，幽也，不语也。"指经常性抑郁不舒、默默少语也。

【原文】

伤寒五六日，中风，往来寒热[1]，胸胁苦满[2]，嘿嘿[3]不欲饮食，心烦喜呕[4]，或胸中烦而不呕，或渴，或腹中痛，或胁下痞硬，或心下悸、小便不利，或不渴、身有微热，或咳者，小柴胡汤主之。（96）

——《伤寒论》

【注释】

[1]往来寒热：即恶寒与发热交替出现。

［2］胸胁苦满：苦，作动词用。胸胁苦满，即病人苦于胸胁满闷不适。

［3］嘿嘿（mò，音默）：嘿嘿，同默默，形容词。即表情沉默，不欲言语。

［4］喜呕：喜，容易发生。喜呕，即易呕。

【按语】

太阳伤寒或中风，约五六日之后，症见往来寒热、胸胁苦满、默默不欲饮食、心烦喜呕等，表明太阳表证已罢，邪入少阳。少阳受邪，枢机不利，正邪相争。正胜则热势外达，故发热；邪胜则热郁不发，故恶寒；邪正交争，互有胜负，呈现寒热交替，谓之“往来寒热”。足少阳之脉，下胸中，贯膈，络肝属胆，循胸胁。邪犯少阳，经气不利，故见“胸胁苦满”。肝胆气郁，疏泄失职，影响情志，则寡言少语，神情“默默”。肝胆气郁，疏泄失职，影响脾胃，则“不欲饮食”。胆火上扰心神则“心烦”。胆热犯胃，胃失和降则“喜呕”。以上诸症，再加上口苦、咽干、目眩，称为小柴胡汤证的“七大主症”，充分反映了少阳病胆热内郁，枢机不利，疏泄失常，脾胃失和的病机，治当和解少阳，畅达气机，主方用小柴胡汤。

【原文】

伤寒热少微厥，指头寒，嘿嘿不欲食，烦躁，数日小便利，色白者，此热除也，欲得食，其病为愈。若厥而呕，胸胁烦满者，其后必便血。（339）

——《伤寒论》

【按语】

厥阴与少阳为表里，少阳主外，厥阴主内，阳气外而不内则发热，病属少阳；阳气内而不外则厥逆，病属厥阴。因里热较轻，阳气内郁不甚，故仅表现为指头寒的微厥，《伤寒论》论述热与厥之间的关系是厥深者热亦深，厥微者热亦微，故“指头寒”属厥阴热厥轻证；阳郁于内，影响脾胃则不欲饮食，影响情志则神情默默、烦躁；根据下文可知还有小便不利而色黄。柯韵伯云：“热少厥微，邪浅也，所以手足不冷，但指头寒，默默，谓无言也。不欲食，厥阴之脉夹胃也。”治宜透邪解郁，和胃降逆，可选用小柴胡汤或四逆散加减治疗。

二、行为异常

行为异常指患者因为邪气等原因导致情志异常，反映在具体行为上的变化。《伤寒论》中行为异常的症状较多，具体表现为躁、躁烦、狂、如见鬼状、循衣摸床等症。

（一）躁

躁，《广雅》云：“躁，疾也。”指四肢躯干躁动不宁。《伤寒论》中包括“躁烦”“不烦而躁”“躁无暂安时”，多为神昏躁扰不宁之征象，常见于少阴阳虚证，但并非所有躁症均由阳虚所致。

【原文】

太阳病，以火熏之，不得汗，其人必躁。到经[1]不解，必清血[2]，名为火邪。（114）

——《伤寒论》

【注释】

[1] 到经：成无己注曰：六日传经尽，至七日再到太阳经，则叫“到经”。

[2] 清血：清同圊，登厕之意。清血即大便出血。

【按语】

太阳病治宜发汗解表，若误用火熏发汗而不得汗，不但表邪未解，反而内助热邪，使邪热内郁更甚。郁热不得外散而必内攻，上扰心神，则其人烦躁不安。第8条说：“太阳病，头痛至七日以上自愈者，以行其经尽故也。”表明六日为太阳一经行尽之期，七日则是太阳到经之日。当此之时，正气来复，若病邪不甚，则祛邪外出，其病当愈。“到经不解”说明邪热郁闭较重，不得汗解，若下陷于阴，迫血妄行，可致大便出血。本证是因火熏而发生的变证，故名“火邪”。

【原文】

少阴病，四逆，恶寒而身踡，脉不至，不烦而躁者，死。（298）

——《伤寒论》

【按语】

少阴病，四逆、恶寒、身踡，为阳衰阴盛之候。脉不至较脉微细欲绝更为严重，为真阳极虚，无力鼓动血脉运行之故。阴寒极盛，阳虚至极，更见不烦而躁，则不仅无阳复之望，且神气已绝，虚阳随时有欲脱之险，病属有阴无阳，危重至极，故断为死候。此时，治当急救回阳，用四逆汤类，或有一线生机。

【原文】

伤寒，脉微而厥，至七八日肤冷，其人躁无暂安时者，此为脏厥[1]，非蛔厥[2]也。（338）

——《伤寒论》

【注释】

[1] 脏厥：由于肾脏真阳极虚而致的四肢厥冷。

[2] 蛔厥：由于蛔虫窜扰而致的四肢厥冷。

【按语】

脏厥属阳衰寒厥，具有以下三个特点：其一，厥逆程度严重，冷可过肘膝，甚则通体皆冷。其二，必见脉微，甚则脉微欲绝。其三，阴盛格阳，虚阳躁动，神气浮越而无暂安时，必嗜卧神昏，反映了真阳大虚、脏气垂绝的寒厥危候。本条躁症，当属阳衰阴盛之证，治当急救回阳，宁心安神，方可选用四逆加人参汤。

（二）躁烦

躁烦，即心中烦乱与手足躁动相间出现。《伤寒明理论·卷上·烦躁》明确指出了躁烦与烦躁的区别："所谓烦躁者，谓先烦渐至躁也；所谓躁烦者，谓先发躁而迤逦复烦者也。"两者多为热证之征象。

【原文】

二阳并病[1]，太阳初得病时，发其汗，汗先出不彻，因转属阳明，续自微汗出，不恶寒。若太阳病证不罢者，不可下，下之为逆，如此可小发汗。设面色缘缘正赤[2]者，阳气怫郁[3]在表，当解之熏之[4]。若发汗不彻，不足言[5]，阳气怫郁不得越，当汗不汗，其人躁烦，不知痛处，乍在腹中，乍在四肢，按之不可得，其人短气，但坐[6]以汗出不彻故也，更发汗则愈。何以知汗出不彻？以脉涩故知也。（48）

——《伤寒论》

【注释】

［1］二阳并病：此处指太阳病未解，而又出现阳明病。

［2］面色缘缘正赤：缘缘，指连续不断。面色缘缘正赤，指满面持续发红。

［3］怫郁：怫，即抑郁之意。怫郁，双声同义，指郁遏或抑郁。

［4］解之熏之：解之，指发汗解表。熏之，指用药物熏蒸取汗。

［5］不足言：（发汗量甚少）不值一提。

［6］坐：由于，因为。

【按语】

本条宜分三段理解。

第一段为"二阳并病……不恶寒"，说明太阳病之初，发汗不透彻，不仅太阳表证不解，又可因伤津化燥化热，而出现阳明里证，是为二阳并病。病情若继续发展，里热渐盛，其症可出现自汗绵绵，发热口渴心烦，不恶寒，反恶热等，此为表证已罢，病已完全转属阳明，则治宜清泄里热。

第二段为"若太阳病证不罢者……当解之熏之"，承上一句说明二阳并病的治疗原则。二阳并病，虽有阳明化热之象，但在太阳表证完全消失之前，不可轻易使用清、下之法，否则易致表邪内陷，出现变证。此时满面通红与发热恶寒并见，为余邪郁表，阳气闭遏，不得宣发所致，不可认为纯属里热。当"解之熏之"，小发其汗。

第三段为"若发汗不彻……以脉涩故知也"，承第一段"汗先出不彻"，论病情有既不转属阳明，又不成二阳并病，而始终羁留太阳者。病既在表，当有发热恶寒之症，本应汗出则解。可惜发汗太少，不足以言，故表证不罢。汗出不彻，阳气郁闭，不能发越，阳郁上扰心神，故令躁烦；表邪郁闭，肺失宣降，故令短气。文中"不知痛处，乍在腹中，乍在四肢，按之以不可得"，是对烦躁的具体描绘，形容患者周身不适，似有所苦，而难以表述，因而躁烦不安。其中"按之不可得"最宜着眼，说明邪非结于局部，故按之无所得。此为汗出不彻之表郁轻证，治当辛温轻剂，小发其汗。"何以知汗出不彻？以脉涩故知也”为仲景自注性文字，其脉涩当为涩而有力，乃外邪郁闭，阳气宣达不畅所致。

【原文】

太阳病二日，反躁，凡熨[1]其背而大汗出，大热入胃，胃中水竭，躁烦必发谵语。十余日振栗自下利者，此为欲解也。故其汗从腰以下不得汗，欲小便不得，反呕，欲失溲，足下恶风，大便硬，小便当数，而反不数，及不多，大便已，头卓然[2]而痛，其人足心必热，谷气[3]下流故也。(110)

——《伤寒论》

【注释】

[1]熨：火疗法之一，将药物炙热，或以砖瓦烧热，外用棉布包裹，放置于体表，有散寒止痛之功效。

[2]卓然：突然。

[3]谷气：水谷之气。

【按语】

本条第一句论述太阳病误治的过程和自愈的病机。太阳病二日，邪尚在表，不当烦躁而见烦躁，故曰“反躁”，提示表邪未解而里热已盛，治当解表散邪，辛凉透热，切忌火疗发汗。若误用熨背取汗，以致大汗出而津伤，里热更盛，内入阳明之腑，胃中邪热炽盛，耗伤津液，热扰心神，躁烦更趋严重，甚则谵语。若病迁延十余日，火邪渐衰，津液渐复，则病有振栗自下利而解的转机。此为正胜邪祛，阴阳欲和，疾病向愈的佳兆。若因阳明内热导致躁烦不宁，治当泄热安神，方可选用白虎汤治疗。

【原文】

太阳病，脉浮而动[1]数，浮则为风，数则为热，动则为痛，数则为虚，头痛发热，微盗汗出，而反恶寒者，表未解也。医反下之，动数变迟，膈内拒痛，胃中空虚，客气[2]动膈，短气躁烦，心中懊侬，阳气[3]内陷，心下因硬，则为结胸，大陷胸汤主之。若不结胸，但头汗出，余处无汗，剂颈而还[4]，小便不利，身必发黄。(134)

——《伤寒论》

【注释】

[1]动：指脉象，应指滑利，无头无尾，其形如豆。此脉多主痛，又主惊。

[2]客气：即邪气。特指邪从外来，故曰客气。

[3]阳气：此指表邪而言，非指正气。

[4]剂颈而还：剂，通齐。剂颈而还，指仅颈部以上有汗。

【按语】

本条宜分三段理解。

第一段从“太阳病”至“表未解也”，论太阳表证未解。“太阳病，脉浮而动数”，浮主风邪在表，数主有热，故云“浮则为风，数则为热”。阳热虽较盛，但尚未与体内有形实邪相结，故又称“数则为虚”。浮数之脉并见，为风邪在表，当见身体疼痛，故云“动则为痛”。头痛发热而恶寒，说明邪仍在表而未入里。“微盗汗出”反映阳热之邪较盛，有入里之势。既然表邪未解，治当解表。

第二段从“医反下之”至“大陷胸汤主之”，论大结胸的形成及证治。表证误下，外邪内陷，与水结于胸膈，阻滞气血运行，故脉由动数变为迟。水热互结，阻滞胸脘，不通则痛，因而“膈内拒痛”。胃中因误下而空虚，邪气乘虚而犯胸膈，故云“胃中空虚，客气动膈”。邪阻胸中，气机不利，故见短气。邪热内扰，心神不安，故而躁烦，甚或懊侬不安。“阳气内陷，心下因硬”，提示表邪入里化热，与水互结之势已成，故见心下硬痛之结胸主症。治宜泻热逐水，方用大陷胸汤。水热一去，神即自安。

第三段论太阳病误下转属湿热发黄的证治，兹不赘述。

【原文】

少阴病，吐利躁烦，四逆者，死。（296）

——《伤寒论》

【按语】

少阴病，吐利并作，为阴寒内盛，中阳衰败；躁烦不宁，乃衰微之阳与阴邪抗争；四肢厥逆，为阴寒极盛，阳气已绝。本条吐利、躁烦、四逆并见，是少阴阳气衰微欲脱，故断为死候。但临床应急图其治，投四逆、通脉之剂急救其阳，阳气有将复之机方可继续辨治，以解神志之异常。

（三）如见鬼状

如见鬼状，指患者言行举止异常。导致患者神志不清，言行异常的因素很多，《伤寒论》中论及的主要有如下几类。

【原文】

伤寒若吐若下后不解，不大便五六日，上至十余日，日晡所发潮热，不恶寒，独语如见鬼状。若剧者，发则不识人，循衣摸床，惕而不安，微喘直视，脉弦者生，涩者死。微者，但发热谵语者，大承气汤主之。若一服利，则止后服。（212）

——《伤寒论》

【按语】

具体条文分析见前文“独语”一症。邪入阳明，热实相结，浊热上扰，心神昏乱，故而昏谵乱语，行为失常，如见鬼状。本条“独语如见鬼状”，即是言此。其症伴见腹满便秘、潮热汗出、口渴脉实、舌红苔糙等。治宜苦寒攻下，方用大承气汤。

【原文】

妇人伤寒，发热，经水适来，昼日明了，暮则谵语，如见鬼状者，此为热入血室，无犯胃气，及上二焦，必自愈。（145）

——《伤寒论》

【按语】

妇人伤寒发热，适值月经来潮，血室空虚，邪热乘虚内陷血室。病在血分不在气分，血属阴，阳气昼行于阳，夜行于阴，血分之热与夜行于阴之阳相合，邪热增剧而扰乱心神，故患者白天神志尚明，夜暮则神志不清，甚至妄言谵语“如见鬼状”。此谵语非阳明胃实所致，故不可泻下伤其胃气。又因其病不在上中二焦，亦不可妄用汗、吐等法。故治宜以小柴胡汤调畅气血，宣透郁热，或针刺肝经募穴期门疏畅肝络，清泄郁热，使胞宫血热得泄，则神安病愈。

（四）循衣摸床

循衣摸床同捻衣摸床，均为神志不清时，两手不自主地反复摸弄衣被床帐的一种临床表现，即后世所谓之“撮空”，多见于大实大虚之证。薛生白言其病机为：“撮空一证，昔贤谓非大实即大虚。虚则神明涣散，将有脱绝之虞，实则神明被逼，故多缭乱之象。”

【原文】

太阳病中风，以火劫发汗，邪风被火热，血气流溢，失其常度。两阳相熏灼，其身发黄。阳盛则欲衄，阴虚小便难。阴阳俱虚竭，身体则枯燥，但头汗出，剂颈而还，腹满微喘，口干咽烂，或不大便，久则谵语，甚者至哕，手足躁扰，捻衣摸床。小便利者，其人可治。（111）

——《伤寒论》

【按语】

本条详细分析见于前文“谵语”一症。本条证候神识昏糊，谵语躁扰，或发黄，或衄血，而身热口渴、舌红脉数，自在不言之中。在一派热象中而见手足躁扰、捻衣摸床等症，则属热极津枯，阴不敛阳，阴阳欲离之险兆。仲景未言治法，但根据其“小便利者，其人可治”的推测可知，可用泻火救阴之法，应随证运用后世之紫雪丹、安宫牛黄丸，或其他清热解毒，凉血养阴之剂如犀角地黄汤等。

【原文】

伤寒若吐若下后不解，不大便五六日，上至十余日，日晡所发潮热，不恶寒，独语如见鬼状。若剧者，发则不识人，循衣摸床，惕而不安，微喘直视，脉弦者生，涩者死。微者，但发热谵语者，大承气汤主之。若一服利，则止后服。（212）

——《伤寒论》

【按语】

具体条文分析见前文“独语”一症。阳明腑实重证，浊热攻心，神识错乱，亦可见到本症。热极伤阴，阴液将竭，神明无所主持，则见捻衣摸床。结合脉证可预测此病的预后，如脉见短涩，则是正不胜邪，热极津枯，血气已绝，属死证。若脉见弦长，则是津液未至枯竭程度，尚有一线生机，此当急下救阴，临床据证可用后世之增液汤、新加黄龙汤合紫雪丹、安宫牛黄丸等方，此时泻阳救阴、开窍清心、扶正祛邪，较大承气汤更切合病情。

三、睡眠障碍

指因寒热虚实等原因而导致的睡眠的异常，《伤寒论》中有欲眠、不得眠等表现。欲眠指睡眠增多，不论昼夜，时时欲睡，呼之即醒，稍后复眠。在《伤寒杂病论》中仲景有关睡眠增多的论述有"欲眠睡""多眠睡""蜷卧""但欲寐""欲卧""欲眠"等。

【原文】

三阳合病，脉浮大，上关上，但欲眠睡，目合则汗。(268)

——《伤寒论》

【按语】

三阳合病为太阳、阳明、少阳证候同时俱见。脉浮属太阳，脉大属阳明，其脉上关上，谓脉长直有力，与少阳脉弦同类。因三阳热实，内困心神，而呈昏蒙嗜睡状。目合则汗，乃热迫液泄的表现。三阳合病，治法不离和解，必视太阳、阳明证之轻重，而定兼汗、兼清下之具体运用，是以方药不可局限，而理法未尝不彻。

【原文】

少阴之为病，脉微细[1]，但欲寐也[2]。(281)

——《伤寒论》

【注释】

[1] 脉微细：微，脉搏动无力；细，脉形态细小。

[2] 但欲寐：指似睡非睡的状态，精神萎靡不振。

【按语】

少阴属心肾两脏，心主血，属火；肾藏精，主水。病至少阴，心肾两虚，阳气衰微，无力鼓动血脉则脉微；阴血虚少，脉道不充，则脉细。微脉主阳气虚衰，其脉形必细；细脉主阴血虚少，但不一定兼微。因此，脉微、细二种，是心肾阳气虚衰和阴血不足的本质反映，以阳虚为重。但欲寐，非真能入寐，而是病人精神萎靡不振，所呈现的似睡非睡状态。《素问·生气通天论》云："阳气者，精则养神。"心肾阳虚，阴寒内盛，神失所养，故但欲寐，其与邪去神恬或高热神昏的嗜卧迥然不同。因此，治当温阳散寒，安神定志，可选用四逆汤治疗。

四、情志异常

情志，即指人的喜、怒、忧、思、悲、恐、惊等情绪，《养性延命录》曰："多思则神怠，多念则志散，多欲则损智，多事则形疲，多语则气争，多笑则伤藏，多愁则心慑，多乐则意溢，多喜则忘错昏乱，多怒则百脉不定，多好则专迷不治，多恶则焦煎无欢。此十二多不除，丧生之本也。"宋·陈无择在《金匮要略》三因论的基础上，结合

《素问》“五志过及致病”学说，明确提出了“七情”的概念，突出强调了情志因素在疾病发生发展中的重要作用。《伤寒论》中言及情志异常者众，如烦、烦躁、惊、心愦愦、心中懊憹、怵惕等。

（一）烦

烦，指心中烦热不安的自觉症状。本症与躁是两个不同的概念。烦为自觉症状，躁为他觉体征。就其病机而言，《类证治裁》云：“内热为烦，外热为躁，烦出于肺，躁出于肾，热传肺肾，则烦躁俱作。”言烦与躁皆属于热也。烦症据其所兼而有不同之表现，因之述词自异。如“烦热”者，因热而烦也，多见于里热之证。或烦而自觉身热，反体温正常，或烦而体温增高而已无所感，此烦热之义也。“烦满者”，心烦而兼心胸郁闷也，多由邪陷扰心而气机不畅所致，或亦为心烦而腹满之简辞。“微烦者”，心烦而程度不重者，多见于邪热不甚或兼寒象之证。“虚烦者”，心烦而非燥实之邪所致者，乃无形邪热内乱之证。本节将合并一处讨论。心烦一症，其由多端，故其临床分型实多。仲景所论，条文数十，或因表闭，或缘阳郁，或由燥热，或责虚损，议论详尽，颇堪实用。

【原文】

太阳病，初服[1]桂枝汤，反烦不解者，先刺风池[2]、风府[3]，却与桂枝汤则愈。（24）

——《伤寒论》

【注释】

［1］初服：桂枝汤一次煎成，分三次服。初服，指第一次服药。

［2］风池：足少阳经穴。在枕骨粗隆直下凹陷与乳突连线之中点，两筋凹陷处。

［3］风府：督脉经穴。在项后入发际一寸，枕骨与第一颈椎之间。

【按语】

太阳中风证，与桂枝汤调和营卫，解肌祛风，原属正确治法，一般应遍身絷絷微汗而解。今仅第一次服药，不但病邪不解，而反增烦闷之感，则应仔细分析其发生原因。首先考虑病证传变与否，若传变为里热证而烦，当有壮热、口渴、舌红、尿黄等；若传变为里寒证而烦，当有脉微、肢厥等。条文中未曾提及上述变化，而且治法仍用桂枝汤解表，可知不是传变。既未传变，何以反烦不解？原因是邪气较重，初服桂枝汤后，正气得药力之助，尽力祛邪而邪又不去，正邪相争激烈，经气郁滞，阳郁不宣，故但增烦热之感。此时治法仍宜解表，方法可先刺风池、风府，疏通经络以泄其邪，令烦热得以缓解，然后再服桂枝汤。针药并用，不惟祛邪较为顺利，增强疗效，而且病者感受较为舒适，在治疗过程中体现出以病家为本的医疗思想。

【原文】

伤寒发汗已解，半日许复烦[1]，脉浮数者，可更发汗，宜桂枝汤。（57）

——《伤寒论》

【注释】

[1] 复烦：烦，此处指在表的烦热现象，如发热、恶风寒、头痛、脉浮等。复烦，重复出现上述脉证。

【按语】

太阳伤寒，发汗解表属于正治，一般可收汗出邪解之效。今汗解不久，再次出现表证，或因余邪未净，移时复发；或因新瘥之体，复感风寒。病证既在表，故仍以解表为法。脉来浮数，似有化热之嫌，然细审病情，不见口渴、舌红、尿黄等热症，知病邪性质仍属风寒。第24条提出，“初服桂枝汤，反烦不解者，先刺风池、风府，却与桂枝汤则愈”，是太阳中风证，汗后不解者，可再用桂枝汤。本条太阳伤寒，用麻黄汤发汗后复烦不解，则不宜再用麻黄汤。因前已发汗，腠理已开，若还用麻黄汤峻发其汗，则有过汗伤正之虞，故改用桂枝汤，啜热粥、温覆取微汗，既可祛邪，又不伤正，属于权变法。本条烦有两层意思，一指表邪复燃，一为正气与邪气相争、阳郁扰神而烦。

【原文】

发汗后，水药不得入口为逆，若更发汗，必吐下不止。发汗吐下后，虚烦不得眠，若剧者，必反复颠倒，心中懊侬，栀子豉汤主之；若少气者，栀子甘草豉汤主之；若呕者，栀子生姜豉汤主之。（76）

——《伤寒论》

【按语】

具体条文分析见“不得眠”一症。本条病起太阳，使用汗吐下法后病邪入里化热，致使无形之热郁于胸膈，郁热扰神，故而心烦，此时当以栀子豉汤清宣郁热，除烦安神。若郁热更甚，下及脘腹则见79条之“心烦腹满”证，此时应以栀子厚朴汤清热除烦。若热扰胸膈而患者素有中焦虚寒者，症见80条之“微烦”，此时虚实夹杂，当以栀子干姜汤清上温下标本同治，身和神安则烦止。

【原文】

服桂枝汤，大汗出后，大烦渴不解，脉洪大者，白虎加人参汤主之。（26）

——《伤寒论》

【按语】

服桂枝汤后，汗出太多，表邪虽去，而胃中津液反伤。热炽胃燥，津液伤耗，神明受扰，故而大烦渴不解。里热蒸腾，气血鼓动，则脉见洪大。此为病转阳明，热盛津伤，尚可兼见身热、汗自出、不恶寒、反恶热、舌苔黄燥等症。故治当辛寒清热，益气生津。

【原文】

太阳少阳并病，而反下之，成结胸，心下硬，下利不止，水浆不下，其人心烦。（150）

——《伤寒论》

【按语】

太阳少阳并病，本应和解少阳，兼以表散为法。若不依此法，错误地使用下法，导致太阳与少阳两经邪热内陷，并与体内痰水有形之邪相搏，形成结胸，故见心下硬。邪实于上，故水浆不入；阳邪内结，上扰心神，故令人心烦。同时，由于误下所伤，导致脾胃虚寒，中气下陷而下利不止。最终形成了上实下虚的局面。对于本证的治疗，一方面，阳结于上，属邪实，宜攻；另一方面，脾虚于下，下利不止，属正虚，宜补。攻邪易碍正，补虚而助邪，最为棘手。故虽为结胸，但因其正气大虚，不论大、小陷胸汤，皆非所宜。根据下利不止一症，可知脾胃机能已趋于败绝，故治疗的原则，当以扶正为急，先投温补脾胃之剂，然后再酌情处理。

【原文】

伤寒中风，医反下之，其人下利日数十行，谷不化[1]，腹中雷鸣，心下痞硬而满，干呕心烦不得安，医见心下痞，谓病不尽，复下之，其痞益甚，此非结热，但以胃中虚，客气上逆[2]，故使硬也，甘草泻心汤主之。(158)

——《伤寒论》

【注释】

[1]谷不化：食物不消化。

[2]客气上逆：客气，指邪气，即胃虚气逆之意。

【按语】

伤寒或中风，其病在表，本当发汗为治，医反用下法攻里，则虚其脾胃，外邪内陷，致使气机痞塞，升降失常，而见心下痞硬、呕吐、下利；内陷之热扰心则心烦。“其人下利日数十行”且“谷不化”，说明本证脾胃气虚的程度偏重。又强调心下痞硬，非邪热与有形之邪相结，故曰“此非结热，但以胃中虚，客气上逆，故使硬也”。若误用攻下，则脾胃之气更伤。脾愈虚则气愈滞，故曰“其痞益甚”。总之，本证的特点是寒热错杂，脾胃虚甚，下利急迫，治当在寒温并用、泻心消痞的基础上，补中和胃，缓急止利，用甘草泻心汤。

【原文】

伤寒脉浮，自汗出，小便数，心烦，微恶寒，脚挛急[1]，反与桂枝欲攻其表，此误也。得之便厥[2]，咽中干，烦躁，吐逆者，作甘草干姜汤与之，以复其阳。若厥愈足温者，更作芍药甘草汤与之，其脚即伸；若胃气不和，谵语者，少与调胃承气汤；若重发汗，复加烧针者，四逆汤主之。(29)

——《伤寒论》

【注释】

[1]脚挛急：脚，泛指小腿。脚挛急即小腿筋肉拘急疼痛，屈伸不利。

[2]厥：指手足逆冷，又称厥逆。

【按语】

“伤寒，脉浮，自汗出，微恶寒”，是太阳表虚证。然小便频数，则为阳虚不能摄津；心烦、脚挛急又属阴津不足，筋脉失养之征。此外有表邪，里则阴阳两虚，治当辛温兼表，兼补阴阳。切不可单独攻表，若独用桂枝汤，犯虚虚之戒，汗出则阴阳更虚。阳虚不能温煦四末，则手足厥逆；阳虚内寒，胃失和降则吐逆；阴津伤不能上承于咽，则咽中干；阴阳两虚，心神失养则烦躁不安。证属阴阳两虚，本当阴阳双补，然其治却先投甘草干姜汤以复其阳，待阳回厥愈足温之后，再与芍药甘草汤，酸甘化阴，使筋脉得以濡润，挛急自解。先复阳，后救阴，阳主阴从，为仲景治疗阴阳俱虚证的一般原则。条文最后分别为扶阳太过致病转阳明热证和反复取汗致病转少阴阳虚证，不做赘述。

【原文】

伤寒无大热，口燥渴，心烦，背微恶寒者，白虎加人参汤主之。(169)

——《伤寒论》

【按语】

本条伤寒无大热，是表无大热，而邪归阳明，里热太盛，热极汗多使然。阳明里热炽盛，津液消灼，故口燥而渴。热盛于里，上扰心神，则心烦不安。其背微恶寒者，知恶寒尚轻微，并非全身恶寒，且其恶寒不在初病之时，而在热渴大汗之后，病处阳明大热之中，又与口燥渴、心烦等证并见，是由里热熏蒸，大量汗出，津气俱伤，表气不固所致。故治用白虎加人参汤辛寒清热，益气生津。

【原文】

阳明病，不吐不下，心烦者，可与调胃承气汤。(207)

——《伤寒论》

【按语】

阳明病，未曾使用吐下之法，而见心烦，此乃阳明燥屎，燥结于胃肠，浊热扰心所致。盖胃脉入通于心，胃中燥实，邪热上扰，则神明不安而心烦矣。然则本条既云阳明病，是除心烦外，必伴有身热、汗出、不恶寒、反恶热之外证，更当有蒸蒸发热、谵语、腹胀满、不大便等里实之证，故可与调胃承气汤泻热通腑，以解心烦。成无己曰：“吐后心烦谓之内烦，下后心烦谓之虚烦，今阳明病不吐不下心烦，是胃中郁热也，故与调胃承气汤以下郁热。”

【原文】

伤寒五六日中风，往来寒热，胸胁苦满，嘿嘿不欲饮食，心烦喜呕，或胸中烦而不呕，或渴，或腹中痛，或胁下痞硬，或心下悸、小便不利，或不渴、身有微热，或咳者，小柴胡汤主之。(96)

——《伤寒论》

【按语】

具体条文分析详见“默默”一症。少阳经脉散布胸中而络心包，且胆为中正之官，有调节情志之能。若邪入其地，则心神为之所动，而烦症由生。然少阳位居半表半里，虚实相生，动静相关，表里互连，故而兼证多端，治法各异。少阳之烦，典型者自属小柴胡汤证。邪入少阳，化火内郁，上扰心神而烦。其证神情抑郁，烦乱不安，伴见往来寒热，胸胁苦满，纳差喜呕，口苦咽干，目眩脉弦。治宜和解少阳，宣达枢机，方选小柴胡汤。进而论之，若少阳火郁兼阳明腑实者，亦可见心烦不安之状，如103条之“郁郁微烦者”，治宜以大柴胡汤和解与攻下并施。若少阳火郁兼邪气弥漫、三焦不利，少阳胆火上炎，胃热上蒸，神明不安则见107条之“胸满烦惊”，此烦自与火郁相关，而正虚亦难辞其咎，故烦而惊惕，故此时应以柴胡加龙骨牡蛎汤和解少阳，泄热通阳，镇惊安神。若少阳火郁兼三焦寒饮者，火郁、饮邪上扰心神而见147条之“心烦”，因此病乃少阳枢机不利，水饮内蓄所致，故应和解少阳，温化寒饮，方选柴胡桂枝干姜汤。

【原文】

少阴病，下利，脉微者，与白通汤。利不止，厥逆无脉，干呕烦者，白通加猪胆汁汤主之。服汤，脉暴出[1]者死，微续[2]者生。（315）

——《伤寒论》

【注释】

[1]脉暴出：脉搏突然浮大躁动。

[2]微续：脉搏由小到大，逐渐浮起。

【按语】

本条第一句为少阴病阴盛戴阳的证治，不做赘述。第二句“利不止……白通加猪胆汁汤主之”，论述少阴病阴盛戴阳证服白通汤后发生格拒的证治。患者服白通汤后，下利未止，此非药不对证，而是病重药轻，阴寒太盛，格拒大热之药，以致出现厥逆无脉、干呕、心烦等病情加重之征象。《素问·至真要大论》云：“甚者从之。”在白通汤中加入咸寒苦降的猪胆汁、人尿作为反佐，以引阳入阴，避免大热之药被阴寒格拒，从而起到破阴回阳的作用。阳气复，阴液生，则心烦自除。第三句为服用白通加猪胆汁汤后的转归：若突然出现浮大躁动之脉，此为阴液枯竭，孤阳无所附依，有暴脱之险，故曰“死”；若脉微续而调匀和缓，是阴液未竭，阳气渐复之佳象，故曰“生”。

【原文】

伤寒，脉微而厥，至七八日肤冷，其人躁无暂安时者，此为脏厥[1]，非蛔厥也。蛔厥[2]者，其人当吐蛔，令病者静[3]而复时烦者，此为脏寒[4]，蛔上入其膈，故烦，须臾[5]复止，得食而呕，又烦者，蛔闻食臭[6]出，其人常自吐蛔。蛔厥者，乌梅丸主之。又主久利。（338）

——《伤寒论》

【注释】

[1]脏厥：肾脏真阳极虚而致的四肢厥冷。

[2]蛔厥：蛔虫窜扰而致的四肢厥冷。

[3]令病者静：《金匮玉函经》作“今病者静”。

[4]脏寒：指脾与肠中虚寒。

[5]须臾：片刻，一会儿，指很短的时间。

[6]食臭：臭，指气味。食臭，食物的气味。

【按语】

本条第一句并非论述蛔厥证，而是探讨阴寒内盛的脏厥证，目的是与蛔厥证相鉴别。蛔厥乃因蛔虫窜扰，阴阳气不相顺接所致，并非阳气虚衰。该证也有三个特点：其一，厥逆程度较脏厥为轻；其二，有吐蛔病史（常自吐蛔）；其三，不躁而烦，且时静时烦，得食而呕，有阵发性的发病特点。蛔性喜温恶寒，蛔扰不安，证明膈胃有热，脾肠有寒，蛔窜上扰，气血逆乱，故其厥与烦均有阵发性的特点。厥逆，因于蛔虫扰动。蛔扰，又因于上热下寒，故治疗清上温下以治本，安蛔止厥以治标，乌梅丸是其主方。

【原文】

病人手足厥冷，脉乍紧[1]者，邪[2]结在胸中，心下满而烦，饥不能食者，病在胸中，当须吐之，宜瓜蒂散。(355)

——《伤寒论》

【注释】

[1]脉乍紧：即脉来忽然而紧之意。

[2]邪：此指停痰、食积等致病因素。

【按语】

痰涎或食积等有形实邪阻塞胸膈或胃脘，胸中阳气被遏，气血运行不畅，难以通达四肢，可导致手足厥冷。心下满而烦与饥不能食，皆痰食内积中焦、气机内外不通之故。痰结气滞，血行不畅，故脉乍紧，此为邪结之征，并非寒象，《金匮要略·腹满寒疝宿食病脉证治》云：“脉乍紧如转索无常者，有宿食也。”“脉紧，头痛风寒，腹中有宿食不化也。”总之，邪结胸脘，病位偏高，根据“邪高者，因而越之”的治则，用瓜蒂散吐之。痰食涌出，阳气得通，心烦、厥冷自止。

（二）烦躁

烦躁皆因热而起，烦为热之轻者，躁为热之甚者。素体阳虚，或寒邪直中，致少阴阳虚阴盛。今阳虚无以养神，且阴邪扰其心神，故见烦躁。据病情之轻重缓急，有不同之类型。

【原文】

太阳中风，脉浮紧，发热恶寒，身疼痛，不汗出而烦躁者，大青龙汤主之。若脉微

弱，汗出恶风者，不可服之。服之则厥逆[1]，筋惕肉瞤[2]，此为逆也。(38)

——《伤寒论》

【注释】

[1]厥逆：手足冰凉。

[2]筋惕（tì）肉瞤（shùn）：瞤，肉动掣也。筋惕肉瞤，即筋肉跳动。

【按语】

本条虽言“太阳中风”，但据脉浮紧，发热恶寒，身疼痛，不汗出等脉症分析，属太阳伤寒表实证无疑，病机为风寒束表，卫阳被遏，营阴郁滞。然“烦躁”一症，则非太阳伤寒证所应有，从所用方药中有生石膏来看，知内有郁热。究其成因，当是风寒束表，表闭无汗，阳气无从宣泄，郁而化热，内扰心神所致，所谓气有余便是火。“不汗出而烦躁”一语，点出本证的辨证要点及论治关键，其烦躁因于无汗，无汗因于表闭，故本证治疗应侧重解表，兼清里热，方用大青龙汤。

【原文】

火逆[1]下之，因烧针[2]烦躁者，桂枝甘草龙骨牡蛎汤主之。(118)

——《伤寒论》

【注释】

[1]火逆：误用火法治疗而发生变证。

[2]烧针：即温针。指在针刺过程中，烧灼针柄以加温的一种治疗方法，具有温通经脉、行气活血的功用，适用于寒湿痹痛等证。

【按语】

误用火法劫汗而损伤心阳，又行攻下之法耗阴，又可因火法而惊恐不安，一误再误，心阳受损，神失所养而心神浮越于外，故患者症见烦躁不安，治用桂枝甘草龙骨牡蛎汤温补心阳，镇潜安神。火法劫汗，损伤心阳的机理与第64条基本相同，故心悸亦为主症之一。但因心阳虚损较重，心神浮越于外，故证见烦躁，病情较重。

【原文】

下之后，复发汗，昼日烦躁不得眠，夜而安静，不呕，不渴，无表证，脉沉微，身无大热者，干姜附子汤主之。(61)

——《伤寒论》

【按语】

详细条文解释见“不得眠”一症。太阳病过汗后致使肾阳骤虚，阳虚阴盛，白天阳得天阳之助，与邪相争则见“昼日烦躁不得眠”。《伤寒贯珠集》曰：“大法昼静夜剧，病在肾阴；夜静昼剧，病在胃阳。汗下之后，昼日烦躁不得眠，夜而安静者，邪未尽而阳已虚。昼日阳虚欲复，而与邪争，则烦躁不得眠。夜而阴旺阳虚，不能与邪争，则反安静也。”此为阳气暴虚，阴寒独盛，残阳欲脱之候，阴寒之邪盛而阳虚重，病位在下。故治宜以干姜附子汤辛甘大热，急救回阳。阴阳和则神安。

【原文】

发汗，若下之，病仍不解，烦躁者，茯苓四逆汤主之。（69）

——《伤寒论》

【按语】

太阳与少阴互为表里，太阳误治，易虚其少阴。此汗下后，病仍不解，非太阳病不解，而是阴阳两伤。少阴水火之脏，阴阳之根，少阴阴阳两虚，水火失济，故见烦躁不宁。本条叙证简单，若从茯苓四逆汤用药推测，可知本证以养血为主，除烦躁外，当见畏寒、四逆、下利、脉微细等。以方测证，可知此属阴阳俱虚之烦躁，与阳虚阴盛，昼日烦躁，夜而安静的干姜附子汤证不同。

【原文】

太阳病，发汗后，大汗出，胃中干，烦躁不得眠，欲得饮水者，少少与饮之，令胃气和则愈。若脉浮，小便不利，微热消渴者，五苓散主之。（71）

——《伤寒论》

【按语】

详细条文分析见"不得眠"一症。外感病，误用汗、吐、下、火劫诸法，损其阴血，耗其津液，阴津不足，无以濡养心神，多见烦躁一症。如本条之"烦躁不得眠"，乃阴津亏虚无以养神所致，应少量频饮以和之，待胃津慢复即可，若阴虚而致火旺者，又可选用黄连阿胶汤。

【原文】

结胸证悉具，烦躁者亦死。（133）

——《伤寒论》

【按语】

"结胸证悉具"，是指结胸证心下痛、按之石硬、脉沉紧等主症已完全具备，提示邪结成实已深。此时，若又出现烦躁不安，恐为正气散乱，正不胜邪。如此则攻之而正气不支，不攻则邪实不去，攻补两难，预后不佳，故曰"死"。治宜视情况而定，或先攻其实，或先救其脱，或攻补兼施，双管齐下。

【原文】

阳明病，脉浮而紧，咽燥口苦，腹满而喘，发热汗出，不恶寒反恶热，身重。若发汗则躁，心愦愦[1]，反谵语；若加温针，必怵惕[2]烦躁不得眠；若下之，则胃中空虚，客气[3]动膈，心中懊憹，舌上胎者，栀子豉汤主之。（221）

——《伤寒论》

【注释】

[1] 愦愦：愦（kuì，音溃）。愦愦，《集韵》："心乱也。"即形容心中烦乱不安之状。

[2] 怵惕：怵（chù，音触）。惕（tì，音替）。怵惕，《孟子·公孙丑上》："今人乍见孺子将入于井，皆有怵惕恻隐之心。"即恐惧的样子。

[3] 客气：指邪气。

【按语】

本条可分作两段理解。"阳明病……身重"为第一段，说明阳明热证的原有证候。阳明病以脉大为主脉。此言浮紧，为阳明脉象之变例。盖里热炽盛，充斥内外，鼓动气血，则脉按之而浮；燥热亢盛，邪盛于内，正邪相搏，则脉呈紧象。阳明热炽，胃火上炎，津液损伤，故咽燥口苦；热盛于里，气机壅滞，故腹满而喘；热盛伤气，气机不利，因而身重。"发热汗出，不恶寒，反恶热"是阳明外证，为阳明内热炽盛，迫津外泄之故，治宜辛寒清热，可选用白虎汤类。

"若发汗……栀子豉汤主之"为第二段，说明阳明热证误治后的变证，以及热扰胸膈的证治。误治前乃阳明里热炽盛，有聚结成实之势。若因脉浮紧，误作伤寒表实，而妄用辛温发汗，则津液愈伤，里热愈炽。热扰心神则躁，心中愦愦然，烦乱不安，甚则谵言乱语；若因脉浮紧身重，误认作寒湿为患，而施以温针，强发其汗，是以火助热，内劫心神，则有惊恐不安、烦躁不得眠等证。若误认腹满为燥实，而轻率攻下，则下后胃中空虚，邪热乘虚扰于胸膈，故心烦懊侬，舌上生苔，或黄或白，或黄白相间，治宜栀子豉汤清宣胸膈郁热。

【原文】

病人不大便五六日，绕脐痛，烦躁，发作有时者，此有燥屎，故使不大便也。（239）

——《伤寒论》

【按语】

病人不大便五六日，一般是邪热入里，归于阳明。但里实不大便原因甚多，有燥屎内结，腑气不通者；有胃热津亏，肠道失濡者。欲知其故，尚须结合全部证候进行辨析，不可单凭不大便之日数。今不大便五六日，伴有绕脐痛、烦躁，发作有时，是阳明燥屎已成之特征。因肠胃干燥，宿垢与燥热相结，阻塞肠道，腑气不通，故腹痛拒按，且尤以脐周为明显。盖脐之周围，皆肠也。燥屎内结，浊热上扰，心神不安，故见烦躁。燥屎阻塞，不得下泄，热浊之气随其旺时而攻冲，则腹痛、烦躁发作有时也。本条紧承第238条"若有燥屎者，宜大承气汤"而来，虽未言治法，而泻热去实、攻下燥屎之意，自在其中矣，当使用大承气汤治疗。

【原文】

少阴病，吐利，手足逆冷，烦躁欲死者，吴茱萸汤主之。（309）

——《伤寒论》

【按语】

本条冠以"少阴病"，且吐利、手足逆冷，酷似四逆汤证，但治疗却用吴茱萸汤，提示本证并非真正的少阴病，其辨证关键在于“烦躁欲死”一症。“欲死”是形容病人心烦特甚，难以忍受，说明阴寒之邪虽重，但阳气尚能与之抗争。由于邪正相争剧烈，故病人烦躁欲死。寒邪犯胃，浊阴上逆，胃失和降故呕吐；阴寒内盛，清气下陷则下利；阳气被阴寒郁遏，不能外达于四末，则见手足逆冷。治用吴茱萸汤，温中和胃，降浊止呕。

【原文】

少阴病，脉微细沉，但欲卧，汗出不烦，自欲吐，至五六日自利，复烦躁，不得卧寐者，死。（300）

——《伤寒论》

【按语】

“脉微细沉，但欲卧”，此乃少阴虚寒证的主要脉证。“汗出”系阴盛格阳，虚阳外脱之象，“不烦”是阳气衰微已极，无力与阴邪抗争，“自欲吐”是阳虚阴寒上逆。此时已属少阴阴盛而阳脱之象，当投四逆汤类方破阴回阳，或可挽回。若迁延失治至五六日以后，使阳气更衰，阴寒更盛，进一步出现自下利、烦躁不得卧寐等症，是病情恶化，阴阳离决之兆，故断为死候。此时，可据证以通脉四逆汤、白通汤、通脉四逆加猪胆汁汤等重剂温补，急挽其欲脱之阳，断其离厥之势。

【原文】

伤寒热少微厥，指头寒，嘿嘿不欲食，烦躁，数日小便利，色白者，此热除也，欲得食，其病为愈。若厥而呕，胸胁烦满者，其后必便血。（339）

——《伤寒论》

【按语】

具体条文分析见“默默”一症。厥阴为阴尽阳生之地，邪入厥阴可从寒化，亦可从热化。若邪从热化，或阳复太过，则为厥阴热证。厥阴者，统肝与心包也，其本主风，今风火相合，内扰心神而烦，外扰肢体而躁。如条之“烦躁”，乃阳热内郁，热扰心神所致。治宜清热解郁除烦。仲景原著未出方治，可用四逆散加味以调之。

（三）身体疼烦

身体疼烦是指全身剧烈疼痛而导致心烦不安的症状。《伤寒论》中有“身体疼烦”“身烦疼”“四肢烦疼”“骨节烦疼”等记载。

【原文】

伤寒八九日，风湿相搏，身体疼烦[1]，不能自转侧，不呕，不渴，脉浮虚而涩者，桂枝附子汤主之。若其人大便硬，小便自利者，去桂加白术汤主之。（174）

——《伤寒论》

【注释】

[1] 身体疼烦：烦，剧。指全身疼痛剧烈难忍。

【按语】

风为阳邪，善行而数变；寒为阴邪，易凝滞血脉；湿邪重着黏腻，易困阻阳气。风寒湿三气杂至，经气痹阻，故身疼痛而烦，活动不利，兼有发热恶寒、汗出、脉浮等症。如本条之“身体疼烦，不能自转侧”，即为风寒湿邪袭人肌表，导致营卫不调，气血运行不畅，而表现为周身疼痛而心烦不安，不能自转侧等症。《伤寒贯珠集》曰：“伤寒至八九日之久，而身痛不除，至不能转侧，知不独寒淫为患，乃风与湿相合而成痰也。不呕，不渴，里无热也，脉浮虚而涩，风湿外持，而卫阳不振也。故于桂枝去芍药之酸寒，加附子之辛温，以振阳气而敌阴邪。”治当温经散寒，祛风除湿，用桂枝附子汤。若“其人大便难，小便自利（当为小便不利）”，而身体疼烦，不能转侧，是风去湿存，或因服桂枝附子汤后，阳气转为宣通，则可于上方去走表而能化气之桂枝，加燥湿健脾之白术，即去桂加白术汤也。

【原文】

风湿相搏，骨节疼烦，掣痛[1]不得屈伸，近之则痛剧，汗出短气，小便不利，恶风不欲去衣，或身微肿者，甘草附子汤主之。（175）

——《伤寒论》

【注释】

[1] 掣痛：即牵引拘急性疼痛。

【按语】

本条承接174条，继续讨论风寒湿邪痹阻筋脉的证治，但本条的症状更加严重。由于正气亏虚较重，风寒湿邪不仅伤及肌肉、筋脉，还深入至筋骨、关节。寒凝经脉，气血流通不畅，筋脉失养，则骨节疼烦。湿邪黏滞，留着关节，而筋脉附于关节，寒湿相搏，则关节疼痛剧烈，屈伸不利，触之更痛。风胜于表，卫气不和，固摄失司，则其人汗出。汗出肌肤、腠理疏松，不耐风袭，则恶风不欲去衣。湿邪内阻，气机不畅则短气，气化不利则小便不利。湿邪外泛肌表，则全身微肿。治当温经散寒，祛湿止痛，方用甘草附子汤。

【原文】

伤寒六七日，发热微恶寒，支节烦疼[1]，微呕，心下支结[2]，外证未去者，柴胡桂枝汤主之。（146）

——《伤寒论》

【注释】

[1] 支节烦疼：支，通“肢”。因四肢关节疼痛而烦扰不宁。

[2] 心下支结：患者自觉心下有物支撑结聚。

【按语】

发热、微恶寒、肢体骨节烦疼，为太阳表证未罢，营卫不和，阳气不通。恶寒曰“微”，说明太阳表证已轻。微呕与喜呕病机相同，其呕言微，可见少阳胆热也轻。心下支结，即胸胁苦满之轻者。太少之证俱轻，故以桂枝汤与小柴胡汤之合方减半而投之，以达到太阳少阳两解的目的。

【原文】

太阴中风，四肢烦疼，阳微阴涩[1]而长者，为欲愈。(274)

——《伤寒论》

【注释】

[1] 阳微阴涩：此处是指脉象，阴阳指脉之沉取、浮取。阳微阴涩，即脉浮取微、沉取涩。

【按语】

“四肢烦疼”是太阴中风的临床特点，多由脾阳素虚，复感外邪，脾虚与风邪相搏而发。太阴外受风邪，应当脉浮，今浮取而微，说明邪气渐轻，外邪将解。脉沉取而涩，乃脾虚气弱夹有湿邪。此症较轻，经过适当治疗或自身阳气来复可转愈，预后可通过脉象的变化测知。《素问·脉要精微论》曰“长则气治”，若阳微阴涩脉逐渐转变为长脉，说明脾阳渐复，气血渐充，乃正气来复，邪气将去之征。故言“脉阳微阴涩而长者，为欲愈”。

（四）心中懊侬

心中懊侬者，指其人心中烦郁特甚而有无可奈何之感，《广韵》曰：“懊，恼也。”《集韵》曰：“侬，心乱也。”《伤寒明理论·卷上》对此释曰：“懊者，懊恼之懊。侬者，郁闷之貌，即心中懊懊恼恼，烦烦窃窃，郁郁然不舒畅，愦愦然无奈。比之烦闷者而甚者，懊侬也。”本证与烦证，在程度上有轻重之别，懊侬重而烦轻，在病者自我感觉上，彼者惟心神烦乱不安，此尚兼有心胸郁闷不舒之感。

【原文】

发汗后，水药不得入口为逆，若更发汗，必吐下不止。发汗吐下后，虚烦不得眠，若剧者，必反复颠倒，心中懊侬，栀子豉汤主之；若少气者，栀子甘草豉汤主之；若呕者，栀子生姜豉汤主之。(76)

——《伤寒论》

【按语】

具体条文分析见“不得眠”一症。伤寒表证，或阳明经证，误用汗吐下诸法，外邪乘虚内陷心胸部位，化热郁积其位，扰乱心神，故而懊侬不安。如《伤寒论》76条之“心中懊侬”，乃无形郁热扰神所致。治宜以栀子豉汤清宣郁热。若兼短气者，乃热伤元气，加甘草以补之；若兼呕逆者，乃胃气上逆，加生姜以降之。

【原文】

太阳病，脉浮而动数，浮则为风，数则为热，动则为痛，数则为虚，头痛发热，微盗汗出，而反恶寒者，表未解也。医反下之，动数变迟，膈内拒痛，胃中空虚，客气动膈，短气躁烦，心中懊憹，阳气内陷，心下因硬，则为结胸，大陷胸汤主之。若不结胸，但头汗出，余处无汗，剂颈而还，小便不利，身必发黄。（134）

——《伤寒论》

【按语】

具体条文分析见"躁烦"一症。本条第一句讲的是太阳表寒证，治当发汗解表。但医者不察，误用攻下，表邪化热入里，与水饮互结于胸膈心下，热扰胸膈，则有心中懊憹、躁烦。水饮内阻，气滞不通，则有膈内拒痛、心下因硬、短气等症。证属水热互结证，治宜以大陷胸汤攻逐水热。

【原文】

阳明病，下之，心中懊憹而烦，胃中有燥屎者，可攻。腹微满，初头硬，后必溏，不可攻之。若有燥屎者，宜大承气汤。（238）

——《伤寒论》

【按语】

本条"若有燥屎者，宜大承气汤"应接在"胃中有燥屎者，可攻"后读，属倒装文法。阳明病，若属里实之证，自可采用下法。若下后心中懊憹而烦，是邪热未全除，上扰神明所致。观"胃中有燥屎者，可攻"之意，其证除心中懊憹而烦之外，当有腹满痛拒按、大便不通、不能食、舌苔黄、脉沉实等症，故宜用大承气汤以泻热去实。若腹微满，大便初硬后溏，此乃胃热结滞不甚，腑未成实，不属真正有燥屎坚结，故曰"不可攻之"。

【原文】

阳明病，无汗，小便不利，心中懊憹者，身必发黄。（199）

——《伤寒论》

【按语】

阳明为两阳合明，阳气旺，主燥化，太阴为至阴之脏，主湿化。若阳明燥热与太阴湿邪相合，则成湿热熏蒸之证。二者胶结难解，湿热无以外泄，因而无汗；水湿不得下行，故小便不利；湿热熏蒸，上扰心神，故心中懊憹；湿热蕴结，熏蒸肝胆，胆汁外溢，因而发黄。治当清热利胆退黄，方用茵陈蒿汤、栀子柏皮汤等。

（五）心愦愦

愦愦，《说文解字》云："愦，乱也。"心乱也。心愦愦者，即形容心中烦乱不安，人也可因心中烦乱至甚而不能主神，即心烦而致神志不清。

【原文】

阳明病，脉浮而紧，咽燥口苦，腹满而喘，发热汗出，不恶寒反恶热，身重。若发汗则躁，心愦愦，反谵语；若加温针，必怵惕烦躁不得眠。若下之，则胃中空虚，客气动膈，心中懊侬，舌上胎者，栀子豉汤主之。(221)

——《伤寒论》

【按语】

本条具体条文解释见“烦躁”一症。阳明热证，若误用辛温发汗法伤其阴津，致使津伤愈盛，而邪热更甚，热扰心神则愦愦然烦乱不安。仲景在此虽未言其方治，然清热救阴之法为其不易之理，临床可选白虎加人参汤化裁。

（六）恍惚心乱

恍惚心乱，《集韵》云：“恍，昏也，与慌同。”“惚，失意也。”“乱，紊也。”这说明恍惚心乱指心神恍惚，不能自主也，此不能自主也可指昏迷而意识不清楚。钱天来云：“恍惚者，心神摇荡而不能自持。心乱者，神虚意乱而不能自主也。”

【原文】

汗家[1]，重发汗，必恍惚心乱[2]，小便已阴疼[3]，与禹余粮丸。(88)(宋代·林亿等)

——《伤寒论》

【注释】

[1] 汗家：平素汗出过多之人。

[2] 恍惚心乱：神志恍惚，心中慌乱不安。

[3] 阴疼：尿道涩痛。

【按语】

本条言平素多汗之人，多为阳气虚弱，卫外不固，阴液易泄。即使兼表证，也应使用较为和缓的发汗之法，或扶阳固表兼以发散，如桂枝汤、桂枝加附子汤类，不可妄用峻汗或反复发汗，否则易致阳气更伤，阴液益虚，上不濡养心神，心神浮越，出现神识恍惚，心烦意乱；下不滋养二阴，阴中滞涩，则小便后阴疼。救治之法，当固涩敛阴，重镇安神，禹余粮丸为其主方，惜该方已佚，后世注家补出之方药可供参考。然从禹余粮一味的性味功效，可推知该方具有敛阴止汗、重镇固涩之效。

（七）怵惕

怵惕，《说文解字》言：“怵，恐也；惕，敬也；又怵惕，忧也，惧也。”即言恐惧貌，指未遇恐惧之事而产生恐惧之感，终日惶惶不安，如人将捕之的症状。正虚不养，邪扰神明，此怵惕之由也。仲景《伤寒论》中仅论及热扰致怵。

【原文】

阳明病，脉浮而紧，咽燥口苦，腹满而喘，发热汗出，不恶寒反恶热，身重。若发汗则躁，心愦愦，反谵语。若加温针，必怵惕烦躁不得眠。若下之，则胃中空虚，客气动膈，心中懊憹，舌上胎者，栀子豉汤主之。(221)

——《伤寒论》

【按语】

本条具体条文解释见“烦躁”一症。阳明里热，而误用温针火灸等法，伤其阴津而助其热势，神明受扰，则症见本条之“必怵惕，烦躁不得眠”。此中虽未言其方治，据其脉证，临床可以白虎加人参汤之类清热泻火而兼益阴之剂治之。

【原文】

伤寒若吐若下后不解，不大便五六日，上至十余日，日晡所发潮热，不恶寒，独语如见鬼状。若剧者，发则不识人，循衣摸床，惕而不安，微喘直视，脉弦者生，涩者死。微者，但发热谵语者，大承气汤主之。若一服利，则止后服。(212)

——《伤寒论》

【按语】

具体条文分析见前文“独语”一症。阳明腑实重证，热极阴伤，阴液将竭，心神无主，则症见本条之“惕而不安”。此即热盛伤津，兼有里实，治宜以大承气汤攻下热结。

中篇　病证部分选读

中医对神志病的研究由来已久，从最早的医学典籍《黄帝内经》到后世的诸多医家专著如《伤寒杂病论》《诸病源候论》《备急千金要方》《千金翼方》《类经》《张氏医通》《丹溪心法》《辨证录》等，对神志相关疾病的论述十分丰富，从疾病名称来看，包含了狂病、癫病、郁病、百合病、脏躁、梅核气、奔豚、健忘、惊悸、怔忡等。在甲骨文中，已有关于神志病的记载，如“疾言”（语言障碍类疾病）和对失眠症状的描述，而其他非医学典籍中亦有相关记载，如《尚书·微子》中有“我其发出狂”的狂病的记载。

古籍中关于神志病的治法、方药、针灸等的论述更加丰富，如《诗经》云：“既见君子，云胡不瘳。”说明解除精神因素可促进疾病的康复，这实际上属于心理治疗。在药物治疗方面，以秦汉时期的《黄帝内经》和《伤寒论》为代表，则记载了很多治疗神志病的行之有效的治法和方药。后世众多医家在前人的基础上提出了更多的治法和方药，如“痰迷心窍”理论的从痰论治，“怪病多瘀”理论的从血瘀论治，“火热论”的从火热论治等。

在针灸治疗方面，晋代皇甫谧在《针灸甲乙经》中记载了很多关于神志病治疗的穴位和针刺方法，《备急千金要方》和《千金翼方》亦有治疗神志病的相关穴位和方法，其中最具有代表性而一直沿用至今的是“十三鬼穴”。

从中医神志病的历史沿革来看，中医对神志病的认识几乎涵盖了当今的大部分精神疾病，学习这些病证对掌握这些疾病的诊治有重要意义，同样对现代精神病学相关疾病的诊治亦具有重要的借鉴意义。更重要的是，通过学习古代医家对前述病证的论述，可提高学生阅读古籍的水平，从而更好地继承和创新。

第四章　狂病

第一节　狂病概述

“狂”最早见于《尚书·微子》，《黄帝内经》对狂有丰富的描述，《难经》称为狂疾、“重阳者狂”，后世医家在前人的基础之上，对本病有着更加深入的理解，尤其是王肯堂在《证治准绳》中对本病与癫、痫的概念进行了明确区分。根据前人描述，狂病是因五志过极、七情内伤、外感六淫、饮食失调或先天遗传等因素作用下出现以动而多怒、躁扰不宁、兴奋多动为证候特征的一类兴奋性的神志病，青少年罹患者多。

狂病的发生发展与个体差异、病程长短、体内病理因素的转化有着密切关系，其病机演变既有规律性，又有特异性。初期以肝郁为主，中期以肝郁克脾，脾虚生痰，痰火胶结，上扰神明为主，后期以脾肾阳虚，虚火扰神为主。古今医家对狂病有着深刻的认识，值得后世借鉴，故录部分内容供大家参考学习。

第二节　狂病部分选读

【原文】

帝曰：有病怒狂者，此病安生？岐伯曰：生于阳也。帝曰：阳何以使人狂？岐伯曰：阳气者，因暴折而难决，故善怒也，病名曰阳厥[1]。帝曰：何以知之？岐伯曰：阳明者常动，巨阳少阳不动，不动而动大疾，此其候也？帝曰：治之奈何？岐伯曰：夺[2]其食即已，夫食入于阴，长气于阳，故夺其食即已。使之服以生铁洛为饮，夫生铁洛者，下气疾也。

——《素问·病能论》

【注释】

[1] 厥：逆也，此处指气机逆乱。

[2] 夺：强取、剥夺。

【按语】

本段经文主要阐述狂病的病因病机，指出由于阳气暴折而发病。王冰注：“阳气被折郁不散也。”肝体阴用阳，主疏泄、升发，其清阳之气为突发而剧烈之情志刺激所折挫，骤然阻逆困遏，升发疏泄不得，遂激阻冲遏而成怒。后又描述狂病的症状“阳明者常动，巨阳、少阳不动，不动而动大疾”之肝气骤阻，气机逆乱失调所致经气怒张、经穴搏动明显之表现。

最后指出其治法“夺其食即已”，并在阐释其有效机理后再次肯定之，可见“夺其食”之治对怒狂非常有效。至于“使之服以生铁落为饮”，无非是在“夺其食”以后，再以重坠降逆之生铁落进一步疏降肝气，作为善后。

【原文】

肺喜乐无极则伤魄，魄伤则狂，狂者意不存人[1]，皮革焦，毛悴色夭，死于夏。

——《灵枢·本神》

【注释】

[1] 意不存人：《类经》注：“意不存人者，傍若无人也。”

【按语】

本段经文主要阐述狂病的另外一种病因病机，即由于情志喜乐太过，心火乘肺金，则伤魄，魄伤则神乱而发狂病。并根据五行预测该病季节性的变化，指出该病在夏季加重甚至死亡。

【原文】

狂始生，先自悲也，喜忘、苦怒[1]、善恐者得之忧饥[2]，治之取手太阴、阳明，血变而止，及取足太阴、阳明。狂始发[3]，少卧不饥，自高贤也，自辩智也，自尊贵也，善骂詈，日夜不休，治之取手阳明、太阳、太阴、舌下少阴[4]，视之盛者，皆取之，不盛，释之也。

——《灵枢·癫狂》

【注释】

[1] 苦:《太素》卷三十《惊狂》作“喜”。

[2] 得之忧饥：杨上善曰：“人之狂病，先因忧结之甚，不能去解于心；又由饥虚，遂神志失守，则自悲，喜忘喜怒。”

[3] 始发：病已成而发也。

[4] 舌下少阴：多认为指廉泉穴。

【按语】

本段经文主要阐述了针对狂病不同的发病阶段所采取的治法。初起时的临床特征为“自悲”，此时治疗可先取太阴、阳明两经的穴位，后取足太阴、阳明两经的穴位。开始发作时的临床表现为“少卧不饥，自高贤也，自辩智也，自尊贵也，善骂詈，日夜不休”，此时治疗选取手阳明、太阴、太阳以及舌下少阴等，并通过观察脉象的盛与不盛来决定取穴。

【原文】

狂言[1]，惊，善笑[2]，好歌乐，妄行不休者，得之大恐，治之取手阳明、太阳、太阴。狂，目妄见、耳妄闻、善呼者，少气之所生也；治之取手太阳、太阴、阳明，足太阴、头两顑。狂者多食，善见鬼神，善笑而不发于外者，得之有所大喜，治之取足太阴、太阳、阳明，后取手太阴、太阳、阳明。狂而新发，未应如此者，先取曲泉左右动脉，及盛者见血，有顷已；不已，以法取之，灸骨骶[3]二十壮。

——《灵枢·癫狂》

【注释】

[1] 言:《太素》卷三十《惊狂》作“喜”。

[2] 善笑:《御览》: 引“善”作“妄”，妄笑是指笑的不正常。

[3] 骨骶：根据《太素》应为骶骨。

【按语】

本段经文主要阐述根据不同的症状分析致病的原因，并给予相应的治疗方法。如狂喜、害怕、多笑、好歌乐、胡乱动作而日夜不休的，这是由于惊恐所致，治疗上可选取手阳明、太阳、太阴的穴位；眼会看到不常见的东西，耳会听到不常听的声音，这是由于气衰神怯所致的精神失常，治疗上可选取针刺手太阳、太阴、阳明，足太阴以及头部两腮的穴位；吃的多、时常像看到鬼神、多笑，但不在人前显露，这是由于大喜伤神所致，治以先针刺足太阴、太阳、阳明，后取手太阴、太阳、阳明的穴位；在狂病初始，可先取曲泉穴动脉左右刺之。

【原文】

太阳病不解，热结膀胱[1]，其人如狂[2]，血自下，下者愈。其外不解者，尚未可攻，当先解其外；外解已，但少腹急结[3]者，乃可攻之，宜桃核承气汤。（106）

——《伤寒论》

【注释】

［1］热结膀胱：此处膀胱指下焦部位。热结膀胱，为邪热与瘀血结于下焦。

［2］如狂：神志错乱，似狂非狂，较发狂为轻。

［3］少腹急结：小腹部拘急或结硬。

【按语】

太阳表邪不解，循经入腑化热，结于下焦血分，即“太阳病不解，热结膀胱”。症见少腹急结，其人如狂者，瘀热互结于下焦，气血阻滞，故少腹急结；心主血、心主神，热在血分，瘀热上扰心神，故见如狂，神志异常，正如《素问·调经论》所言：“血并于阴，气并于阳，故为惊狂。”本条所言之蓄血证因正气强弱、病邪轻重不同有两种转归：若病邪较轻，血结较浅，正能胜邪，则瘀血可自下，邪热随瘀而去，病证有自愈的可能；若病情较重，瘀热结聚较甚，正气无力祛邪外出，则须用药治疗，方用桃核承气汤攻下瘀热。

【原文】

太阳病六七日，表证仍在，脉微而沉，反不结胸[1]，其人发狂者，以热在下焦，少腹当硬满，小便自利者，下血乃愈。所以然者，以太阳随经，瘀热在里[2]故也，抵当汤主之。（124）

——《伤寒论》

【注释】

［1］结胸：证候名。为有形实邪结于胸膈脘腹部位，以胸膈脘腹部位之硬满疼痛为主症的一种病证。

［2］太阳随经，瘀热在里：指太阳本经之邪热，循经入里，与血相结于下焦。

【按语】

本条有倒装文法，“抵当汤主之”，应接在“下血乃愈”之后。太阳病六七日，表证仍在者，其脉当浮，今脉反见沉，说明外邪已内陷入里。邪内陷于何处，当细察患者症状、体征。若不见胸膈心下硬痛之结胸症状，则邪非结于中上二焦，又见其人发狂、少腹硬满之症，说明表邪不解，循经入里，结于下焦。血结下焦则少腹硬满，瘀热上扰心神则见奔跑呼喊、打人毁物之发狂症状，本条与106条桃核承气汤证之少腹急结、如狂等症相似而更重。小便自利，说明膀胱气化正常，病不在气分而在血分；如此实证，脉见“微而沉”，非主里虚，反说明瘀血结聚深重，气血阻滞较甚，脉道不利，故脉搏沉滞不起。“热在下焦”“太阳随经，瘀热在里”乃仲景自注说明病机。综合而论，本条为邪热与瘀血互结于下焦之蓄血重证，故治用抵当汤破瘀泻热。

【原文】

伤寒脉浮，医以火迫劫之[1]，亡阳[2]，必惊狂，卧起不安者，桂枝去芍药加蜀漆牡蛎龙骨救逆汤主之。

——《伤寒论》

【注释】

[1] 火迫劫之：用温针、火熨等火法强行发汗。

[2] 亡阳：形容心阳损伤程度重，非指心阳亡失竭绝。

【按语】

伤寒脉浮，病在太阳之表，应以汗解。若用温针、火熨等强行发汗，汗出则心阳随之外泄，心神浮动而不敛。汗出过多，心阳不足，水饮痰浊乘虚上扰于心，神明失守，故见惊狂、卧起不安等症。治当温通心阳，镇惊安神，祛痰化浊，用桂枝去芍药加蜀漆牡蛎龙骨救逆汤。

【原文】

狂病者，由风邪入并于阳所为也。风邪入血，使人阴阳二气虚实不调，若一实一虚，则令血气相并。气并于阳，则为狂发，或欲走，或自高贤，称神圣是也。又肝藏魂，悲哀动中则伤魂，魂伤则狂忘不精明[1]，不敢正当人，阴缩而挛筋，两胁骨不举。毛瘁色夭，死于秋。皆由血气虚，受风邪，致令阴阳气相并所致，故名风狂。

——《诸病源候论·风狂病候》

【注释】

[1] 狂忘不精明：宋本《灵枢》无“明”字。“忘”通“妄”。不精明：头脑昏乱，神志失常。

【按语】

本段经文阐释了狂病的外邪和情志致病的病因病机及预后。由于风邪侵犯人体，适逢人体血气虚弱，侵入血分使人体阴阳二气平衡失调，气并于阳分，就会发狂；悲伤过度，影响肝，就会伤魂，魂受伤也能使人狂妄失常。此外也指出如见毛发枯槁，肤色憔悴，则为危重之候，往往死于秋天。

【原文】

夫三阳并三阴，则阳虚而阴实，故癫；三阴并三阳，则阴虚而阳实，故狂。论曰：

阳入阴，其病静；阴入阳，其病怒，怒则狂矣。病者发狂不食，弃衣奔走，或自称神圣，登高笑歌，逾墙[1]上屋，所至之处，非人所能，骂詈妄言[2]，不避亲属，病名狂。多因阳气暴折，蓄怒[3]不决之所致。故经曰：阳明常动，太阳少阳不动，不动而动为大疾。此其候也。

——《三因极一病证方论·癫狂论》

【注释】

[1] 逾墙：跳跃城垣。

[2] 骂詈妄言：胡言乱语地骂人。

[3] 蓄怒：蓄藏愤怒。清《三代因革论六》言："严束之，则积怨蓄怒於一役而不安。"

【按语】

本段经文阐述了狂病发作时的症状及阴虚阳实的病机。狂病发作表现为情绪急躁，言语夸大，行为冲动，活动增多，骂人毁物，不避亲疏，这些症状与西医学描述的躁狂症临床表现极为相似。阴阳失调是狂病发生的关键病机，阴阳双方在对立制约的过程中维持着基本平衡，若阴液受损不能制约阳邪，导致阳气亢胜，机能亢奋，则会出现狂妄失常的表现。

【原文】

雷公真君[1]曰：狂病有伤寒得之者，此一时之狂也。照仲景张公伤寒门治之，用白虎汤以泻火矣。更有终年狂病而不愈者，或欲拿刀以杀人，或欲见官而大骂，亲戚之不认，儿女之不知，见水则大喜，见食则大怒，此乃心气之虚，而热邪乘之，痰气侵之，遂成为狂矣。此等症欲泻火，而火在心之中不可泻也；欲消痰，而痰在心之中不易消也。惟有补脾胃之气，则心自得养；不必祛痰痰自化，不必泻火火自无矣。方为化狂丹：人参一两，白术一两，甘草一钱，茯神一两，附子一分，半夏三钱，菖蒲一钱，菟丝子三钱，水煎服。一剂狂定，再剂病痊。此方妙在补心脾胃之三经，而化其痰，不去泻火。盖泻火则心气愈伤，而痰涎愈盛，狂将何止乎？尤妙用附子一分，引补心消痰之剂，直入心中，则气尤易补，而痰尤易消，又何用泻火之多事乎？此所以奏功如神也。

——《石室秘录·狂症》

【注释】

[1] 雷公真君：雷公为上古时期医学家，真君是对其的尊称。

【按语】

本段经文论述了狂病日久的病机，并给出相应的治法。医家认为狂病日久不愈乃是心脾两虚所致，脾气亏虚，无以运化水湿，导致痰湿停滞，郁而化火，火邪扰动心神，心气亏虚，无以定惊安神，则出现躁狂的表现，此时不可以祛心火或化痰为主要治法，应重补脾胃之气，脾气充盛，则心自安，痰自化，火自去。所拟方剂化狂丹，重在补心脾胃三经，附子一药更是起到了画龙点睛的效果。

第五章 癫病

第一节 癫病概述

中医学对癫病的认识历史悠久，内容丰富。从病名上看，包括“癫病”“癫疾”“癫”“风癫”“癫风”“心风”“风疾”“气心风”“癫狂”。明清时期，丁凤、孙一奎、王肯堂等人将癫病、狂病的概念完整确立，改变了既往癫、狂、痫混淆的局面。《黄帝内经》奠定了癫病的理论基础，后世医家对癫病的病因、病机、治法等既有补充，又有发展。根据古今医家的观点，癫病是因情志内伤，或先天遗传，致使痰气郁结，蒙蔽清窍，阴阳失调，是以精神失常，静而少动为特征的神志病证。其临床起病缓慢，病程较长，病理复杂，变化多端，一般早期常见症状以抑郁不乐，感情淡漠，喜静恶动，沉默寡言为主，后期可出现呆愣少语，或自言自语，情感淡漠，生活懒散等表现。其病机特征早期多实，以气滞血瘀、痰浊、火热等阳实为主，久病则表现为阴虚、气虚、阳虚等虚性病证为主。本病多见于青壮年，近年来少年发病者有增加趋势。

第二节 癫病部分选读

【原文】

癫者，一曰阳癫，发如死人，遗尿，食顷[1]乃解。二曰阴癫，初生[2]小时，脐疮未愈，数洗浴，因此得之。三曰风癫，发时眼目相引[3]，牵纵反强[4]，羊鸣，食顷方解。由热作汗出当风，因房室过度，醉饮，令心意逼迫，短气脉悸得之。四曰湿癫，眉头痛，身重。坐[5]热沐头，湿结，脑沸[6]未止得之。五曰马癫，发作时时，反目[7]口噤，手足相引，身体皆热。诊其脉，心脉微涩，并脾脉紧而疾者[8]，为癫脉也。肾脉急甚，为骨癫疾。脉洪大而长者，癫疾。脉浮大附阴[9]者，癫疾。脉来牢者，癫疾。三部脉紧急者可治[10]。发则仆地，吐沫无知，若强倞[11]，起如狂，及遗粪者，难治。脉虚则可治，实则死。脉紧弦实牢者生，脉沉细小者死。脉搏大滑，久久[12]自已。其脉沉小急疾不治[13]，小牢急亦不可治。

——《诸病源候论·五癫病候》

【注释】

[1] 食顷：吃一顿饭的时间，形容时间很短。

[2] 初生：《外台秘要》作“坐”。《备急千金要方》作“坐初生”。

[3] 眼目相引：眼睛像被牵拉住一般，呆滞不动。

[4] 牵纵反强：牵纵，筋脉抽搐。反强，脊强反折，角弓反张。

[5] 坐：因为。

[6] 沸：《备急千金要方》作“汗”。“沸”，水涌出貌。在此引申为头部汗出，热气腾腾如沸。

[7] 反目：两眼上翻。“反”通“翻”。

[8] 脾脉紧而疾者，为癫脉也：“脾”疑为“肺”之误。《灵枢》《脉经》论脾脉时均无癫疾，而论肺脉时则有“肺脉疾甚为癫疾”的论述。

[9] 附阴：意未详。据《脉经》卷五第二，“附阳脉强，附阴脉弱”，当作“脉弱”解。一说尺为阴部，“附阴”就是见于尺部。

[10] 可治：之上《外台秘要》有“癫”字。

[11] 强倞：强劲有力。“强”，通“强”。“倞”，音“敬”，义同“倞”。

[12] 久久：《素问·通评虚实论》作“久”。

[13] 其脉沉小急疾不治：“急”字原书版蚀而脱，据宋本《外台秘要》补。汪本、周本作“而”字。全句《素周》新校正引本书作“脉沉小急实死不治”。

【按语】

本段经文主要阐述了五癫的分类和以脉象判断预后。古代“癫”“痫”两字通用，本候所论癫病，据卷三十七癫狂候所载症状，即后世的“痫证”。本候论述五癫，体例并不一致，有的只有症状，有的只有病因，有的两者兼有。其中阳癫、风癫与马癫，是癫痫发作时的不同表现。湿癫，类似于癫痫性头痛。阴癫，据文中描述，应是新生儿破伤风。至于各种病因，如“汗出当风”“房室过度，醉饮”以及“热沐头”等，多是癫痫发病的诱因。文末所论以癫病脉象判断预后，仅供临证参考。

【原文】

帝曰：癫疾何如？岐伯曰：脉搏大滑[1]，久自已，脉小坚急[2]，死不治。帝曰：癫疾之脉，虚实何如？岐伯曰：虚则可治，实则死。

——《素问·通评虚实论》

【注释】

[1] 脉搏大滑：脉搏大者，气盛于外。

[2] 脉小坚急：小坚急者，气泄于下。

【按语】

本段经文阐述了通过脉象来评估癫病的预后。若脉搏来而洪大，表明气盛于外，日久疾病会慢慢恢复。若脉象细小坚急，表明气泄于下，是不死之证。若脉象虚可治，脉实则主死。

【原文】

帝曰：人生而有病癫疾者，病名曰何？安所得之？岐伯曰：病名为胎病[1]，此得之在母腹中时，其母有所大惊，气上而不下，精气并居，故令子发为癫疾也。

——《素问·奇病论》

【注释】

[1] 胎病：病名，又名巅疾，即癫痫（瘤）病。

【按语】

本段经文阐述了先天亏虚是癫病发生的内因。若母体在孕期受到外界惊吓，气逆于上而不下，肾之精以养胎，故精气并居。母体受惊，气逆于上，精气并聚不散，则子之精气亦上逆，故出生后则发为癫病。

【原文】

雷公真君曰：癫病之生也，多生于脾胃之虚寒。脾胃虚寒，所养水谷，不变精而变痰，痰凝胸膈之间不得化，流于心而癫症生矣。苟徒治痰而不补气，未有不速之死者。方用祛癫汤：人参五钱，白术一两，肉桂一钱，干姜一钱，白芥子五钱，甘草五分，菖蒲五分，半夏三钱，陈皮一钱，水煎服。此方用人参、白术专补脾胃，用桂、姜以祛寒邪，用白芥子、半夏以消顽痰，用甘草、菖蒲以引入心而开窍，自然正气回而邪痰散。一剂定神，再剂神旺，又何癫病之不能愈哉！惟是花癫[1]之症，乃女子思想其人而心邪，然亦因脾胃之寒而邪入也。本方加入白芍一两，柴胡二钱，炒栀子三钱，去肉桂，治之亦最神。一剂而癫止矣。盖柴胡、白芍、炒栀子，皆入肝以平木，祛火而散郁，故成此奇功也。

——《石室秘录·癫症》

【注释】

[1] 花癫：病证名，又称花痴，见清·周登庸《续广达生篇》。亦名花风、花心风。

【按语】

本段经文阐述了癫病的病机及治法，同时记载了花癫之症。癫病多是脾胃虚寒所致。脾胃亏虚，中阳不振，无以运化水谷，精微不能气化输布，凝聚而成痰饮，痰邪阻遏胸膈，影响气机的升降出入，痰迷心窍或痰火扰心，导致心神蒙蔽，引发癫证。所拟方剂以补益脾胃，化痰祛邪为治法，重用人参、白术、肉桂等药物。此外，本段还记载了花癫之症，花癫也是一种精神障碍，类似于现代的青春型精神分裂症，常见于女性，是以情欲激动，性欲亢进，见异性则以为情人，甚则夜间四肢抽搐，牙关拘紧等为主要表现的癫狂病，除相火过旺扰动肝风的病机外，脾胃虚寒也是此症发生的关键。

【原文】

一素发癫，喃喃不已，叫骂歌唱，痰如蜓蚰之涎，人谓痰病，然清痰化涎药不效。盖此胃有微热，气又甚衰，故似癫非癫也。法宜补胃气，微清胃火。然胃气衰由心火弱，胃火盛由心火微，又未可徒补胃气、清胃火。用助心平胃汤：人参、生枣仁五钱，茯神一两，贝母、甘菊三钱，神曲、甘草、菖蒲一钱，肉桂三分。二剂除。此补胃气以生心气，尤妙在助心火，平胃火，故心胃两益，不治癫自愈。

一妇发癫不识羞，见男如饴，见女甚怒，甚至赤身露体。此肝火炽，思男不可得，郁结成癫也。肝火炽，何成癫？盖妇女肝木旺，肝火逼心，则心君下殿，然包络外护，何任威逼？不知肝火乃虚火，虚火与相火同类，庇比匪忘圣明[1]，直烧宫殿。然心君走出，何但癫不死？盖肾水救援。思男子不得，因肾旺，虽是肾火，肾水实涸。然肝火逼，心有肾水资，所以但癫不死。治法泄肝木并补肾水，兼舒郁气为得。用散花丹：柴胡、花粉三钱，炒栀子、茯神五钱，白芍、熟地、玄参三两，当归、生地一两，陈皮一钱。三剂癫失。方妙泄肝火不耗肝血，疏肝郁不散肝气，更妙补肾不救心焰，水足木得所养，火自息于木内。火息神安，魂自返肝中，况消痰利水，痰气尽消，化水同趋膀胱，欲再花癫不可得也。

——《辨证奇闻·癫痫》

【注释】

[1] 庇比匪忘圣明：《辨证录》作“庇匪比之朋，忘圣明之戴”。比：像，犹如；匪：土匪；庇比匪，即庇护像土匪一样的人。

【按语】

两段经文阐述了癫病的病因病机及治疗。由于胃气亏虚，受纳腐熟功能减弱，中焦不运，痰湿不能正常运化，积滞于内，内生痰邪，扰动心神，或胃气亏虚致心火不旺，火热之气不能温养心阳，心阳亏虚致血脉寒滞，神识衰弱，发为癫病。可用助心平胃汤以助心火，平胃火。又因肝气郁结日久，郁而化火，火热内扰，心神不宁导致癫病所生。心肾相交，水火既济，肾水可滋养心阴以涵养心阳，使心火不亢，维持平衡，故虽发为癫病但不死。以散花丹来舒肝解郁，滋补肾水，使痰热火邪通过膀胱排出体外，而癫证愈矣。

第六章 郁病

第一节 郁病概述

郁，有郁滞不通之意。凡病由于郁滞不通引起的均称为郁病，如《黄帝内经》就有木郁、火郁、土郁、金郁、水郁等五郁，这里指的是五种气机的郁滞，而神志病所谓的郁病是指情志不畅，气机郁结，不得发越的病理特征，气机的郁滞又可导致痰、血、食、火等证候，因此元代朱震亨在《丹溪心法》中列为六郁，强调了气、血的郁滞是导致郁病的首要因素，而郁病真正的名称到明代虞抟所著的《医学正传》才正式提出。因此在中医学中，郁有广义和狭义之分，广义的郁包含了外邪、情志等因素所致之郁，金元之前所论之郁大多属此。狭义的郁，是指以情志不舒为病因，以气机郁滞为基本病机，即情志之郁，因此在古文学习的过程中要注意区分，不可混淆。

第二节 郁病部分选读

【原文】

气血冲和，万病不生，一有怫郁，诸病生焉。故人身诸病，多生于郁[1]。苍术、抚芎，总解诸郁，随证加入诸药。凡郁皆在中焦，以苍术、抚芎开提其气以升之。假如食在气上，提其气则食自降矣。余皆仿此。

戴云：郁者，结聚而不得发越也。当升者不得升，当降者不得降，当变化者不得变化也，此为传化失常。六郁之病见矣。气郁者，胸胁痛，脉沉涩；湿郁者，周身走痛，或关节痛，遇阴寒则发，脉沉细；痰郁者，动则喘，寸口脉沉滑；热郁者，瞀闷，小便赤，脉沉数；血郁者，四肢无力，能食便红，脉沉；食郁者，嗳酸，腹饱不能食，人迎脉平和，气口脉繁盛者是也。

——《丹溪心法·六郁》

【注释】

[1] 郁：壅遏不通，郁滞不舒。

【按语】

本段主要阐述了朱丹溪的六郁学说。朱丹溪在《黄帝内经》“五郁”理论的基础上创立而来。六郁学说认为郁病产生的根本病机在于气机不畅，升降失司。所谓六郁者，气、血、湿、痰、食、火是也；六郁之中气郁为首，六郁虽未必并见，然“无郁不关乎气”；六郁之间，“气郁则生湿，湿郁则成热，热郁则成痰，痰郁则血不行，血郁则食不化”，六郁皆可相因而为病。解郁之法，“所重在气，不易之理”，治疗的关键在于行气解郁；血郁者活血化瘀以行之，湿郁者燥湿利湿以去之，痰郁者化痰祛痰以导之，食郁者消积化滞而消之，火郁者泻火逐热以清之。朱丹溪创越鞠丸解诸郁，用香附开气郁，川芎化血郁，苍术除湿郁、痰郁，山栀清火郁，神曲消食郁，诸郁得散则郁病可愈。

【原文】

黄帝曰：人之太息者，何气使然？岐伯曰：忧思则心系急，心系急则气道约[1]，约则不利，故太息以伸[2]出之，补手少阴、心主、足少阳，留之也。

——《灵枢·口问》

【注释】

[1]约：做束缚讲。

[2]伸：《太素》作“申”。

【按语】

本段经文阐述了太息病机及治法。所谓太息：息长而大，即叹息。郁证病人常可见到太息的症状。忧愁思虑，气抑不伸，故心系急。心系连肺，其脉上迫肺系，肺系为喉通气之道，既其被迫，故气道约，约则满闷于中，这就是叹气的原因。可选取手少阴心经、手厥阴心包经和足少阳胆经，助木火之脏，则阳气可舒，抑郁可解，皆可留其针而补之。

【原文】

凡五气之郁[1]，则诸病皆有，此因病而郁也；至若情志之郁，则总由乎心，此因郁而病也。自古言郁者，但知解郁顺气，通作实邪论治，不无失矣。兹予辩其三证，庶可无误，盖一曰怒郁，二曰思郁，三曰忧郁。如怒郁者，方其大怒气逆之时，则实邪在肝，多见气满腹胀，所当平也。及其怒后而逆气已去，惟中气受伤矣，既无胀满疼痛等证，而或为倦怠，或为少食，此以木邪克土，损在脾矣，是可不知培养而仍在消伐，则所伐者其谁乎？此怒郁之有先后，亦有虚实，所当辩治者如此。又若思郁者，则惟旷女嫠妇[2]，及灯窗困厄[3]，积疑任怨者皆有之。思则气结，结于心而伤于脾也。及其既甚，则上连肺胃而为咳喘，为失血，为膈噎[4]，为呕吐；下连肝肾，则为带浊，为崩淋，为不月，为劳损。若初病而气结为滞者，宜顺宜开；久病而损及中气者，宜修宜补。然以情病者，非情不解，其在女子，必得愿遂而后可释，或以怒胜思，亦可暂解；其在男子，使非有能屈能伸，达观上智者，终不易却也。若病已既成，损伤必甚，而再行消伐，其不明也亦甚矣。又若忧郁病者，则全属大虚，本无邪实，此多以衣食之累，利害之牵，及悲忧惊恐而致郁者，总皆受郁之类。盖悲则气消，忧则气沉，必伤脾肺；惊则气乱，恐则气下，必伤肝肾，此其戚戚悠悠，精气但有消索，神志不振，心脾日以耗伤。凡此之辈，皆阳消证也，尚何实邪？使不知培养真元，而再加解散，真与鹭鸶脚上割股者[5]何异？是不可不详加审察，以济人之危也。

——《景岳全书·郁证》

【注释】

[1] 五气之郁：《黄帝内经》阐述的郁证理论，即木郁、火郁、土郁、金郁、水郁。指脏腑功能失调导致气血津液运行不畅，所谓因病致郁，"郁"也通"淤"。

[2] 旷女嫠妇：旷女，指无夫的成年女子；嫠妇，见于苏轼《赤壁赋》，意指丈夫出门在外，独居的妇女。

[3] 困厄：语出汉·王逸《九思·悼乱》："仲尼兮困厄，邹衍兮幽囚。"指困苦危难，处境艰难窘迫。

[4] 膈噎：病名，即噎膈，指胸腹胀满，下咽困难等症状。

[5] 鹭鸶脚上割股者：鹭鸶腿长而细，上面割不下什么肉来。比喻搜求刻薄，无所不用其极。

【按语】

本段经文系统地阐述了情志之郁的病因病机，为后世研究抑郁症奠定了理论基础。张景岳首次将情志之郁与五郁做区分，明确指出情志之郁总乎于心，乃因郁而病，辨证分为怒郁、思郁、忧郁三种类型，病因病机不同，其临床表现也有所差异。怒郁伤肝脾，思郁伤心脾，忧郁全属大虚，本无邪实，并由此开创了从虚论治郁证的先河，纠正了以实证通治抑郁的理念。张景岳认为郁证有虚实的差异，治疗也应有扶正与祛邪的不同，不可妄用消法攻法。另外，在用药的同时，还应深入了解患者郁结的病因，配合言语开导之法，解除病因，才能取得满意疗效。

【原文】

何氏曰：郁为七情不舒，遂成郁结，既郁之久，变病多端。男子得之，或变为虚怯[1]，或变嗝噎，气满腹胀等证；妇女得之，或为不月，或为堕胎、崩带虚劳等证。治法必能内养，然后郁开，按证调理。心郁者，神气昏昧[2]，心胸微闷，主事健忘者是也。治心郁者，当加黄连、菖蒲、香连丸之类。肝郁者，两胁微膨，或时刺痛，嗳气连连有声者是也。治肝郁者，宜用青皮、川芎、吴茱萸、左金丸之属。脾郁者，中脘微满，生涎少食，倦怠嗜卧，四肢无力者是也。治脾郁宜用苍术、半夏、砂仁、神曲、陈皮、越鞠丸之属。肺郁者，毛皮枯涩，燥而不润，欲嗽而无痰者是也。治肺郁者，桔梗、栝蒌、杏仁之类。肾郁者，小腹微硬，腰腿重胀，精髓亏少，淋浊时作，不能久立者是也。治肾郁者，宜用苍术、茯苓、肉桂、小茴香、青娥丸之类。胆郁者，口苦，身微潮热往来，惕惕然人将捕之是也。治胆郁者，宜用竹茹、生姜、温胆汤之类。大抵七情六淫，五脏六腑，气血痰湿，饮食寒热，无往而不郁也。治之宜各求其属而施之，则无不愈者。

——《古今医统大全·郁证门》

【注释】

[1] 虚怯：可做胆怯、心悸、虚劳理解。

[2] 昏昧：失去知觉，昏沉。

【按语】

本段阐述了郁病的病机、五脏之郁的临床表现及治法。文中郁证为狭义之郁，指由情志不舒，气机郁滞而引起的心情抑郁、情绪不宁的临床表现，就是现代的抑郁症。当然，除心情抑郁以外，郁证还有附加的症状，如心郁者感觉心胸满闷，健忘，肝郁者觉两肋胀满，时有刺痛，脾郁者觉腹胀纳呆等，这是因为五脏六腑的生理功能不同，其病理表现也有所差异，治疗也应根据不同脏腑的特点辨证施治。类似于五神脏辨证体系。五脏乃人神气之所舍藏，五脏藏五神五志是中医学对人体情志、生理、病理的高度概括，是现代中医治疗抑郁症的新思路。

【原文】

雷公真君曰：凡人有郁郁不乐，忽然气塞而不能言，苟治之不得法，则死矣。夫郁症未有不伤肝者也，伤肝又可伐肝[1]乎？伐肝是愈助其郁，郁且不能解，又何以救死于顷刻哉。方用救肝开郁汤：白芍二两，柴胡一钱，甘草一钱，白芥子三钱，白术五钱，当归五钱，陈皮二钱，茯苓五钱，水煎服。一剂而声出，再剂而神安，三剂而郁气尽解。此方妙在用白芍之多至二两，则直入肝经。以益其匮乏之气，自然血生而火熄；又用白术、当归健土以生血，柴胡以解郁，甘草以和中，白芥子以消膜隔之痰：又妙在多用茯苓，使郁气与痰涎尽入于膀胱之中，而消弭[2]于无形也。倘人有郁气不解，奄奄[3]黄瘦，亦急以吾方治之，何至变生不测哉。

——《石室秘录·气郁》

【注释】

[1] 伐肝：指抑制肝气过旺的方法。

[2] 消弭：意思是清除、消除某些不好的事情。语出《后汉书·文苑传下·赵壹》："以贵下贱，握发垂接，高可敷翫坟典，起发圣意，下则抗论当世，消弭时灾。"

[3] 奄奄：指气息微弱，出自明·冯梦龙《东周列国志》第八十七回："惠王亲往问疾，见痤病势已重，奄奄一息。"

【按语】

本段阐述了气郁的治疗方法。气郁者突然出现气塞不言，如遇治疗不当，可有致死风险。治疗不可一味抑制肝气，肝主疏泄、调畅气机，若肝气抑制太过，无力推动气血运行，反而会导致气机郁滞不通，使郁证不得解，如此循环往复，则疾病危矣。处方救肝开郁汤重用白芍以滋补肝气，在此基础上施以健脾解郁之法，方可使郁气尽解。

【原文】

一郁，女子最多，又难解。倘痴卧不语，人谓呆病[1]将成。谁知思结胸中，气郁不舒乎？此全恃药固非，不恃药亦非。大约思郁，得喜可解，使大怒亦解。盖脾主思，思太甚，脾气闭塞不开，必见食则恶。喜则心火发越，火生胃，胃气大开，脾不得闭。怒属肝，木能克土，怒则气旺，气旺必冲开脾气，脾气一开，易于消食，食消必化精以养身，又何畏于郁。此症必动怒后引喜，徐以药治。用解郁开结汤：白芍一两，当归五钱，玄参、丹皮、生枣仁、白术、白芥子三钱，甘草、陈皮五分，神曲、茯神二钱，薄荷一钱。十剂愈。即逍遥散之变方。凡郁怒未甚，服即愈，不必动怒引喜。

——《辨证奇闻·五郁》

【注释】

[1] 呆病：病名，癫病的别称。

【按语】

本段经文阐述了抑郁的病因。抑郁表现为痴卧不语，类似于西医学的木僵状态，木僵即不言不语不动。木僵既可见于抑郁症，又可见于精神分裂症。虽然临床表现相似，但两者的病机却不同。郁病是由于气结于胸而得，其本在脾。思虑过度使脾气闭塞，上下不得相通。怒属肝，思属脾，怒胜思，肝气旺盛可重开闭塞之脾气，脾气开，受纳腐熟水谷的精微得以濡养脏腑，抑郁之症才能消除。

【原文】

结气病[1]者，忧思所生也。心有所存，神有所止，气留而不行，故结于内。其汤熨针石，别有正方，补养宣导，今附于后。

《养生方》云：哭泣悲来，新哭讫，不用即食，久成气病。

《养生方·导引法》云：坐，伸腰，举左手，仰其掌，却右臂，覆右手，以鼻纳气，自极七息。息间，稍顿右手。除两臂背痛、结气。又云：端坐，伸腰，举左手，仰掌，以右手承右胁，以鼻纳气，自极七息。除结气。

——《诸病源候论·结气候》

【注释】

[1] 结气病：即“思则气结”之病，为气病的一种。

【按语】

本段经文阐述了结气候的养生方法。结气病名，现在临床已经很少应用，一般称为“气郁”或“郁结”，即郁病，是由于忧思过度，气结于内，心有所止，心无所寄，神无所归，虑无所定而发。除药物治疗外，还需要从日常生活中进行调摄。如人悲伤哭泣后，不能立即进食，长久以往会形成气病，饮食时需要注意心理卫生。书中记载的导引之法，其动作路线、呼吸要求、心理活动，都体现了形神合一的整体观，具有“调身、调息、调心”的作用，简单易行，符合现代非药物治疗的需求，作为一个辅助疗法，在疾病的康复阶段也发挥了一定的作用。

第七章　脏躁

第一节　脏躁概述

脏躁是情志内伤所致，以精神抑郁，烦躁不安，悲忧欲哭，喜怒无常，情志恍惚不定为主要临床表现的神志疾病。脏躁病名首见于《金匮要略·妇人杂病脉证并治》，指机体脏阴不足，有干燥、躁动之象。本病发生与患者体质因素有关，女性多于男性，常因精神因素诱发，以忧郁伤神，心神惑乱为主要病机。

第二节　脏躁部分选读

【原文】

妇人脏[1]躁，喜悲伤欲哭，象如神灵所作，数欠伸，甘麦大枣汤主之。

——《金匮要略·妇人杂病脉证并治》

【注释】

[1]脏：以吴谦等医家为代表，认为“脏”为心脏；以尤在泾等医家为代表，认为“脏”应为子脏，即子宫；以陈修园等医家为代表，认为“脏”并非单指某脏，而是泛指五脏而言。

【按语】

本段经文阐述了脏躁病的症状以及主方。本段所描述妇人脏躁的临床表现与西医学的分离转换障碍相同。方中以小麦为君，养心气，安心神，且平肝气；臣以甘草、大枣，和中缓急，益脾养血，以滋心血生化之源，且合《黄帝内经》中“肝苦急，急食甘以缓之”的论述。后世医家治疗脏躁多以此方为宗。

第八章 梅核气

第一节 梅核气概述

梅核气是情志内伤所致咽部感觉异常的疾病，以咽部不红不肿，自觉有异物梗阻，状如梅核，吐之不出，咽之不下，无碍饮食为临床表现。关于梅核气的记载最早见于《素问·血气形志》："形苦志苦，病生咽嗌。"张仲景在《金匮要略》中对梅核气进行了详细的描述，同时提出了有效的治疗方剂半夏厚朴汤，而其病名到宋代杨士瀛在《仁斋直指方》中才得以正式提出。梅核气常由七情不畅所引起，主要病机为气机郁结，肺胃宣降失常，痰涎凝聚，痰气交阻，上扰脑神而致脑神失调。其病主要是情志失和，气机不畅，痰气交结于咽部，自觉局部不适，并伴有较明显的情感障碍，严重影响身心健康。

第二节 梅核气部分选读

【原文】

心咳之状，咳则心痛，喉中介介如梗状[1]，甚则咽肿喉痹。

——《素问·咳论》

【注释】

[1] 介介如梗状："介介"《甲乙经》作"喝喝"，"喝"有"塞"意。"喉中喝喝"犹言"喉中堵塞"。"梗"与"鲠"相通，即草梗或鱼刺。"如梗状"即形容喉中堵塞像有草梗或鱼刺之类的异物感。

【按语】

本段经文主要描述了梅核气的临床表现，是最早记载梅核气症状的文献，指出梅核气是咳则心痛，喉中如梗，甚则咽肿的病症。

【原文】

妇人咽中如有炙脔[1]，半夏厚朴汤主之。

——《金匮要略·妇人杂病脉证并治》

【注释】

[1] 炙脔：干肉，在此意为堵塞咽喉中的痰涎。

【按语】

本段经文描述了妇人咽喉中有异物感，实则无物存在的症状，后世依据治疗所用的方剂半夏厚朴汤推断该病的病机为肝气郁结、痰涎阻滞。

【原文】

咽中如炙肉脔者，此是胸膈痰结，与气相搏[1]，逆上咽喉之间，结聚，状如炙肉之脔也。

——《诸病源候论·妇人杂病诸候》

【注释】

[1] 搏：《说文解字》："搏，索持也"。此处指痰和气结在一起，难分难解。

【按语】

本段经文阐释了梅核气的病因病机，认为本病是痰气相搏于咽喉结聚而起。这与《金匮要略》中的论述是一致的，也主张理气化痰的治法。

【原文】

梅核为病，大抵[1]因七情之气郁结而成。或因饮食之时，触犯恼怒，遂成此症。唯妇人、女子患此最多。治宜开郁顺气、利膈化痰清肺为主。加味四七汤治七情之气结成痰气，状如梅核；或如破絮在咽喉之间，咯不出、咽不下；或中脘痞满，气不舒快；或痰涎壅盛，上气喘急；或因痰饮，恶心呕吐。此药最妙，功不尽述。

白茯苓（去皮）、川厚朴（去皮、姜炒）、苏梗、半夏（姜汁炒）、广橘红、青皮、枳实、砂仁、南星（姜汁炒）、神曲（炒）各一钱，白豆蔻、槟榔、益智仁各五分。

上锉一剂。生姜五片，水煎，临卧服。

——《万病回春》

【注释】

[1] 大抵：大概。

【按语】

本文阐述了梅核气的因机方药。病因上认为七情不遂而致气郁，并指出妇人发病率高。治法上以开郁顺气、利膈化痰清肺为主，并给出加味四七汤的方药。该方是在《仁斋直指方》中治疗梅核气的四七汤基础上，加味理气化痰之品而成，有理气化痰、疏肝解郁作用，是梅核气治疗的经典之方。

第九章 百合病

第一节 百合病概述

百合病是以神志失常为主要表现的一种疾病，以精神恍惚，欲卧不能卧，欲行不能行，食欲时好时坏，以及口苦、尿黄、脉象微数为主要临床表现。百合病是脏腑、经络、躯体无损害而功能失调的疾病，常由于情志不遂、外感热病、脏腑失调引起，主要病机为心肺阴虚、心神失养，其临床表现和西医学神经症中的癔症、强迫和焦虑症症候群有某些相似之处。百合病首见于张仲景的《金匮要略》，此后隋代巢元方《诸病源候论》把本病纳入伤寒范畴，张璐在《张氏医通》中认为本病多由思虑伤脾，脾阴受困，厥阴之火尽归于心，扰及百脉所致。《医宗金鉴》说："心藏神，肺藏魄，由于神魂失守，故有此恍惚错妄之情。"

第二节 百合病部分选读

【原文】

百合病者，百脉一宗，悉致其病也。意欲食复不能食，常默默，欲卧[1]不能卧[2]，欲行不能行[3]，饮食[4]或有美时[5]，或有不用闻食臭时[6]，如寒无寒，如热无热[7]，口苦，小便赤[8]，诸药不能治[9]，得药则剧吐利，如有神灵者，而身形如和[10]，其脉微数。

——《金匮要略·百合狐惑阴阳毒病脉证治》

【注释】

[1] 欲卧:《太平圣惠方》"欲"下有"得"字。《脉经》《千金》《伤寒总病论》"卧"下并"复"。

[2] 不能卧:《千金》"卧"作"眠"字。《脉经》"不能卧"下有"或如强健人"五字。

[3] 欲行不能行:《脉经》作"欲得出行而复不能行";《伤寒总病论》作"欲出行复不能行",《太平圣惠方》引同有"复"字。

[4] 饮食：清初本作"欲饮"，宽政本作"欲饮食"。《脉经》无"饮食"二字。

[5] 美时:《伤寒总病论》"美"下有"食"字。

[6] 有不用闻食臭：享和本"用"作"欲"字，"食臭"《脉经》作"饮食臭"，《太平圣惠方》无"臭"字。

[7] 如寒无寒，如热无热:《千金》作"如有寒，其实无寒；如有热，其实无热"。

《总录》十九《伤寒百合》作“如有寒复如无寒，如有热复如无热”。

[8] 小便赤：“赤”下《千金》有“涩”字，《总录》有“黄”字。

[9] 诸药不能治：《太平圣惠方》“诸药”上有“其病”二字。

[10] 如和：《外台》卷二引“身形”句两见，一作“如和”，一作“仍和”。张璐曰：“病不在皮肉筋骨，则身形如和。”

【按语】

本段经文主要阐述了百合病的临床表现。百合病是以精神恍惚，欲卧不能卧，欲行不能行，饮食时好时差，以及尿黄、口苦、脉微数为特征的病证。

对于百合病病名的由来，历代医家也有许多不同的看法见解，大致可归为四类。第一类为主药命名说，持此观点的医家魏荔彤云：“因百合一味而瘳此疾，因得名也。”第二类为证候特点命名说，认为原文中对百合病证候的描述涉及多条经络和各个脏腑，由此推测仲景用百合做病名，并非是用百合这味药，因其不足以概括其证，而是百脉合病之意。第三类为病机说，徐彬认为：“伤寒虚劳之人，都有正气不能御邪，致侵淫经脉，现证杂乱，不能复分经络，曰百合病，谓周身百脉皆病。”正气强则百病不生，正气弱则经脉先受外邪侵扰，百脉随之不和，故名为百合病。第四类命名法是根据所用之药的功效而定，日本医家根据《肘后方》所云“生地黄疗男女虚损”，推导出用百合病命名是因为男女房事过劳导致，“取其因以名其病，与其药名相合者，偶然耳”。

【原文】

百合病，发汗后者[1]，百合知母汤主之。

百合知母汤方

百合七枚（擘） 知母三两（切）

上先以水洗百合，渍一宿，当白沫出，去其水，更以泉水二升，煎取一升，去滓；别以泉水二升，煎知母，取一升，去滓；后会和，煎取一升五合，分温再服。

百合病，下之后者，滑石[2]代赭汤主之。

滑石代赭汤方

百合七枚（擘） 滑石三两（碎，绵裹） 代赭石（如弹丸大一枚，碎，绵裹）

上先以水洗百合，渍一宿，当白沫出，去其水，更以泉水二升，煎取一升，去滓；别以泉水二升煎滑石、代赭，取一升，去滓；后合和重煎，取一升五合，分温服。

百合病，吐之后者[3]，用后方主之。

百合鸡子汤方

百合七枚（擘） 鸡子黄一枚

上先以水洗百合，渍一宿，当白沫出，去其水，更以泉水二升，煎取一升，去滓，内鸡子黄，搅匀，煎五分，温服。

百合病，不经吐、下、发汗[4]，病形如初者[5]，百合地黄汤主之。

百合地黄汤方

百合七枚（擘） 生地黄汁一升

上以水洗百合，渍一宿，当白沫出，出其水，更以泉水二升，煎取一升，去滓，内地黄汁，煎取一升五合，分温再服。中病，勿更取。大便当如漆。

百合病一月不解，变成渴者，百合洗方主之。

百合洗方

上以百合一升，以水一斗，渍之一宿，以洗身，洗已，食煮饼，勿以盐豉也。

百合病，渴不差者，用后方主之。

栝蒌牡蛎散方

栝蒌根　牡蛎（熬，等分）

上为细末，饮服方寸匕，日三服。

百合病，变发热者（一作发寒热），百合滑石散主之。

百合滑石散方

百合一两（炙）　滑石三两

上为散，饮服方寸匕，日三服。当微利者，止服，热则除。

百合病见于阴者，以阳法救之；现于阳者，以阴法救之。见阳攻阴，复发其汗，此为逆；见阴攻阳，乃复下之，此亦为逆。

——《金匮要略·百合狐惑阴阳毒病脉证治》

【注释】

[1] 百合病发汗后者:《千金》卷十第三作“治百合病已经发汗之后更发者”,《外台》卷作“发汗已更发者”。魏荔彤曰:“百合病用百合，盖古有百合病之名，即因百合一味而瘳。百合病不应汗而汗，不解者，则致燥。”

[2] 滑石:《千金》卷十第三、《外台》卷二“滑”上并有“百合”二字。

[3] 百合病，吐之后者:《千金》卷十第三作“治百合病已经吐之后，更发者”。吴谦曰:“百合病不应吐而吐之，不解者则虚中。”

[4] 百合病，不经吐、下、发汗：谓百合病未经治疗，无吐、下、发汗等过程。

[5] 病形如初者:《千金》卷十第三、《太平圣惠方》卷十三“病形”并作“其病”。按“初”谓其状如第一条所云：精神恍惚，卧行不安，食物不香，寒温失调，以及口苦，小便赤，脉微数等。

【按语】

本段经文主要阐述了百合病正治与误治的遣方用药。从百合病的脉象和症状看，其病机为热盛兼气血较虚，清热但不能再伤及津液，不可再采用或吐或下的治法。若没有经过发汗或吐下的治疗，百合病用的是百合地黄汤。误治之后产生变证，要随证治之。本病的治法以滋润为主，故本段经文所载诸方，重用百合养阴清热，利小便为君；加以生地汁、鸡子黄，津血并润也；知母、滑石，清利湿热也；赭石降气除邪，下肺气而逐热也；变渴而栝蒌、牡蛎，苦寒咸寒以生津液也。《外台秘要》将百合病根据不同病位将《金匮要略》中方药分类，若病在上焦者，方用百合鸡子汤；病在中焦者，方用百合滑石代赭汤；若在下焦，则方用百合生地黄汤。

第十章 奔豚

第一节 奔豚概述

奔豚，“奔”，《正韵》言：“奔，急赴也。”“豚”，《辞源》解释为“小猪”。奔豚病是指七情郁结或心肾阳虚，阴寒之气上逆所致，表现为以气从少腹上冲咽喉，发作欲死，复还止为其症状特征的一种病证，类似于西医神经症之癔症，或见于精神分裂症之内脏性幻觉。奔豚始见于《灵枢·邪气脏腑病形》，《难经》称为肾积，《金匮要略》对其有详细描述，提出了很多行之有效的治疗方法。奔豚病之病因，不外乎外感、内伤。外感者，感受寒湿之邪，内伤者伤于情志。其病机较为复杂，但总以冲气上逆为其关键，多责之于心、肝、肾之功能失调。

第二节 奔豚部分选读

【原文】

肾脉急甚为骨癫疾[1]；微急为沉厥奔豚[2]，足不收，不得前后。缓甚为折脊[3]；微缓为洞，洞者，食不化，下嗌还出。大甚为阴痿；微大为石水[4]，起脐以下至小腹腄腄然[5]，上至胃脘，死不治。

——《灵枢·邪气脏腑病形》

【注释】

[1] 骨癫疾：是癫疾的危重症，病深在骨，脾肾两败。

[2] 沉厥奔豚：沉厥指下肢沉重厥冷；奔豚为肾积，发自少腹，上至胸咽，若豚之奔突，故名。

[3] 折脊：形容腰脊痛如折。《太素》卷十五五脏注：“阳气盛热，阴气虚弱，肾受寒气，致令腰脊痛如折。”

[4] 石水：是水肿病的一种。以腹水、腹部胀满为症。如《金匮要略》：“石水，其脉自沉，外证腹满不喘。”《类经》六卷第二十四注：“石水者，凝结少腹，沉坚在下也。”

[5] 小腹腄腄然：腄同垂，重而下坠的意思。小腹腄腄，形容小腹胀满下垂的样子。

【按语】

本段经文主要阐述了肾脉急甚、微急、缓甚、微缓、大甚、微大等脉象时表现出的病证及其病机。这是现存的中医典籍对奔豚的首次描述。需要注意的是，肾脉微急时，会表现为因肾水受寒气上逆发为奔豚，同时伴随下肢沉重厥冷，两足难以屈，大小便不通。

【原文】

师曰：病有奔豚，有吐脓，有惊怖，有火邪，此四部病，皆从惊发得之。师曰：奔豚病，从少腹起[1]，上冲咽喉[2]，发作[3]欲死，复还止[4]。皆从惊恐得之[5]。

——《金匮要略·奔豚气病脉证治》

【注释】

[1] 从少腹起:《外台》卷十二“从”上有“气”字。吉野本、享和本“少”并作“小”字。

[2] 咽喉：宽政本无“喉”字。《外台》作“喉咽”。

[3] 发作:《脉经》卷八第十“发作”下有“时”字。

[4] 复还止:《脉经》无“还”字。按：有“还”字，是“还”与“旋”通，寻即之意。《广韵·二仙》:“旋，还也。”

[5] 惊恐得之:《脉经》无“恐”“之”二字。

【按语】

本段经文主要阐述了奔豚的病因及临床表现。从惊恐而得是该病的病因。发病时病气从小腹而起，向上冲到咽喉，发作时好像将要死去，其气旋即便发作止，这与西医精神病学中的惊恐障碍描述是一致的。

【原文】

奔豚气上冲胸，腹痛，往来寒热[1]，奔豚汤主之。

——《金匮要略·奔豚气病脉证治》

【注释】

[1] 往来寒热:《脉经》“往”上有“及”字。魏荔彤曰:“气升则热，气降则寒。”

【按语】

本段经文主要阐述了奔豚与少阳证并病的临床表现及治疗方药。腹痛、往来寒热是少阳表里不和之柴胡证，少阳证又见奔豚，便以甘李根白皮易柴胡，名为奔豚汤。

【原文】

发汗后[1]，烧针令其汗，针处被寒，核起而赤者，必发贲豚[2]，气从少腹[3]上至心[4]，灸其核上[5]各一壮，与桂枝加桂汤主之。

发汗后，脐下悸者，欲作贲豚，茯苓桂枝甘草大枣汤主之。

——《金匮要略·奔豚气病脉证治》

【注释】

［1］发汗后:《注解伤寒论》卷三第六《辨太阳病脉证并治》中无“发汗后”三字。按或以为此系衍文，应据《伤寒论》删。但细核之，“发汗后”三字乃倒文，应移至“烧针令其汗”下，如此则“发汗后，针处被寒”，似较文从义顺。

［2］贲豚：按:“贲”通“奔”。“贲豚”即“奔豚”。

［3］少腹；元刊本、吉野本、宽保本、宽政本、享和本并作“小腹”。

［4］上至心:《注解伤寒论》作“上冲心者”。

［5］灸其核上：周扬俊曰:“因寒而肿，惟灸消之。”

【按语】

本段经文阐述了奔豚发作前的症状及相对应的方药，由此我们可以归纳出奔豚气发作的两大基础：惊发、惊恐或悸。因此，奔豚气的发病不是偶然遭受惊恐而发，而是在其原有的病症基础上复加外界的刺激，可以是七情、寒冷的刺激，也可以是医者治疗方面的刺激等而发病。但不同症状对应的病机又有所不同，兼核起者，则于表为多，予桂枝加桂汤；脐下悸者，则水气为多，予茯苓桂枝甘草大枣汤。

【原文】

夫贲豚气者，肾之积气，起于惊恐、忧思所生。若惊恐则伤神，心藏神也。忧思则伤志，肾藏志也。神志伤动，气积于肾，而气下上游走，如豚之奔，故曰贲豚。其气乘心，若心中踊踊[1]，如事所惊，如人所恐，五脏不定，食饮辄呕，气满胸中，狂痴[2]不定，妄言妄见，此惊恐贲豚之状。若气满支心[3]，心下闷乱，不欲闻人声，休作有时，乍瘥乍极，吸吸[4]短气，手足厥逆，内烦结痛，温温欲呕，此忧思贲豚之状。

诊其脉来触祝触祝[5]者，病贲豚也。肾脉微急，沉厥[6]，贲豚，其足不收，不得前后。

——《诸病源候论·奔豚气候》

【注释】

［1］心中踊踊：形容心跳动得厉害。“踊”，跃起。

［2］痴：疯癫。

［3］气满支心：谓气逆支撑到心部。“支”，支撑。

［4］吸吸：是短气的形容词，即呼吸不能接续。

［5］触祝：形容脉来阵阵跃动。

［6］沉厥:《太素》注:“肾冷发沉厥之病，足脚沉重逆冷。”

【按语】

本段经文阐述了奔豚气的症状，并提出惊恐忧思等情绪刺激引发奔豚气的病机。心藏神，肾藏志，惊伤神，神志受伤，动气郁积于肾，导致气时上时下，游走不定，犹如小猪在奔闹，所以称为奔豚。文中还列举了惊恐奔豚、忧思奔豚的不同表现，如惊恐奔豚主要表现为心慌、恐惧、胸部胀满、胡言乱语、目见异物，忧思奔豚表现为胸部胀满、心烦、厌闻人声、呼吸气短、手足厥冷、恶心欲呕。这有助于临床辨证论治。

第十一章 健忘病

第一节 健忘病概述

健忘，又称“喜忘”“善忘”，是指记忆力衰退的一类病证，临床主要以遇事有始无终，甚则言谈不知首尾，事过转瞬即忘为其症状特点。本病多因情志失调，思虑过度，房劳过度，脑部外伤等因素，导致心神失养，心无所主。亦有瘀血内阻，痰蒙神窍所致者。其病位在心、脾、肾，这是因为心藏神，脾藏意，肾藏志。

第二节 健忘病部分选读

【原文】

人之善忘者，何气使然？岐伯曰：上气[1]不足，下气[2]有余，肠胃实而心肺虚。虚则营卫留于下，久之不以时上，故善忘也。

——《灵枢·大惑论》

【注释】

[1] 上气：心、肺之气。

[2] 下气：人身下元之气。

【按语】

本段经文主要阐述了健忘病的病机、病位，认为“上气不足，下气有余”是本病的主要病机，确立了健忘病变部位在脑的理论。在《黄帝内经》中，关于记忆与五脏的关系还有两种论述。一是《灵枢·本神》云：“所以任物者谓之心，心有所忆谓之意。”可见《黄帝内经》把记忆主要归属于心。二是《灵枢·本神》又云：“脾藏营，营舍意。”说明脾也具有主记忆之功。总之，记忆功能是在众多脏腑的共同配合下完成的，同时也受多个脏腑的调节。因此，健忘一证与心、脾、肾、脑之关系极为密切。

【原文】

阳明证，其人喜忘[1]者，必有蓄血[2]。所以然者，本有久瘀血，故令喜忘。屎虽硬，大便反易，其色必黑者，宜抵当汤下之。

——《伤寒论》

【注释】

[1] 喜忘：好忘前言往事。

[2] 蓄血：瘀血内蓄的病证。

【按语】

本段经文主要阐述了瘀血所致健忘症的临床特点。阳明病本有久瘀之血，与热上并于心，所以出现善忘。阳明蓄血在肠胃，故验其大便之黑与不黑。阳明经多血，所以宜用抵当汤峻攻。

【原文】

秋刺经脉，血气上逆[1]，令人善忘。

冬刺肌肉，阳气竭绝，令人善忘。

——《素问·四时刺逆从论》

【注释】

[1] 血气上逆：血气不行。

【按语】

本段经文阐述了针刺误刺引起健忘的原因。秋主降收，心主脉，误刺经脉则心气虚，气血上逆而善忘；冬主闭藏，刺肌肉，是取所藏之气于肌腠之外，冬时刺其夏之气，使阳气竭绝于内，阳气者，精则养神，阳虚则神虚，所以善忘。

【原文】

经云：肾者，作强之官，技巧出焉。心者，君主之官，神明出焉。肾主智，肾虚则智不足，故喜忘其前言。又心藏神，神明不充，则遇事遗忘也。健忘之症，大概由于心肾不交，法当补之，归脾汤、十补丸主之。

——《医学心悟·健忘》

【按语】

本段经文阐述了健忘与心肾的关系。脑髓空虚是健忘的基本病理变化，心神不充、肾气肾精亏虚是基本病机。治疗应从调补心肾入手。

【原文】

清臣曰：健忘者，陡然而忘其事也。年老由精枯髓涸，年少由思虑劳心，宜养心肾，培脾土，和气血，安神定志，置身事外，放怀今古，戒一贪字，守一静字，则得之矣。

——《医学集成·健忘》

【按语】

本段经文阐述了健忘的表现，分析了健忘的不同病因，并在此基础上提出了修身养性的方法。脑为髓海，髓海有赖肾精的充养。年老之人，肾之元精不足，无以充养脑髓，脑髓空虚，神明失养，则出现健忘的表现。心藏神，脾运化的水谷精微充养脑髓，青年之人若思虑过度，导致脾胃虚弱，运化失常，清阳不升，浊阴不降，则神明失养，也会出现健忘。

第十二章 不寐病

第一节 不寐病概述

不寐病，又称“不眠”“失眠”，是情志失调，或劳神太过，或脏腑功能失调导致的以不能获得正常睡眠为主要表现的病证，通常伴随头晕、健忘等，是神志病最常见的病证。不寐病的证情轻重不一，轻者可见入寐困难，时寐时醒，醒后不能再寐，或寐而不酣，严重者可彻夜不寐。不寐病名最早见于《黄帝内经》，称为“目不瞑”“不得卧”“不得眠”等，此后历代医家对不寐多有记载，治疗方法多样，值得学习借鉴。

第二节 不寐病部分选读

【原文】

黄帝曰：病而不得卧[1]，何气使然？岐伯曰：卫气不得入于阴，常留于阳。留于阳则阳气满，阳气满则阳跷盛，不得[2]入于阴则阴气虚，故目不瞑矣。

——《灵枢·大惑论》

【注释】

[1] 不得卧：应作“目不瞑”。

[2] 得：原脱，据《太素》卷二十七七邪及杨注补。

【按语】

本段经文主要阐述了不寐的病机。卫气的循行出入与寤寐联系颇为密切，卫气昼行于阳，夜行于阴，则可以正常作息。若卫气夜不能入于阴分，阳不入阴，则不可闭目安睡。因此阳不入阴是不寐的基本病机，这为后世辨治不寐病提供了理论依据。

【原文】

黄帝问于伯高曰：夫邪气之客人也，或令人目不瞑不卧出者[1]，何气使然？伯高曰：五谷入于胃也，其糟粕津液宗气，分为三隧[2]，故宗气积于胸中[3]，出于喉咙，以贯心脉[4]，而行呼吸焉。营气者，泌其津液，注之于脉，化以为血，以荣四末，内注五脏六腑，以应刻数[5]焉。节气者，出其悍气之慓疾，而先行于四末分肉皮肤之间，而不休者也。昼日行于阳[6]，夜行于阴，常从足少阴之分间[7]，行于五脏六腑。今厥气客于五脏六腑，则卫气独卫其外，行于阳，不得入于阴。行于阳则阳气盛，阳气盛则阳跷陷[8]，不得入于阴，阴虚故目不瞑。

黄帝曰：善。治之奈何？伯高曰：补其不足，泻其有余[9]，调其虚实，以通其道[10]而去其邪。饮以半夏汤一剂，阴阳已通，其卧立至。

黄帝曰：善。此所谓决渎壅塞，经络大通，阴阳得和者也，愿闻其方。伯高曰：其汤方以流水千里以外者八升，扬之万遍[11]，取其清五升煮之，炊以苇薪[12]，火沸，置秫米一升，治半夏五合，徐炊，令竭为一升半，去其滓，饮汁一小杯，日三，稍益，以知为度。故其病新发者，覆杯则卧[13]，汗出则已矣。久者，三饮而已也。

——《灵枢·邪客》

【注释】

[1] 目不瞑不卧出者：《甲乙》卷十二第三作“目不得眠者”。

[2] 隧：地面以下的暗道。《类经》十八卷第八十三注：“隧，道也。糟粕之道，出于下焦；津液之道，出于中焦；宗气之道出于上焦。故分为三隧。”

[3] 胸中：此指膻中。

[4] 贯心脉：《甲乙经》卷十二第三、《太素·营卫气行》均作“贯心肺”。按宗气具有贯心脉推动血行的功能。

[5] 刻数：古代将一个昼夜分为一百刻，用以计算时间。营气循行于周身，一昼夜为五十周次，恰与百刻之数相应。

[6] 昼日行于阳：卫气昼行于阳分，从足太阳膀胱经开始。

[7] 夜行于阴，常从足少阴之分间：卫气夜行于阴分，以足少阴肾经为起点。

[8] 阳跷陷：《甲乙》卷十二第三、《太素·营卫气行》改为“满”。

[9] 补其不足，泻其有余：《类经》十八卷第八十三注：“此针治之补泻也。补其不足，即阴跷所出足少阴之照海也；泻其有余，即阳跷所出足太阳之申脉也。若阴盛阳虚而多卧者，自当补阳泻阴矣。”

[10] 以通其道：沟通阴阳经交会的道路。

[11] 流水千里以外者八升，扬之万遍：后世称此为千里水或长流水，取其源远流长，性能荡涤邪，疏通下达。“扬之万遍”，煮常流水，用杓高扬千、万遍，使水煮翻滚，名甘澜水，古人认为取此煎药，可以调和阴阳。

[12] 炊以苇薪：用芦苇作燃料，取其火烈。

[13] 覆杯则卧：将空杯口朝下放置，称为覆杯，用以形容刚刚服药后，立即安卧入睡，病愈甚速。

【按语】

本段经文主要阐述了“目不瞑”的病机及采取的治法。“目不瞑”由卫气行于阳分，不能入阴导致，其病机与阴跷脉、阳跷脉有关，进而采取针刺与半夏汤的针药结合的方式进行治疗。半夏秫米汤能交通阴阳，是治疗此病的有效验方。

【原文】

老者之气血衰，其肌肉枯，气[1]道涩，五脏之气相搏[2]，其营气衰少而卫气内伐，故昼不精[3]，夜不瞑。

——《灵枢·营卫生会》

【注释】

[1]气:《医说》卷五作“营卫之”。

[2]搏:《甲乙经》卷一第十一卷作“薄”。谓交争，不协调。

[3]昼不精：白天无法精力充沛，精神饱满。

【按语】

本段经文主要阐述了老年人不寐的病因。老年人气血虚弱，营气衰少，卫气内扰，营卫失调，不能够正常运行，故“昼不精，夜不瞑。”这为老年人通过调补气血为主的治法提供了理论依据，后世的归脾汤正是针对气血两虚的不寐创立。

【原文】

正邪[1]从外袭内[2]，而未有定舍，反[3]淫于脏，不得定处，与营卫俱行，而与魂魄飞扬，使人卧不得安而喜梦；气淫于腑，则有余于外，不足于内；气淫于脏，则[4]有余于内，不足于外。

——《灵枢·淫邪发梦》

【注释】

[1]正邪：指能够刺激和干扰身心正常活动的各种因素，如情志活动、饥饱、劳逸等。《类经》十八卷第八十五注：“凡阴阳劳逸之感于外，声色嗜欲之动于内，但有干于身心者，皆谓正邪。”

[2]从外袭内:《病源》卷四虚劳喜梦候“邪”上无“正”字，“袭”作“集”。《太平御览》卷三十九人事部，叙梦类引“邪”下无“从”字。

[3]反:《千金》卷一序例诊候第四、《灵枢略》并作“及”。

[4]则:《甲乙》卷六第八，此下有“梦”字。

【按语】

本段经文主要阐述了邪气乘人体脏腑虚弱而侵入脏腑，使魂魄不安而成梦的机理。这为后世治疗多梦、梦游、梦语等多种睡眠障碍提供了理论依据。

【原文】

不得卧而息有音者，是阳明之逆也。足三阳者下行，今逆而上行，故息有音也。阳明者，胃脉也。胃者，六腑之海，其气亦下行。阳明逆，不得从其道，故不得卧也。《下经》[1]曰：胃不和则卧不安[2]，此之谓也。

——《素问·逆调论》

【注释】

[1]《下经》：古医书名。

[2]胃不和则卧不安：张景岳曰：“反复不宁之谓。今人有过于饱食，或病胀满者，卧必不安，此皆胃气不和之故。”

【按语】

本段经文主要阐述了导致不寐的其中一个病因。或因过于饱食，或因胀满，导致胃经之气运行不畅，则无法安然入睡，即“胃不和则卧不安”，这为后世治疗失眠采用和胃气的治法提供了理论依据。

【原文】

下之后，复发汗，昼日烦躁不得眠，夜而安静，不呕，不渴，无表证，脉沉微，身无大热者，干姜附子汤主之。(61)

——《伤寒论》

【按语】

病在太阳，法当解表，此先下后汗，为治疗失序。汗下后，致使肾阳虚衰，虚阳被阴寒所逼，欲争不能，欲罢不甘。阳主动而阴主静，昼日阳旺，得天时之助，虚阳方可与阴相争，故而烦躁不安，难以入睡；入夜则阳气衰、阴气盛，虚阳无力与阴寒相争，故而安静。然不可不知，此夜晚安静，并非安静如常，而是呈少阴阳虚“但欲寐”之态，就病情而言，反而更为危重。“不呕，不渴，无表证”，说明病邪已离阳而入阴。阴邪内盛，若格阳外出，多身大热而反欲得衣，今身无大热，是尚未达到阳气外亡之程度，故可用干姜附子汤辛温散寒，回阳救逆。

【原文】

发汗后，水药不得入口为逆，若更发汗，必吐下不止。发汗吐下后，虚烦[1]不得眠，若剧者，必反复颠倒，心中懊憹[2]，栀子豉汤主之；若少气[3]者，栀子甘草豉汤主之；若呕者，栀子生姜豉汤主之。(76)

——《伤寒论》

【注释】

[1]虚烦：虚，非正气虚，是无实邪与热结聚。虚烦，即吐下后无形邪热郁闭胸膈所致的烦躁。

[2]懊憹：(ào nǎo，音奥恼)，烦闷殊甚，难以名状。

[3]少气：即气少不足以息。

【按语】

本条第一句论大汗之后，阳虚水停，故饮水则吐（即水逆）的证治，不做赘述。第二句论汗吐下后无形之热郁于胸膈之虚烦证。本条采用的是假宾定主的写作手法，同为发汗后，前者为阳虚水停，后则属火热内郁，意在水火对举，突出辨证论治精神。本条“虚烦”之“虚”，不可理解为正气虚弱之虚。参第375条“下利后，更烦，按之心下濡者，为虚烦也，宜栀子豉汤”，和第221条“若下之，则胃中空虚，客气动膈，心中懊憹，舌上胎者，栀子豉汤主之”，可见虚烦是指胃中空虚无物，惟无形邪热留扰胸膈所致，甚则心中懊憹，反复颠倒。辨证当属实证，治用栀子豉汤清宣郁热，邪热一去，神志自宁。

【原文】

少阴病，得之二三日以上，心中烦，不得卧，黄连阿胶汤主之。(303)

——《伤寒论》

【按语】

本条为少阴病热化证。少阴病得之二三日，便呈心中烦、不得眠，说明肾水素亏，邪从热化。肾阴虚于下，心火亢旺于上，而心肾不交，水火未济。本证上实下虚，为虚实兼夹之证候，治用黄连阿胶汤滋阴清热，交通心肾。

【原文】

病人小便不利，大便乍难乍易，时有微热，喘冒[1]不能卧者，有燥屎也，宜大承气汤。(242)

——《伤寒论》

【注释】

[1] 喘冒：即气喘而头昏目眩。

【按语】

本条因阳明里实，燥屎内结，腑气不通，故大便乍难。燥热结实，津液耗损，然未至枯竭程度，一部分津液尚能还流于肠中，则所结之燥屎，尚有部分得以稍润，故小便不利时，大便乍易。燥屎阻结，热邪深伏于里，难以透发于外，故时有微热。腑气不通，浊热上迫于肺则喘。冒者，热邪上逆，扰乱清宫之地也。喘冒俱甚，故不能卧寐。既有燥屎，则腹满痛、烦躁等症亦可存在，故可用大承气汤以泻热去实。

【原文】

少阴病，下利六七日，咳而呕渴，心烦不得眠者，猪苓汤主之。(319)

——《伤寒论》

【按语】

少阴病下利有寒热之异。本条少阴病下利与咳而呕渴，心烦不得眠并见，为阴虚有热，水气不利所致。水气偏渗于大肠则下利；水气上逆，犯肺则咳，犯胃则呕；水气内停，津不上承则口渴；阴虚热扰心神，故心烦不得眠。与 223 条“脉浮发热，渴欲饮水，小便不利者，猪苓汤主之”互参，可知本证当有小便不利。223 条为阳明病误下后，余热未尽，更兼津液损伤，阴伤水热互结；本条为少阴病阴虚，邪从热化，水气内停，而阴虚有热，水热互结，二者虽发病经过不同，但病机相同，故皆用猪苓汤清热育阴利水。

【原文】

虚劳，虚烦[1]不得[2]眠，酸枣仁汤主之[3]。

——《金匮要略·血痹虚劳病脉证并治》

【注释】

[1] 虚烦:《广雅·释诂三》:"虚，空也。""烦"是心病。"虚烦"：心里一直烦乱，反来复去，躁扰不安。所谓"烦逆""烦闷"都可随之而至。《千金》卷十二《胆虚实》："酸枣汤，治虚劳烦闷不得眠。"《外台》卷十七《虚劳虚烦不得眠》引《深师方》小酸枣汤:"疗虚劳不得眠，烦不可宁。"据上所引，则"烦"字之意益明。如只以"烦热""烦躁"解之，固未尽得其义，而谓"因虚致烦"，亦未为合。

[2] 不得：即不能。

[3] 酸枣仁汤主之:《本草经》：酸枣仁主治"烦心不得眠"。

【按语】

本段经文主要阐述了阴虚虚劳合并不寐的证治。阴虚则阳胜，阳胜则生热，故用知母、甘草以清热；阴液不足，心不藏神，肝不藏魂，神魂不藏则虚烦不寐，故以酸枣仁敛液藏魂为君；以阴虚则必火盛，火煅津液则成痰，痰阻于中，胆气不舒，亦烦而不寐，茯苓除痰而不燥；川芎能舒胆气，为无上之妙品。燥痰一化，胆气自舒，阴液既充，燥热亦解。所谓欲化其痰，必清其火，欲清其火，必滋其阴是也。在《金匮要略》中虚劳偏主阳虚，虽所言阴虚者只此一段，却法理俱备，启人思考。

第十三章 卑惵病

第一节 卑惵病概述

卑惵病是中医的一个专属名词，首见于张仲景《伤寒杂病论·平脉法》，明代戴思恭在《证治要诀·惊悸怔忡》中对其临床表现有详细记载，此后清代沈金鳌在《杂病源流犀烛》中认为其病机为“心气不足”，认为是虚证，其他医家则很少谈及此病。卑惵病类似于现代精神病学的精神分裂症衰退期，或者重症抑郁症，如果患者出现类似于卑惵的表现，可参考该病进行治疗。

第二节 卑惵病部分选读

【原文】

卫气弱，名曰惵；荣气弱，名曰卑；卑惵[1]相抟，名曰损。

——《伤寒杂病论·平脉法》

【注释】

[1]卑惵：卑，《说文解字》注为“贱也”；惵，《说文解字》注为“薄也”。原意指城墙上女墙的形状。在这里转义为人的疾病有意下而志薄，故有心中常歉而畏惧见人。

【按语】

本段经文是对卑惵最早的描述，并指出了该病的病机，认为该病的病机是荣、卫气弱，不足以养神，导致神之衰乏，意下志薄而发病。

【原文】

痞塞[1]不饮食，心中常有所怯，爱居暗室，或倚门后，见人则惊避，似失志状，此名为卑惵，以血不足故。

——《证治要诀·惊悸怔忡》

【注释】

[1]痞塞：郁结，阻滞不通。

【按语】

本段经文形象描述了卑惵的症状特点，其主要表现为自卑愧疚，惊恐胆怯，神情疑虑，精神惶惑，胡思乱想，不能自控，经常心胸痞塞、心烦少寐。文末强调了血不足的病机，后世《杂病源流犀烛》中针对该病机，给出了相应的治疗方剂“天王补心丹”“人参养荣汤”等。

第十四章 怒、喜、思、悲、恐类病

第一节 怒、喜、思、悲、恐类病概述

怒、喜、思、悲、恐为七情类病证，最早见于《黄帝内经》，此后历代医家多有描述，提出了很多不同的治疗方法。怒证，虽有“善怒”“喜怒”“易怒”“大怒”“狂怒”之不同，但其核心症状是性情急躁，目直而怒，不可控制等。喜证，又称“笑证”“喜笑”“笑不休”“歌笑”“狂笑”，多因“心有余，则笑不休”，多为心有实邪所致。思证，主要指忧思证，七情为脾所主，多为忧思劳伤心脾，气虚亏虚，或气机郁滞所致的以闷闷不乐，心怀不畅，忧郁不解，思虑绵绵等症状为主要表现的病证。悲证，又称“善悲”，是指悲伤过度引起脏腑功能失调而产生的病证，其病位在肺，和心、肝有一定关系，该证可单独出现，但更多与前面所讲病证合并，可参考前面病证治疗。恐证，包含惊和恐，临床以善恐和恐惧为主要表现，和心、肝、肾的关系密切，治疗上除治神外，还需要考虑肝、心等脏腑功能。后世医家对七情类疾病有精彩论述，提出了很多行之有效的治疗方法，学习古代医家相关论述对治疗当今精神类疾病有重要借鉴意义。

第二节 怒、喜、思、悲、恐类病部分选读

【原文】

黄帝曰：善。余闻百病生于气也[1]，怒则气上，喜则气缓，悲则气消，恐则气下，寒则气收，炅则气泄，惊则气乱，劳则气耗，思则气结，九气不同，何病之生？岐伯曰：怒则气逆，甚则呕血及飧泄[2]，故气上矣。喜则气和志达，营卫行通利，故气缓[3]矣。悲则心系急[4]，肺布叶举[5]，两焦不通，营卫不散，热气在中，故气消矣。恐则精却[6]，却则上焦闭，闭则气还，还则下焦胀，故气不行[7]矣。寒则腠理闭，气不行，故气收[8]矣。炅则腠理开，营卫通，汗大泄，故气泄[9]。惊则心无所寄，神无所归，虑无所定，故气乱矣。劳则喘息汗出，外内皆越[10]，故气耗矣。思则身心有所存，神有所归，正气留而不行，故气结矣。

——《素问·举痛论》

【注释】

[1] 百病生于气也：百病，泛指多种疾病。谓多种疾病的发生，都是气的失常所致。

[2] 呕血及飧泄：大怒伤肝，肝气上逆，血随气涌，故甚则呕血。肝气横逆，乘犯脾土，则为飧泄。又“飧泄”，《甲乙经》《太素》均作“食而气逆”，可参。

[3] 气缓：含两义，即适度的喜能使气和志达，喜太过则气涣散不能收持。张介宾注：“气脉和调，故志畅达，荣卫通利，故气徐缓。”然喜甚则气过于缓而渐至涣散，故《素问·调经论》曰：“喜则气下。”

[4] 心系急：心系，指心与其他脏器相连系的络脉。急，拘急、牵引。

[5] 肺布叶举：谓肺叶张大。

[6] 恐则精却：却，退却，精气衰退之意。肾在志为恐，主藏精，恐惧太过则耗伤肾精，故致精却。

[7] 气不行：林亿《新校正》云：“当作气下行也。”

[8] 气收：卫阳郁遏之谓。张介宾注：“寒束于外则玄府闭密，阳气不能宣达，故收敛于中而不得散也。”

[9] 气泄：热则汗出，气随汗泄，故称气泄。

[10] 外内皆越：越，散越之意。指人体正气外内两方面消耗亏损。马莳注：“人有劳役，则气动而喘息，其汗必出于外，夫喘则内气越，汗则外气越，故气以之而耗散也。”

【按语】

本段经文主要阐释了七情致病的特点。情志为病各具特点，证候表现亦非常复杂，但其病机主要责之于五脏气机失调和七情致病，治疗重在理气调神，以治神失常。本篇所言“怒则气上，喜则气缓，悲则气消，恐则气下，惊则气乱，思则气结”；《灵枢·寿夭刚柔》云：“忧恐忿怒伤气，气伤脏，乃病脏。”均表现出五脏气机失调，升降出入阻滞和紊乱的病理，甚者可损伤脏腑气血阴阳，出现气虚、血虚、阴虚、阳虚等病证。故临床治疗情志所致病证，首当调理脏腑之气机，《素问·至真要大论》中的“结者散之……逸者行之，惊者平之”等法，主要为调理气机而设。又由于心为五脏六腑之大主，为“君主之官，神明出焉”，故情志过激致病，常使心神受扰或损伤，而后致脏腑气机失调，出现各脏腑功能失常及精神情志异常的病证，因此治疗情志之病，还当重视养心调神。

【原文】

心藏脉，脉舍神，心气虚则悲[1]，实则笑不休。

——《灵枢·本神》

【注释】

[1] 悲：《素问》新校正云：“按《甲乙经》及《太素》全元起注本并作忧。”按：今本《太素》作“悲”，《甲乙经》悲下有“忧”字，与林校俱不合。《脉经》卷六第三、《千金》卷十三第一“悲”下并有“不已”二字。

【按语】

本段经文主要阐述了心气虚、实两种状态下不同的神志病表现。心主血脉，神居血脉之中，心气虚则产生悲忧的情绪，心气实盛，则大笑不止。这为后世从心论治笑病提供了理论依据。

【原文】

心气盛，为神有余，则病胸内痛，胁支满，胁下痛，膺、背、膊胛[1]间痛，两臂内痛，喜笑不休，是心气之实也，则宜泻之。

——《诸病源候论·心病候》

【注释】

[1] 膺、背、膊胛："膺"，胸；"膊胛"，《素问·脏气法时论》作"肩甲"。

【按语】

本段经文主要阐释了笑病的病机及治法。该段条文认为喜笑不休是心气过盛导致的实证，这与《黄帝内经》的认识是一致的。同时还会伴随胸内疼痛，两胁感到支撑而满闷，胁下疼痛，前胸、后背、手臂、肩膀疼痛等症状，治疗时宜采用泻法。

【原文】

人忧愁思虑即伤心，又或遇少阴司天，天数不及，太阴作接间至[1]，即谓天虚也，此即人气天气同虚也。又遇惊而夺精，汗出于心，因而三虚，神明失守。心为君主之官，神明出焉，神失守位，即神游上丹田[2]，在帝太一帝君泥丸宫[3]一下。神既失守，神光不聚，却遇火不及之岁，有黑尸鬼见之，令人暴亡。

——《素问·本病论》

【注释】

[1] 太阴作接间至：张景岳："少阴司天之年，太阴尚在左间，若少阴不足，则太阴作接者，未当至而至矣。"

[2] 上丹田：道家通谓人身脐下三寸为丹田。又《抱朴子·地真》认为丹田有三，在脐下为下丹田，在心下为中丹田，或在两眉间为上丹田。张景岳认为上丹田即为髓海。

[3] 帝太一帝君泥丸宫：张景岳："人之脑为髓海，是谓上丹田，太一帝君所居，亦曰泥丸君，总众神者也。"上丹田，泥丸宫，实指脑而言，本文拟以人之神，比之太一帝君，有总统众神的作用。

【按语】

本段经文阐述了心之正气不足导致"暴亡"的原因。人体正气不足，过度忧愁就会伤心，若加上天气不正常，感受邪气，又因遇惊而劫夺精气，导致神明失守而不得聚敛，又遇火运不及之年，会使人突然死亡。

【原文】

脾，愁忧而不解则伤意，意伤则悗乱[1]，四肢不举[2]，毛悴色夭，死于春[3]。

——《灵枢·本神》

【注释】

[1] 意伤则悗乱:《类经》三卷第九注:“忧则气不因水舒，不舒则不能运行，故悗闷而乱。”

[2] 四肢不举:《类经》三卷第九注:“四肢皆禀气于胃而不得至经，必因于脾，乃得禀也，故脾伤则四肢不举。”

[3] 毛悴色夭，死于春:《太素》卷六首篇注:“春，土死时也。问曰：脾主愁忧，又云，精气并于肝则忧，即肝为忧也。因木克土，故脾病死于春。”

【按语】

本段经文主要阐述脾意受损后出现的精神和躯体症状。根据《黄帝内经》五神藏的理论构架，脾主思藏意，忧思过度会损害脾意，意伤在精神症状上表现为悗闷而乱，在躯体症状上表现为四肢不能举动、皮毛憔悴，到春天木旺的季节，病必加重甚至死亡。

【原文】

心气不足，则胸腹大，胁下与腰背相引痛，惊悸，恍惚，少颜色，舌本强，善悲忧，是为心气之虚也，则宜补之。

——《诸病源候论·心病候》

【按语】

本段经文主要阐释了悲证的病机及治法。该段条文认为悲证是心气不足导致的虚证，这与《黄帝内经》的认识一致。同时还会伴随胸腹胀大，胁下疼痛并牵引腰背，神思恍惚，面色苍白，舌根僵硬不柔和等症状，治疗时宜采用补法。

【原文】

伤寒二三日，心中悸而烦者，小建中汤主之。(102)

——《伤寒论》

【按语】

伤寒二三日，未经误治而见心中悸而烦者，责之正气不足，复被邪扰。太阳与少阴互为表里，太阳为外防，心主为宫城，里虚邪扰，气血不足，心无所主则悸，甚至不宁则烦。证属气血阴阳俱不足，治以小建中汤，内益气血，外和营卫，安内以攘外，有表里兼顾之妙。

【原文】

太阳伤寒者，加温针必惊也。(119)

——《伤寒论》

【按语】

太阳伤寒，治当辛温发汗，解表散寒，方用麻黄汤。误用温针发汗，非但邪气不解，反可助热成火邪，火热上扰心神，则发为惊。治当清泻火热，可酌情选用栀子豉汤、大黄黄连泻心汤、白虎汤等方。

【原文】

伤寒八九日，下之，胸满烦惊，小便不利，谵语，一身尽重，不可转侧者，柴胡加龙骨牡蛎汤主之。（107）

——《伤寒论》

【按语】

伤寒八九日，误用下法，导致正气损伤，邪入少阳，引起三焦不利，胆气不舒，邪气弥漫，虚实夹杂。邪入少阳，枢机不利，故胸满；胆火上炎，胃热上蒸，心神被扰，则心烦、谵语；误下心气受损，加之胆火内郁，故惊惕不安；三焦决渎失职，则小便不利；阳气内郁，不得宣达，经气壅滞，则一身尽重，不可转侧。本证形成于伤寒误下之后，以邪入少阳，三焦不畅为基本病机，故用柴胡加龙骨牡蛎汤和解少阳，通阳泻热，重镇安神。

【原文】

心在声为笑[1]，在变动为忧[2]，在志为喜[3]，喜伤心[4]，恐胜喜[5]；
肝在声为呼[6]，在变动为握[7]，在志为怒[8]，怒伤肝[9]，悲胜怒[10]；
脾在声为歌[11]，在变动为哕[12]，在志为思[13]，思伤脾[14]，怒胜思[15]；
肺在声为哭[16]，在变动为咳[17]，在志为忧[18]，忧伤肺[19]，喜胜忧[20]；
肾在声为呻[21]，在变动为栗[22]，在志为恐[23]，恐伤肾[24]，思胜恐[25]。

——《素问·阴阳应象大论》

【注释】

［1］笑：王冰注“笑，喜声色”。

［2］忧：王冰注“心之忧，在心变动，肺之忧在肺为志，是则肺主于秋，忧为正也，心主于下，变而生忧也”。

［3］喜：王冰注“喜所以和乐也”。

［4］喜伤心：王冰注“虽志为喜，甚则自伤”。

［5］恐胜喜：王冰注“恐为肾水之志，故胜心火之喜，恐则不喜，是其征也”。

［6］呼：王冰注“谓叫呼，亦谓之啸”。

［7］握：王冰注“握所以牵就也”。

［8］怒：王冰注“怒所以禁非也”。

［9］怒伤肝：王冰注“虽志为怒，甚则自伤”。

［10］悲胜怒：王冰注“悲则肺金并于肝木，故胜怒也”。

［11］歌：王冰注“歌，叹声也”。

［12］哕：王冰注“哕，谓哕噫，胃寒所生”。

［13］思：王冰注“思所以知远也”。

［14］思伤脾：王冰注“虽志为思，过则自伤”。

［15］怒胜思：王冰注“怒则不思，胜可知也”。

［16］哭：王冰注“哭，哀声也”。

［17］咳：王冰注“咳，谓咳嗽，所以利咽喉也”。

［18］忧：王冰注“忧，深虑也”。

［19］忧伤肺：王冰注“虽志为忧，过则损也”。

［20］喜胜忧：王冰注“喜则心火并于肺金，故胜忧也”。

［21］呻：王冰注“呻，吟声也”。

［22］栗：王冰注“栗谓战栗，甚寒大恐而悉有之”。

［23］恐：王冰注“恐所以惧恶也”。

［24］恐伤肾：王冰注“恐而不已，则内感于肾，故伤也”。

［25］思胜恐：王冰注“思深虑远，则见事源，故胜恐也”。

【按语】

本段详细论述了五脏与五气的关系。五脏，谓肝心脾肺肾，五气，谓怒喜思忧恐。由五气以生五志，如本论及《素问·五运行大论》，俱言心在志为喜，肝在志为怒，脾在志为思，肺在志为忧，肾在志为恐。这是最早的有关五气的记载，为后世研究情志病奠定了基础。

第十五章 惊悸

第一节 惊悸概述

惊悸，又称“心悸”“忪悸”，是指无故自惊而悸动不宁，因惊而悸之。多是七情不舒累及于心所导致，时作时止。患者自觉心慌、悸动、胸闷、恐惧等。惊悸是目前临床诊疗中常见的症状，既可作为躯体疾病的附加症状出现，也可以单一的症状出现，临床有些焦虑症的病人就是以惊悸为主要表现。惊悸在《黄帝内经》时期就已有记载，其病名最早出自张仲景《伤寒论》与《金匮要略》中，后代医家的论述多是基于此展开。

第二节 惊悸部分选读

【原文】

肝雍[1]，两胠满[2]，卧则惊，不得小便。

肝脉骛暴[3]，有所惊骇，脉不至若瘖，不治自已。

二阳[4]急为惊。

脉至如数，使人暴惊，三四日自已。

肾肝并沉为石水，并浮为风水，并虚为死，并小弦欲惊。

——《素问·大奇论》

【注释】

[1] 雍：《太素》作“痈”。

[2] 胠满：《太素》作“胁满”。

[3] 骛暴：《太素》作“惊爆”。

[4] 二阳：阳明土也。

【按语】

此段经文从《素问·大奇论》中摘录汇集而成，论述了惊悸与肝、脾、肾的关系，还阐释了惊悸的脉象特点。肝经病，邪气壅滞而胀满，肝经循股阴入毛中，环阴器，抵少腹，上贯肝膈，布胸胁，故肝经胀满而不得小便。肝主惊骇，卧则神魂不安，发为惊悸。故肝脉急乱者，必有惊骇。肝气若厥，厥则脉不通，又因肝脉布胸胁，循喉咙之后，故脉不至若喑。土气虚寒，则阳明脉病，故惊；无形之气上逆，则脉至数疾，邪薄心下，故发惊；小者血气皆少，弦则为减为寒。肝脏之气生于肾，脉并小弦，是二脏之气皆虚而欲发为惊也。

【原文】

伤寒脉结代，心动悸，炙甘草汤主之。

——《伤寒论》

【按语】

本段经文阐述了惊悸发生的病因及治法。结代之脉，动而中止能自还者，名曰结；不能自还者，名曰代。寒伤心，神明不安，故动悸；心不主脉，失其常度，故结代。由于气血虚衰，不能相续所得，心中出现悸动的表现。可予炙甘草汤补益气血，营卫既充，脉复神完，病愈矣。

【原文】

寸口脉动而弱，动即为惊，弱即为悸。

——《金匮要略·惊悸吐衄下血胸满瘀血病脉证并治》

【按语】

本段经文阐述了惊悸的脉象特点。心者，君主之官，神明出焉。不劳心，则精气全而神明安其宅。若有所伤，则气虚而脉动，动则心悸神惕，精虚而脉弱，弱则怔忡恐悸。惊是从外界而来，属阳，阳变则脉动；悸自内恐而生，属阴，阴耗则脉弱。故动则为惊，弱则为悸。

【原文】

心下悸者，半夏麻黄汤主之。

——《金匮要略·惊悸吐衄下血胸满瘀血病脉证并治》

【按语】

本段经文阐述了惊悸的治疗。悸者，心中惕惕然动。《伤寒论》认为悸有三种：有正气虚而悸者；有水停而悸者；又有汗下后，正气内虚，邪气交击而悸者。病邪不同，治法也不同。正气虚者，可以小建中汤、四逆散加桂枝治疗；饮水多而悸者，心属火而恶水，不自安而悸也；汗下后正气内虚，邪气交击而悸者，与气虚而悸又不同，治疗应镇固，或化散。惊有结邪，神明不能堪，悸为阴邪所困，而心气不足，阴邪在此处可理解为痰饮，故选用半夏麻黄汤。西医学已没有单独的惊悸病名，但有些焦虑症病人表现为心慌、烦躁，若为痰饮扰心所致，也可选用半夏麻黄汤来治疗。

【原文】

伤寒二三日，心中悸而烦者，小建中汤主之。

——《伤寒论》

【按语】

此段经文阐述了心脾两虚导致惊悸的病因。伤寒二三日见心悸，是中气亏虚，心脾不足，气血亏虚，复感外邪所致。太阳与少阳为表里，太阳为卫外，心主里，里虚邪扰，气血不足，心无所主则悸。以小建中汤调和营卫，气血充足则惊悸烦躁皆除。

【原文】

风惊悸者，由体虚，心气不足，心之腑为风邪所乘；或恐惧忧迫，令心气虚，亦受于风邪。风邪搏于心，则惊不自安。惊不已，则悸动不定。其状，目精不转，而不能呼。

诊其脉，动而弱者，惊悸也。动则为惊，弱则为悸。

——《诸病源候论·风惊悸候》

【按语】

本段论述了风惊悸的表现及病因。风惊悸，是由于身体虚弱，心气不足，风邪侵犯心经所致；或者由于恐惧、忧愁、紧张等原因，使心气虚损，又受到风邪侵袭所致。风邪袭击于心，就会惊骇不能自安。惊不止，就心跳不定。诊其脉象，动而弱者，就是惊悸之征。脉动为惊病，脉弱为悸。

【原文】

人有闻声而动惊，心中怦怦，半日而后止者，人以为心中有痰也。乃用消痰之药治之不效，久则不必闻声而亦惊，且添悸病，心中常若有来捕者，是惊悸相连而至也。虽俱是心虚之症，而惊与悸实有不同。盖惊之病轻于悸，悸之病重于惊，惊从外来而动心，悸从内生而动心也。若怔忡，惊悸之渐也，故惊悸宜知轻重，一遇怔忡即宜防惊，一惊即宜防悸。然而惊悸虽分轻重，而虚则一也，方用安定汤。

夫神魂不定而惊生，神魂不安而悸起，皆心肝二部之血虚也。血虚则神无所归，魂无所主。今用生血之剂，以大补其心肝，则心肝有血以相养，神魂何至有惊悸哉！倘此等之药，用之骤效，未几而仍然惊悸者，此心肝大虚之故也，改煎药为丸。方用镇神丹。

人有先惊而后悸，亦有先悸而后惊，似乎不同，而不知非有异也，不过轻重之殊耳。但惊有出于暂，而不出于常，悸有成于暗，而不成于明者，似乎常暂明暗之不同。然而暂惊轻于常惊，明悸重于暗悸。吾定一方，合惊悸而治之，名为两静汤。

——《辨证录·惊悸》

【按语】

此三段经文系统地阐述了惊悸二证的区别与治疗。陈士铎在宋代医书《仁斋直指方论》的基础上进一步总结了惊与悸的差异，即惊从外来，悸从内生。虽然惊悸分为轻重，但其根本病机还是心肝血虚，因此，在治疗上还需要合而治之。除补心肝血虚之外，还应交通心肾而安神定魂。

【原文】

肝脉惊暴，有所惊骇。惊生病者，其脉止而复来（目睛不转，呼吸不能，气促），寸口脉动而弱，动为惊，弱为悸。

寸口脉紧，趺阳脉浮，胃气则虚，是为悸。

趺阳微而浮，浮为胃虚，微则不食，此恐惧之脉，忧迫所作也。

盖因血虚，肝生血，无血则木盛，易惊，心神忤乱，气与涎结，遂使惊悸，血虚宜朱砂安神丸；气涎心郁在心胆经，宜温胆汤。松悸在心脾经，因失志气郁涎聚，宜定志汤。

小儿惊搐涎潮如死，乃母胎时受怖，为腹中积热，宜坠涎镇火清心也。

朱砂安神丸治血虚惊悸，凡血虚则木火盛也。

温胆汤治心胆怯，易惊。

寒水石散治因惊，心气不行，郁而生涎，结为饮。

上热则水下，寒则姜汤下。

三因论悸，有悸然而心筑筑动，有惊悸松悸，痰饮闭于中脘，其证短气、自汗、四肢浮肿、饮食无味，心虚烦闷，坐卧不安。外有肝痹、肺。心中虚寒亦似惊也。

——《丹溪手镜·惊悸》

【按语】

本段经文是明代对惊悸怔忡最为全面的总结，经文中提到惊悸与怔忡二者的区别在于“惊悸有时，怔忡无时”，但病因病机是相似的，离不开血虚、痰、火。除了上述治疗方剂外，朱丹溪还提出了治疗大法：“大率痰宜吐之，火则下之，血虚宜补血，平木降火。”

【原文】

夫惊悸与松悸，二证不同。惊悸，则因事有所大惊，或闻虚响，或见异相，登高涉险，梦寐不祥，惊忤[1]心神，气与涎郁，遂使惊悸，名曰心惊胆寒，在心胆经，属不内外因，其脉必动；松悸，则因汲汲[2]富贵，戚戚贫贱，久思所爱，遽失所重，触事不意，气郁涎聚，遂致松悸，在心脾经，意思所主，属内所因。或冒寒暑湿，塞闭诸经，令人忽忽若有所失，恐恐如人将捕，中脘松悸，此乃外邪，非因心病。况五饮停蓄，闭于中脘，最使人松悸，治属饮家。

——《三因极一病证方论·惊悸证治》

【注释】

[1] 忤：不顺从，不和睦。

[2] 汲汲：形容心情急切的样子，急于得到。

【按语】

本段经文阐述了惊悸与松悸的不同，从病因学的角度对二者进行了辨析。陈言提倡“三因致病说”，他把复杂的病因分为三类：一为内因，即喜怒忧思悲恐惊，内伤七情，内发自脏腑，外形于肢体；二为外因，即风寒暑湿燥火，外感六淫，起于经络，内合脏腑；三为不内外因，实际是六淫之外的外因，包括饮食饥饱、呼叫伤气、虎狼虫毒、金疮压溺及其他偶然性因素等。外遇情志刺激，扰动心神，神魂不安所致惊悸，属不内外因。思虑过度导致气机郁滞所致的忪悸，病在心脾，属内因；外感寒湿，寒邪阻滞经脉，出现怅然若失，恐人将捕之的忪悸症状，属于外因。这种分类方法对病因的概括更为具体，范围全面，更符合临床实际。

【原文】

治心胸结、气烦闷、恐悸风热、惊邪口干。茯苓粥方。

——《太平圣惠方·食治风热烦闷诸方》

【按语】

本段经文记载了惊悸病症的食疗方。药粥药物精简，便于制作，服用方便，对治疗惊悸能起到很好的辅助作用。

【原文】

论曰虚劳惊悸者，心气不足，心下有停水也，心藏神，其主脉，若劳伤血脉，致心气不足，因为邪气所乘，则令人精神惊惕悸动不定，若水停心下，水气乘心，亦令悸也。

——《圣济总录·虚劳惊悸》

【按语】

本段经文阐述了因虚致惊的病因病机。所谓“正气存内，邪不可干，邪之所凑，其气必虚”，正气虚损在疾病的发生发展过程中可能起着主导的作用。正气指人体抗邪的能力，邪气指各种致病因素，当人体脏腑功能正常，正气旺盛，气血充盈流畅，卫外固密，外邪难以入侵，内邪难于产生，就不会发生疾病。若正气亏虚，不足以抗御邪气，病邪可乘虚而入，干扰体内正常的活动，会导致气血阴阳的功能失调。所以正气亏虚在惊悸的发生发展过程中也占据着重要的地位。

第十六章 怔忡

第一节 怔忡概述

怔忡，又称惊悸、忪悸、心忪、怔忪，是以心中急剧跳动，惊慌不安，甚至不能自主为主要表现的一种病症。怔忡病名首见于《济生方·惊悸怔忡健忘门》中的“怔忡者，心中躁动不安，惕惕然后人将捕之也”。怔忡是心悸的一种，多因久病体虚、心脏受损导致气血、阴阳亏虚，或邪毒、痰饮、瘀血阻滞心脉，日久心失濡养，心脉不畅，从而引起心中惕惕不安，不能自控，常和惊悸合并称为心悸。现代精神科中，焦虑症患者会出现怔忡的表现，如急性惊恐发作时，患者会自觉紧张、心慌、呼吸困难，严重时有濒死感。当患者出现类似的表现时，可参考该病治疗。

第二节 怔忡部分选读

【原文】

是动[1]则病手心热[2]，臂肘挛急[3]，腋肿，甚则胸胁支满[4]，心中[5]憺憺大动，面赤，目黄，喜笑不休[6]。

——《灵枢·经脉》

【注释】

[1]动：言变也，变则变常而为病也。

[2]手心热:《太素》无“心”字。

[3]臂肘挛急:《太素》作“肘挛”。

[4]胸胁支满:《太素》作“胸中满”。

[5]中:《太素》无此字。

[6]喜笑不休:《太素》无此四字。

【按语】

本段经文阐述了心包经病变与怔忡的关系。心包经本经发生病变，常表现为心中烦躁，动摇不安，掌心发热，胸胁支满，面赤，这与怔忡发作时的表现相似。

【原文】

肾足少阴之脉，是动则病饥不欲食[1]，面如漆柴[2]，咳唾则有血，喝喝而喘，坐而欲起，目（𥆧𥆧[3]）如无所见，心如悬若[4]饥状。气不足则善恐，心惕惕如人将捕之，是为骨厥。

——《灵枢·经脉》

【注释】

[1] 饥不欲食：杨上善曰："少阴脉病，阴气有余，不能消食，故饥不能食也"。

[2] 面如漆柴：《太素》作"面黑如地色"。

[3] 𥆧𥆧：𥆧，古同"盲"。

[4] 若：《太素》作"病"。

【按语】

本段经文阐述了肾经病变引起怔忡的表现。虽然文中并未直接表明肾经与怔忡的联系，但惊、恐与怔忡关系十分密切，惊与恐常直接引发怔忡。肾虽阴脏，元阳所居，水中有火，为脾胃之母，阴动则阳衰，阳衰则脾困，故病虽饥而不欲食，以阴气盛，面黑如地色也。心肾不交则精神离散，故心如悬；肾在志为恐，足少阴肾气不足，故惕惕如人将捕之。

【原文】

大概属血虚，有思虑便动，属虚，血少者多。时作时止者，痰因火动，瘦人多因是血少，肥人属痰，寻常者多是痰。真觉心跳者是血少，四物、朱砂安神之类……怔忡者，心不安，惕惕[1]然如人将捕者。

——《丹溪心法·怔忡》

【注释】

[1] 惕惕：惊恐不安心绪不宁的情状。出自《素问·诊要经终论》："夏刺秋分……惕惕如人将捕之。"

【按语】

本段经文阐述了怔忡发作的临床表现及病因。怔忡，发作特点为无定时。朱丹溪认为百病皆由痰作祟，怔忡也与痰邪有关。痰饮多由外感六淫，或饮食及七情所伤等，使肺、脾、肾及三焦等脏腑气化功能失常，水液代谢障碍，以致水津停滞而成，若痰火扰心、心神被蒙，则可导致胸闷心悸、神昏谵妄。

【原文】

心痛善悲，厥逆[1]，悬心如饥之状，心澹澹[2]而惊，大陵及间使主之。

心澹澹而善惊恐，心悲，内关主之。

——《针灸甲乙经·邪在心胆及诸脏腑发悲恐太息口苦不乐及惊》

【注释】

[1] 厥逆：泛指气逆的病，多出自《黄帝内经》之中。

[2] 澹澹：同"憺憺"，心神忐忑不安。《素问·至真要大论》："民病心澹澹大动。"《素问·刺热》："其逆则员员澹澹然。"

【按语】

本段论述了怔忡的针灸治疗方法。《针灸甲乙经》在《黄帝内经》的理论基础上，进一步提出了怔忡的治疗方法，主张根据怔忡的不同伴随症状，从不同经脉取穴加以治疗，这为后世治疗本病奠定了理论基础。

【原文】

风惊恐者，由体虚受风，入乘脏腑。其状，如人将捕之。心虚则惊，肝虚则恐。足厥阴为肝之经，与胆合。足少阳为胆之经，主决断[1]众事。心肝虚而受风邪，胆气又弱，而为风所乘，恐如人捕之。

——《诸病源候论·风惊恐候》

【注释】

[1] 决断：《素问》："胆者，中正之官，决断出焉。"谓胆刚正果决，直而不疑，故决断出焉。

【按语】

本段阐述了怔忡与风邪的关系。风惊恐，是体虚受风，风邪深入，侵犯脏腑所致。其临床表现为惊恐不安，似乎人将捕之。心气虚则易惊骇，肝气虚则易恐惧。肝与胆相表里，胆主决断，若心肝之气不足，感受风邪，胆气虚弱，被风邪所侵，就会发生惊恐如人将捕之的证候。

【原文】

躁动烦热，扰乱而不宁，火之体也。热甚于外，则肢体躁扰；热甚于内，则神志躁动，返复癫倒，懊[1]侬烦心，不得眠也。或云呕哕，而为胃冷，心烦疼者，非也。故烦心，心痛，腹空热而发，得食热退而减也。或逆气动躁者，俗谓咽喉，由水衰火旺，而犹火之动也。故心胸躁动，谓之怔忡，俗云"心松"，皆为热也。

——《素问玄机原病式·躁扰》

【注释】

[1] 懊：懊恼，悔恨。

【按语】

本段论述了火热之邪与怔忡的关系。刘完素称心胸躁动为怔忡，病机是热甚于内。生理状态下，心为君火，包络为相火，火为阳，阳主动，"君火之下阴精承之，相火之下水气承之，如是而动，则得其正而清净光明，为生之气也"。若二者平衡被打破，"若乏所承，则君火过而不正，变为烦热，相火妄动，既热且动"，故而出现怔忡的表现。治疗应采用寒凉制火，镇涎平惊的治法。

【原文】

怔忡之病，心胸筑筑[1]振动，惶惶惕惕[2]，无时得宁者是也。然古无是名，其在《内经》，则曰：胃之大络，名曰虚里[3]，出于左乳下，其动应衣，宗气泄也。在越人、仲景，则有动气在上下左右之辩，云：诸动气皆不可汗下也。凡此者，即皆怔忡之类。此证惟阴虚劳损之人乃有之，盖阴虚于下，则宗气无根，而气不归源，所以在上则浮撼于胸臆，在下则振动于脐旁，虚微者动亦微，虚甚者动亦甚。凡患此者，速宜节欲节劳，切戒酒色；凡治此者，速宜养气养精，滋培根本。若或误认为痰火而妄施清利，则速其危矣。外，伤寒门论下条附有动气辩，宜能证之。

凡治怔忡惊恐者，虽有心脾肝肾之分，然阳统乎阴，心本乎肾，所以上不宁者，未有不由乎下，心气虚者，未有不因乎精，此心肝脾肾之气，名虽有异，而治有不可离者，亦以精气互根之宜然，而君相相资之全力也。然或宜先气而后精，或宜先精而后气，或兼热者之宜清，或兼寒者之宜暖，此又当因其病情而酌用之，故用方者宜圆不宜凿也。

——《景岳全书·怔忡惊恐》

【注释】

[1] 筑筑：脉跳动急速貌。

[2] 惶惶惕惕：指惊恐不安心绪不宁的情状。

[3] 虚里：杨上善注："虚里，城邑居处也。此胃大络，乃五脏六腑所禀居处，故曰虚里。"

【按语】

本段经文对怔忡进行了总结。张景岳在《黄帝内经》"宗气泄"和越人、仲景的"动气"理论基础上认识怔忡，对病机进行了总结，他认为怔忡是阴虚劳损，宗气不归所致。张景岳强调精气互根，治病求本，善于抓住疾病的本质，提出了怔忡惊恐的治疗纲领，言简意赅，在实际治疗中，也需要以圆通活法，随病情的变化而灵活施治，这对后世治疗该病极具指导意义。

【原文】

《内经》曰：心者，君主之官，神明出焉。夫怔忡惊悸之候，或因怒气伤肝，或因惊气入胆，母能令子虚，因而心血为之不足，又或遇事繁冗，思想无穷，则心君亦为之不宁，故神明不安而怔忡惊悸之证作矣。夫所谓怔忡者，心中惕惕然动摇而不得安静，无时而作者是也。惊悸者，蓦然而跳跃惊动而有欲厥之状，有时而作者是也。若夫二证之因，亦有清痰积饮，留结于心胞胃口而为之者，又不可固执以为心虚而治。医者自宜以脉证参究其的而药之，毋认非以为是也，慎之慎之。

——《医学正传·怔忡惊悸健忘证》

【按语】

本段经文阐述了惊悸与怔忡的鉴别要点。虞抟对怔忡和惊悸的症状做了生动的描述，对疾病进行了鉴别。惊悸多是因外因所致，因惊而悸；怔忡多是由内因而成，外无所惊；惊悸发作有时，持续时间短，怔忡自觉心中惕惕，动悸不安，稍劳即发，发作无时，持续时间长。虞抟认为两者病因病机相同，病因主要是情志所伤，病机为心血不足，神明不安，除此以外，还有痰饮为患的情况。强调应该脉证合参，审因辨证而治，切勿固执地仅考虑心虚的因素。

第十七章　离魂

第一节　离魂概述

离魂症是中医病名，指神情不宁，感觉虚幻之症。《本草纲目》记载："有人卧则身外有身，一样无别，但不语，盖人卧则魂归于肝，此由肝虚邪袭，魂不归舍，病名离魂。"《杂病源流犀烛·不寐多寐源流》指出："有神气不宁，每卧则魂魄飞扬，觉身在床而神魂离体，惊悸多魇，通夕不寐者，此名离魂症。"《辨证录·离魂门》曰："一旦觉自己之身分而为两，他人未见，而己独见之，人以为离魂之症也……能知户外之人，口中骂詈，嫌家人不出户迎入，人亦为离魂之病。"关于离魂症的记载比较分散，也没有形成系统的理论体系。从现代精神病学的角度来看，离魂症类似于精神分裂症或者躯体形式障碍，如果患者出现类似于离魂的表现可参考该病进行治疗。

第二节　离魂部分选读

【原文】

一心肾两伤，忽觉己身分为两，人未见，己独见，人谓离魂，谁知心肾不交乎。心不交于肾，梦不安；肾不交于心，神发躁。然此犹心病肾不病，肾病心不病也，故梦虽不安，魂犹恋心中，神虽发躁，魂尚依肾内，魂欲离而不能。惟心肾两亏，则肾精不能交心，心液不能交肾，魂乃离。然藏魂于肝，不藏心肾，心肾亏，肝气未伤，则肝能藏魂，何至离？不知肾，肝母，亏则无不养肝；心，肝子，亏则无液耗肝，肝又伤，肝伤则血燥，血燥则魂不藏，往来心肾，母不生，子不养，魂安得不离。似宜大补肝血，引魂[1]以人，然心肾不补，仍耗肝气，魂必复离。用摄魂汤：生枣仁、当归、枣皮、茯神、巴戟五钱，麦冬、熟地、白芍、人参一两，远志、柏子仁、白芥子二钱。数剂不再离。此三经并治，肾水润，肝不燥，肝血旺，心不枯，自然魂定神安，目不歧视。

一思想情人不见，以致魂梦交接，醒又远离，昼思夜梦，忽忽如失[2]，遂觉身分为两，知外事，人谓离魂，谁知心肝气郁乎。肝藏魂，气郁肝气不宜，宜魂不出，何返出？夫肝郁必克脾，思又伤脾，脾伤则不能输精于心肝，心气必燥，肝因郁血，无津以润心，心更燥，心燥则肝气不安，欲出气顾心，情人不见愈郁，郁极火炎，魂不愿藏于肝，随火外出。魂既外出，躯壳未坏，故能回顾己身，视身为二。必须舒肝郁，滋心燥，兼培脾土，使土气得养，生津即能归魂。用舒魂丹：人参、白芍一两，当归、白术、茯神、麦冬五钱，丹砂末、菖蒲、柴胡、郁金、花粉、甘草一钱。二剂愈。此心、脾、肝同治，舒肝为甚。病成于郁，解郁神魂自定。

——《辨证奇闻·离魂》

【注释】

［1］引魂：即招魂，出自明代刘基《古镜词》诗："鱼灯引魂开地府，夜夜晶光射幽户。"

［2］忽忽如失：恍恍惚惚，好像丢失了什么。

【按语】

两段经文详细论述了离魂症的病因病机，大抵与心、肝、脾、肾四脏功能失常相关。《黄帝内经》有言："心藏神、肺藏魄、肝藏魂、脾藏意、肾藏志。是谓五脏所藏。"魂藏居于肝内，需要肝血的滋润和濡养，才能维持正常的生理功能。肝所藏之阴血，具有濡养肝体制约肝阳的作用。当外遇情志刺激，如情志抑郁，郁怒伤肝，肝郁气滞，气滞血郁，肝魂不收；或肝阴亏虚，气血瘀滞，导致肝不藏血，肝不藏魂引起离魂症。心主血脉，心藏神，血舍魂，血是魂活动的物质基础，又是魂的居所，若心血亏虚，魂无所养，魂离居所，也会发生离魂。肝为肾之子，肝肾之阴，息息相通，相互制约，协调平衡。肾精亏损，可致肝血不足。故当心肾两脏功能异常时，必暗耗肝之气血，使魂不安居于肝内而游离于外。因此离魂症其本在心肾功能失常，治疗时应以滋补心肾为主。肾水滋润，肝脏不燥，肝血充足，方能养心，神魂才可安定。另外，本病与脾土失常也有一定的相关性。脾主运化，为气血生化之源，心血赖脾气转输的水谷精微以化生，正所谓"脾气入心而变为血，心之所主亦借脾气化生"。若肝气郁滞，肝病及脾，影响脾主统血及主运化的功能，导致心无所养，心血亏虚，心无所主，也可见离魂之症。

【原文】

一人忽觉自形作两人，并卧不别真假，不语，问亦无对，乃离魂也。法用朱砂、人参、茯神浓煎服，真者气爽，假者即化矣。

——《古今医统大全·奇病续抄》

【按语】

本段经文论述了离魂证的治疗方法。虽不是从辨证论治的角度来治疗，但也有一定的参考意义。人参主补五脏六腑，定魂魄，除邪气，朱砂归心经，可镇心安魂魄，通神明，茯神入心、肝、脾、肾经，能养神益智，和魂练魄，三味药组合，能起到镇心安魂的作用。明代李时珍在《本草纲目》中也有类似的治疗记述："有人卧则有身外有身，一样无别，但不语，盖人卧则魂归于肝，此由肝虚邪袭，魂不归舍，病名离魂。用人参、龙齿、赤茯苓各一钱，水一盏，煎半盏，调飞过朱砂末一钱，睡时服，一夜一服，三夜后，真者气爽，假者即化矣。"

【原文】

更有妇女经水适断、适来，而病温者，热入血室，旦明夕昧，夜更神昏，低声呓语[1]，如见鬼状，甚有当面与言，若罔闻知[2]，而户外之事，反能闻之见之者，人咸以为怪，而非怪也。盖肝藏魂，肺藏魄，魄强者魂乃安。今热入血室，血液耗尽，肝为将军之官，最恶血燥，肝血既燥，又加水竭金枯，肾水不足以涵濡，肺金不足以灌溉，肝遂不能自藏其魂，而飞扬外越，名曰离魂。离魂则出入无时，故户外之事，皆能闻且见之也。又有病者自觉己身化作两人并卧者，亦离魂所致。虚劳等证，往往如此。治法一以大剂甘润育阴为主。初病热入血室，仲景尝用小柴胡汤领邪外出，余尝以青蒿易柴胡，加生地、当归、元参、麦冬养血养阴，山栀、泽泻导血室之邪，下行膀胱，以为出路。有瘀少腹按痛者，加赤芍、桃仁、鳖甲、龟板化瘀滋阴；暑未尽者，黄芩、半夏苦辛化邪。最忌攻下，即有实邪，亦必审其舌苔黄燥而有质地，脘腹按痛，大便不解，或经水适来，邪搏瘀停，少腹板痛，或大便色黑如漆，实有热结、停瘀见证，方可用桃仁承气汤下之，尤须加生地、当归、元参、麦冬养血滋阴，以固其本。盖水浅者舟停，水足则舟自行也。妇人产后病温，亦当如此。其有产前病温者，见有里证，当下则下。盖胎因邪不安，去邪即是安胎，但宜加养血药。

——《医源·湿气论》

【注释】

[1] 呓语：一指梦话，二比喻荒谬糊涂的话，三指寒噤。

[2] 若罔闻知：若：好像。罔：没有。闻：听见。好像没有听见一样，形容不关心。

【按语】

本段经文论述了伤寒热入血室引起离魂的原因。伤寒发热后，寒已成热，此时经水适来，而血室空虚，邪热乘虚入于血室。邪客于腑，与阳气相争，则谵语，如见鬼状，是邪不入腑，入于血室，与阴血相争的结果。肝血亏虚，肾水不足，肺金不足以滋养，肝不藏魂而飞跃于外，引发离魂症。故需要以甘润育阴为治法，选用清虚热、养血滋阴的药物。另外本文还强调了辨证论治的重要性，对有热结或瘀血未清之症状，还应灵活加用活血化瘀或清热散结之药。

【原文】

金少游治徐太乙之女，年十六，许字巨族。而太乙日窘[1]，女忧虑，不食不寝，长卧目不瞑。太乙往郡城售丝未归，女卧床上，自言曰：若许，丝止价四钱八分，不满五数，侍者询其何以知之？答曰：予方随父入市也。太乙归，少游先问其丝价，太乙言其数果符。少游云：此离魂病也。用人参、黄连、龙齿安魂等药，平复。

——《奇症汇·心神》

【注释】

[1] 窘：穷迫也，急也，困也。

【按语】

本段经文阐述了从改善睡眠的角度来治疗离魂症的方法。离魂症是人体睡眠不足，大脑皮层对外界的反应与皮肤对外界的感觉不协调时出现的症状。因此，镇心安神、调理睡眠也是治疗离魂症的有效方式。

第十八章 中邪

第一节 中邪概述

邪是一个医学概念，早在《黄帝内经》中就有关于邪的论述，如《素问·调经论》提到："夫邪之生也，或生于阴，或生于阳。其生于阳者，得之风雨寒暑；其生于阴者，得之饮食居处，阴阳喜怒。"认为邪气分为外感和内伤两类。古代受医学条件的限制，不能很好地认识疾病的病因，对病人出现的某些精神异常的症状，便以中邪之说解释，这个邪，是指鬼神的意思。从现代精神病学来看，很多精神疾患都会出现类似中邪的表现，常见的有精神分裂症的幻觉及妄想症状、分离转换障碍。

第二节 中邪部分选读

【原文】

黄帝曰：今夫子之所言者，皆病人之所自知也。其毋所遇邪气，又毋怵惕[1]之所志，卒然而病者，其故何也？唯有因鬼神之事乎？岐伯曰：此亦有故邪留而未发，因而志有所恶，及[2]有所慕，血气内乱，两气相搏[3]。其所从来者微，视之不见，听而不闻，故似鬼神。

黄帝曰：其祝而已者[4]，其故何也？岐伯曰：先巫者，因知[5]百病之胜，先知其病之所从生者，可祝而已也。

——《灵枢·贼风》

【注释】

[1] 怵惕:《广雅》:"怵惕，恐惧也。"

[2] 及:《太素》作"及梦"。

[3] 搏:《太素》作"薄"。

[4] 祝而已者：祝者，巫咒之说，即祝由。

[5] 因知:《太素》作"固知"。

【按语】

此段经文是最早关于中邪的论述。古代人们对疾病的认识有限，没有意识到体内会有邪留而后发的说法；又因为没有现代的医学检查，无法明确病因，故认为是鬼神作祟。这里讲的就是故邪留于体内，遇到偶然的情志刺激，或好或恶，引起体内气血逆乱，故邪与新志相互搏结发为病，因其来者甚危，并不是自己的所见所闻，所以人们对此不为所知，才认为是鬼神在作祟。

【原文】

一猝遇邪，忽卧倒，口吐痰涎，不能出声，发狂乱动，面目大红，发或上指，此中心气之邪也。心属火，邪中心，即火邪犯心。心君宁静，邪犯立死，断不使邪附于身，发狂乱动，时日多延。不知此火邪犯膻中府，非犯心也。惟膻中非心比，何即不能出声？盖相臣盗执，君胆颤，紧闭皇宫，何能颁文讨贼，号召勤王？相恐贻害君主，怒气忠勇上现于面，目皆尽裂而又身无寸铁，情激呜咽，发上指，此邪激外祟形也。然相必庸碌，邪乃敢犯，不治膻中虚，惟泄火邪，则正益虚，邪益旺，非治之善也。用助相祛除汤[1]：人参五钱，茯苓、生枣仁、半夏、白芥子三钱，远志、黄连、白薇二钱，甘草、枳壳一钱。此助膻中气，兼泄火消痰，邪不敌正而自遁，如朝堂变乱，羽林云集，圣主凭城指挥，相长侍无恐，大呼斩杀，贼犹敢拘执相臣乎。

——《辨证奇闻·中邪》

【注释】

[1] 助相祛除汤:《辨证录》作“助附祛除汤”。

【按语】

本段经文以病案的形式详细阐述了中邪的临床表现与治疗方法。中邪后，行为举止异于常人，言语凌乱，发狂乱动，面红目赤，究其原因，乃火邪犯心所致。心为君主之官，心藏神，能主宰思维、意识、精神，正所谓“心为五脏六腑之大主，而总统魂魄，兼赅意志”。血液是神志活动的物质基础，“血者，神气也”，血以扬神。因此，若心主血脉的功能异常，亦必然出现神志的改变。火与心气相应，故火之邪伤于人体，最易扰乱心神，出现狂躁妄动，甚至神昏谵语等症。

【原文】

风惊邪者，由体虚，风邪伤于心之经也。心为手少阴之经，心气虚，则风邪乘虚伤其经，入舍[1]于心，故为风惊邪也。其状，乍[2]惊乍喜，恍惚[3]失常是也。

——《诸病源候论·风惊邪候》

【注释】

[1] 舍：这里作停留解。

[2] 乍：忽然。

[3] 恍惚：神思不定。

【按语】

本段经文详细阐述了风惊邪的病因。风惊邪，是身体虚弱，风邪伤于心经所致。心属手少阴经，心气虚弱，风邪乘虚伤其经脉，深入而停留于心，就成为风惊邪病。其临床表现为忽惊忽喜，神思不定，失去常态。这与西医学的精神分裂症、躁狂症、分离转换障碍表现相似。

下篇 方药医籍选读

第十九章 具有神志病治疗特色中药本草选读

第一节 治疗癫病中药本草选读

石菖蒲

《神农本草经》

【原文】

《神农本草经》：主风寒湿痹，咳逆上气，开心孔[1]，补五脏，通九窍，明耳目，出声音[2]。久服轻身，不忘，不迷惑[3]，延年。

【注释】

[1] 开心孔：治痰迷心窍之高热、神昏谵语、癫痫抽搐等。

[2] 通九窍，明耳目，出声音：通耳目口鼻上窍，治疗耳鸣耳聋、失音、水谷不纳等；通前后二阴下窍，治疗痢疾里急后重等。

[3] 轻身，不忘，不迷惑：治疗健忘、失眠、心悸、眩晕、嗜睡等。

【按语】

石菖蒲为天南星科植物石菖蒲的干燥根茎。味辛、苦，性温。归心、胃经。功效开窍豁痰，醒神益智，化湿开胃。用治中风痰迷心窍之神志昏乱，癫痫抽搐；以及湿浊蒙闭清窍的健忘、失眠等证。

【现代神经药理研究】

石菖蒲可增加冠脉血流量，并有镇静及抗惊厥作用。

远 志

《神农本草经》

【原文】

《神农本草经》：主咳逆，伤中，补不足，除邪气，利九窍，益智慧[1]，耳目聪明，不忘，强志[2]，倍力。

【注释】

[1] 益智慧：益，增加，有益处；智慧，聪明才智。

[2] 强志：有增强记忆的作用。

【按语】

远志为远志科植物远志或卵叶远志的干燥根皮或根。味辛、苦，性微温。归心、肺、肾经。功效宁心安神，祛痰开窍，消散痈肿。用治痰阻心窍所致之癫痫抽搐，惊风发狂；以及心肾不交之心神不宁、失眠多梦、健忘、惊悸、神志恍惚等证。

【现代神经药理研究】

远志具有镇静、降压作用。

陈 皮

《神农本草经》

【原文】

《神农本草经》：主胸中瘕热逆气[1]，利水谷[2]。久服去臭，下气通神。

【注释】

[1] 瘕热逆气：古病名，多指肺、胃中有痰邪而引起咳逆、呃逆、呕逆等。

[2] 利水谷：有治疗不思饮食、二便不利的作用。

【按语】

陈皮为芸香科植物橘及其变种的干燥成熟果皮。味苦、辛，性温。归肺、脾经。功效理气健脾，燥湿化痰。用治湿痰、寒痰证，为治痰之要药；还可用于痰湿内蕴脾肺之湿阻气滞证。

【现代神经药理研究】

陈皮煎剂、醇提物及橙皮苷均能兴奋离体及在体蛙心。橙皮甙的衍生物甲基橙皮甙有降压作用，柑皮或橘皮醇提物有升压作用。

半　夏

《神农本草经》

【原文】

《本草蒙筌》：劫痰厥[1]头疼，止痰饮胁痛。散逆气，除呕恶，开结气[2]，发音声。

【注释】

［1］痰厥：指因痰盛气闭而引起四肢厥冷，甚至昏厥的病证。

［2］结气：指胸膈气机不畅；可引起胸中痞闷，呕逆少食、咳嗽等症。

【按语】

半夏为天南星科植物半夏的块茎。味辛，性温；有毒。归脾、胃、肺经。功效燥湿化痰，降逆止呕，消痞散结。用治湿痰上犯清阳之头痛、眩晕，甚则呕吐痰涎者；痰饮内盛，胃气失和而夜寐不安者；亦可用治气郁痰凝之梅核气。

【现代神经药理研究】

半夏有催眠、抗惊厥作用；对心血管系统有抑制心功能、降低血压和抗心律失常的作用；对肾上腺皮质功能有抑制作用。

天南星　附：胆南星

《神农本草经》

【原文】

《本草新编》：善能化痰，利膈[1]下气，散瘀血，堕胎，破坚积，消痈肿。治中风不语，极能开关[2]，兼治破伤风。

【注释】

［1］利膈：消除胸膈满闷疼痛。

［2］开关：祛经络中之风痰以治疗中风痰迷、牙关紧闭的作用。

【按语】

天南星为天南星科植物天南星、异叶天南星或东北天南星的干燥块茎。味苦、辛，性温；有毒。归肺、肝、脾经。功效燥湿化痰，祛风解痉。用治风痰眩晕、中风、癫痫、破伤风等，以及湿痰阻肺之咳喘痰多、胸膈胀闷。

胆南星为天南星用牛、羊或猪胆汁拌制而成的加工品。味苦、微辛，性凉。归肺、肝、脾经。功效清热化痰，息风定惊。用治癫痫、惊风、中风、头风眩晕及痰热咳嗽等证。

【现代神经药理研究】

天南星有祛痰、镇咳、抗惊厥、镇痛、抑制心脏、抗心律失常、抗脂质过氧化和抗肿瘤等作用。

枳 实

《神农本草经》

【原文】

《药性解》：主消胸中之痞满，逐心下之停水，化日久之稠痰[1]，削年深之坚积，除腹胀，消宿食，定喘咳，下气逆。

【注释】

[1] 稠痰：痰邪日久，质地黏稠，胶固难化。

【按语】

枳实为芸香科植物酸橙及其栽培变种或甜橙的干燥幼果。味苦、辛、酸，性微寒。归脾、胃、大肠经。功效破气消积，化痰散痞。可用治气郁生痰，痰浊内扰，胆胃不和之心烦不眠、多梦、惊悸不安，呕吐痰涎或呃逆；以及痰蒙清窍之眩晕、癫痫等证。

【现代神经药理研究】

枳实具有强心、增加心输出量和收缩血管、提高外周阻力的作用；另有镇痛、解热作用。

竹 茹

《本草经集注》

【原文】

《医学入门》：治虚烦不眠，伤寒劳复[1]，阴筋[2]肿缩腹痛，妊娠因惊心痛，小儿痫口噤，体热。

【注释】

[1] 伤寒劳复：伤寒病初愈，因劳累而复发。

[2] 阴筋：解剖结构名，为睾丸的系带。

【按语】

竹茹为禾本科植物青秆竹、大头典竹或淡竹茎秆的干燥中间层。味甘，微寒。归肺、胃经。功效清热化痰，除烦止呕。用治痰火内扰，胸闷痰多、心烦不寐，以及风痰眩晕、癫痫抽搐等证。

【现代神经药理研究】

竹茹有抗菌、调节血脂、调节血压和抗疲劳等作用。

皂 荚

《神农本草经》

【原文】

《神农本草经》：主风痹，死肌[1]，邪气，风头，泪出[2]，下水，利九窍，杀精物[3]。

【注释】

[1] 主风痹，死肌：治疗风痹疼痛、肌肤麻木不仁。

[2] 风头，泪出：头风诸证及多泪。

[3] 精物：传说的害人怪物，指能引起病状的不明原因。

【按语】

皂荚为豆科植物皂荚树的果实。味辛，性温；有小毒。归肺、大肠经。功效祛痰，开窍。可用治中风、痰厥、癫痫、喉痹等痰涎壅盛、关窍阻闭者。

【现代神经药理研究】

皂荚有祛痰、抗菌、降压、增加冠状动脉血流量、增强机体免疫力等作用。

白 矾

《神农本草经》

【原文】

《得配本草》：燥湿，解毒，杀虫坠浊[1]，追涎化痰，除风去热，止血定痛。蚀恶肉，生好肉，除痼热在骨髓。治惊痫喉痹、风眼齿痛、鼻中息肉、脱肛漏下、阴挺阴蚀[2]、疔毒恶疮、瘰疬疥癣、虎犬蛇虫咬伤。

【注释】

[1] 坠浊：治疗女子湿浊下注，白带过多。

[2] 阴挺阴蚀：阴，此处指男女生殖器。阴挺，指妇女子宫下脱，甚则脱出阴户之外，或者阴道壁膨出，多由分娩损伤所致。蚀，本意为被虫咬；阴蚀，即生殖器被“虫咬”的一类疾病，主要表现为外阴部溃疡，脓血淋漓，或痛或痒，或肿胀坠痛。

【按语】

白矾为明矾石的提炼品。味酸，性寒。归肺、肝、脾、胃、大肠经。功效外用解毒杀虫，燥湿止痒；内服止血止泻，清热消痰。本品酸苦涌泄而能祛除风痰，可用治痰壅心窍、癫痫发狂等证。

【现代神经药理研究】

白矾具有抗菌，利胆，降低血清胆固醇、甘油三酯的含量，以及抗癫痫作用。

第二节　治疗狂病中药本草选读

朱　砂

《神农本草经》

【原文】

《神农本草经》：主治身体五脏百病，养精神，安魂魄[1]，益气，明目，杀精魅[2]邪恶鬼[3]。

【注释】

[1] 安魂魄：即安定人的精神。

[2] 精魅：传说中山林的害人怪物，指能引起病状的不明原因。

[3] 恶鬼：指一种传染病的病源，此病很凶恶，得此病必死，古人称之为恶鬼。

【按语】

朱砂为三方晶系硫化物类辰砂族矿物辰砂，主含硫化汞。味甘，性微寒；有毒。归心经。功效清心镇惊，安神，明目，解毒。用治心悸、怔忡、失眠、惊风、癫痫、狂病等。

【现代神经药理研究】

朱砂具有镇静、催眠、抗惊厥作用。

礞　石

《嘉祐本草》

【原文】

《景岳全书》：其性下行，降也，阴也，乃肝脾之药。此药重坠，制以硝石，其性更利。故能消宿食症积顽痰[1]，治惊痫咳嗽喘急。

【注释】

[1] 顽痰：坚结胶固之痰，亦称老痰、结痰、郁痰。若痰邪阻闭心窍可致癫痫发狂。

【按语】

礞石为硅酸盐类矿石，分青礞石与金礞石两种。青礞石为绿泥石片岩，应用较广；金礞石为云母片岩。味甘、咸，性平。归肺、肝经。功效坠痰下气，平肝镇惊。可用治热痰壅塞引起的惊风抽搐，以及痰积癫痫发狂，大便秘结者。

【现代神经药理研究】

其所含大量的Fe^{3+}、Fe^{2+}、Al^{3+}、Mn^{2+}及少量Mg^{2+}、SiO_3^{2-}等离子对机体的作用，可促进阳离子交换，产生吸附作用，是其化痰利水作用机制之一。因含Mg^{2+}，故有泻下作用。

大 黄

《神农本草经》

【原文】

《神农本草经》：主下瘀血，血闭，寒热，破症瘕、积聚，留饮[1]宿食，荡涤肠胃[2]，推陈致新，通利水谷，调中化食，安和五脏[3]。

【注释】

[1] 留饮：病名，指体内局部水液潴留。

[2] 荡涤肠胃：指通过泻下清除肠胃食积。

[3] 安和五脏：大黄通利水谷，去除胃肠积滞，中焦得运，饮食得化，则五脏安和。

【按语】

大黄为蓼科植物掌叶大黄、唐古特大黄或药用大黄的干燥根及根茎。味苦，性寒。归脾、胃、大肠、肝、心包经。功效泻下攻积，清热泻火，凉血解毒，逐瘀通经，利湿退黄。用治积滞便秘，目赤咽肿，血热吐衄，热毒疮疡，妇女经闭，产后腹痛，跌打损伤，湿热痢，黄疸，癫痫发狂等证。

【现代神经药理研究】

大黄具有强心、抗心律失常、降低血压、抗氧化及延缓衰老等作用。

玄 参

《神农本草经》

【原文】

《名医别录》：主治暴中风、伤寒，身热支满，狂邪、忽忽[1]不知人，温疟洒洒，血瘕[2]，下寒血，除胸中气，下水，止烦渴，散颈下核，痈肿，心腹痛，坚症，定五脏。久服补虚，明目，强阴，益精。

【注释】

[1] 忽忽：迷糊，恍惚。

[2] 血瘕：病证名。因瘀血聚积所生的有形肿块。

【按语】

玄参为玄参科植物玄参的干燥根。味甘、苦，咸，性微寒。归肺、胃、肾经。功效清热凉血，滋阴降火，解毒散结，润肠通便。用治温热病邪陷心包之神昏谵语，温热病气血两燔之发斑发疹，以及津伤便秘，骨蒸劳嗽，目赤咽痛，瘰疬，白喉，痈肿疮毒等证。

【现代神经药理研究】

玄参有镇静、抗惊厥、扩张冠状动脉、降压、保肝、增强免疫及抗氧化等作用。

赤芍

《神农本草经》

【原文】

《日华子本草》：芍药治风、补劳，主女人一切病，并产前后诸疾，通月水，退热，除烦，益气[1]，天行热疾，瘟瘴[2]，惊狂，妇人血运[3]，及肠风，泻血，痔瘘。发背，疮疥，头痛，明目，目赤胬肉。

【注释】

[1] 益气：此处指益血中之气，促进血行。

[2] 瘟瘴：即瘟疫。

[3] 妇人血运：亦称妇女产后血晕，中医病名。是指产妇分娩后突然头昏眼花，不能起坐，或心胸满闷，恶心呕吐，痰涌气急，心烦不安，甚则神昏口噤，不省人事。

【按语】

赤芍为毛茛科植物芍药或川芍药的干燥根。味苦，性微寒。归肝经。功效清热凉血，散瘀止痛，清泻肝火。用治温毒发斑，神昏烦躁，血热吐衄，目赤肿痛，痈肿疮疡，肝郁胁痛，经闭痛经，症瘕腹痛，跌打损伤等证。

【现代神经药理研究】

赤芍有解热、镇痛、镇静、解痉及抗惊厥等作用。

桃仁

《神农本草经》

【原文】

《神农本草经》：主瘀血，血闭瘕邪气[1]，杀小虫。

《药性解》：主杀鬼疰[2]，悦颜色，利二便，下诸虫。

【注释】

[1] 血闭瘕邪气：闭经、症瘕痞块等瘀血所致的病症。

[2] 杀鬼疰：治疗痨瘵。

【按语】

桃仁为蔷薇科植物桃或山桃的干燥成熟种子。味苦、甘，性平。归心、肝、大肠经。功效活血祛瘀，润肠通便，止咳平喘。用治瘀血阻滞之经闭、痛经、产后腹痛、症瘕、跌打损伤及蓄血发狂等证。

【现代神经药理研究】

桃仁具有扩张血管、增加组织血流量、抑制血栓形成，以及镇咳、抗炎、抗过敏、抗肿瘤等作用。

红 花

《新修本草》

【原文】

《开宝本草》：味辛，温，无毒。主产后血运口噤，腹内恶血不尽，绞痛，胎死腹中，并酒煮服。亦主蛊毒[1]下血。

【注释】

[1] 蛊毒：以神秘方式配制的巫化了的毒物。

【按语】

红花为菊科植物红花的干燥花。味辛，性温。归心、肝经。功效活血通经，祛瘀止痛。用治血滞经闭、痛经、产后瘀滞腹痛，症瘕积聚，胸痹心痛、血瘀腹痛、胁痛，跌打损伤，瘀滞肿痛；以及眩晕、中风偏瘫等证。

【现代神经药理研究】

红花具有镇静、镇痛的作用，对免疫功能有既抑制又促进的双重调节作用，还具有抑制血小板聚集、抗血栓形成、降血脂、降压、扩张外周血管及抗心律失常等作用。

天竺黄

《蜀本草》

【原文】

《本草正》：善开风痰，降热痰。治痰滞胸膈，烦闷，癫痫。清心火，镇心气，醒脾[1]疏肝。明眼目，安惊悸。

【注释】

[1] 醒脾：指用芳香药健运脾气以治疗脾为湿困，运化无力的病证。

【按语】

天竺黄为禾本科植物青皮竹等秆内的分泌液经干燥凝结而成的块状物。味甘，性寒。归心、肝、胆经。功效清热化痰，清心定惊。可用治痰热癫痫，小儿惊风，中风痰壅等证。

【现代神经药理研究】

天竺黄有镇痛、抗炎、抗凝血、抑制心脏和降压作用。

竹　沥

《名医别录》

【原文】

《本草衍义》：竹沥行痰，通达上下百骸毛窍诸处，如痰在颠顶可降，痰在胸膈可开，痰在四肢可散，痰在脏腑经络可利，痰在皮里膜外[1]可行。又如癫痫狂乱，风热发痉者可定；痰厥失音[2]，人事昏迷者可省，为痰家之圣剂也。

【注释】

[1] 皮里膜外：皮里膜外指少阳经，少阳经位于表里之间，是表里阴阳的枢纽。"皮里膜外之痰"位置在五脏之外、肌表之内。

[2] 失音：是指神清而声音嘶哑，甚至不能发出声音的症状。

【按语】

竹沥系新鲜的淡竹和青杆竹等竹竿经火烤沥出的液汁。味甘，性微寒。归肺、胃、心、胆经。功效清热豁痰，定惊利窍。可用治中风痰迷、口噤不开，惊痫癫狂，以及小儿惊风等证。

【现代神经药理研究】

竹沥有祛痰、镇咳、平喘和促进小肠推进运动的作用。

珍　珠

《日华子本草》

【原文】

《日华子本草》：冷，无毒。明目，止消渴，除烦，解热毒，补妇人虚劳，主下血并痔瘘[1]，血崩带下，压丹石药毒。

【注释】

[1] 痔瘘：是常见的肛肠疾病。痔是齿线两侧直肠静脉丛曲张引起的团结；瘘是因肛门脓肿行流不畅，脓腔周围纤维组织增生影响愈合，最后形成迂曲的管道。

【按语】

珍珠为珍珠贝科动物马氏珍珠贝、蚌科动物三角帆蚌或褶纹冠蚌等双壳类动物受刺激形成的珍珠。味甘、咸，性寒。归心、肝经。功效镇心定惊，明目退翳，解毒生肌，润肤祛斑。本品性寒清热，甘寒益阴，适用于心虚有热之心烦不眠、多梦健忘、心神不宁等证；质重，清心、肝之热而定惊止痉，用治小儿痰热之急惊风，高热神昏，痉挛抽搐者；以及惊痫，惊惕不安，吐舌抽搐，还可治小儿惊哭、夜啼不止等证。

【现代神经药理研究】

珍珠有镇静、抗过敏、延缓衰老、抗心律失常、抗辐射、明目、保肝、抗溃疡等作用。

紫贝齿

《新修本草》

【原文】

《饮片新参》：清心，平肝。安神，治惊惕[1]不眠。

【注释】

[1] 惊惕：受到惊吓而恐惧不安。

【按语】

紫贝齿为宝贝科动物蛇首眼球贝、山猫宝贝或绶贝等的贝壳。味咸，性平。归肝经。功效平肝潜阳，镇惊安神，清肝明目。可用治肝阳上亢之头晕目眩；肝热目赤肿痛、目生翳膜，视物昏花等；肝阳上扰、心阳躁动之惊悸、心烦、失眠、多梦；以及小儿惊风，高热不退、惊痫抽搐者。

【现代神经药理研究】

紫贝齿具有镇静、解热、降低血管通透性、抗肝损伤等作用。

第三节　治疗郁病中药本草选读

香　附

《名医别录》

【原文】

《本草图经》：膀胱、两胁气妨，常日忧愁不乐，饮食不多，皮肤瘙痒瘾疹，日渐瘦损，心忪[1]少气。以是知益气，血中之气药也。

《滇南本草》：调血中之气，开郁[2]，宽中，消食，止呕吐。

《本草纲目》：散时气寒疫，利三焦，解六郁[3]，消饮食积聚，痰饮痞满，跗肿，腹胀，脚气，止心腹、肢体、头、目、齿、耳诸痛，痈疽疮疡，吐血，下血，尿血，妇人崩漏带下，月候不调，胎前产后百病。

【注释】

[1] 心忪：治疗肝气不舒所致的恐惧、心悸，心动不定。

[2] 开郁：疏肝理气解郁，治疗肝气不舒之情志抑郁的方法。

[3] 解六郁：治疗气、血、痰、火、湿、食所致胸膈痞满、脘腹胀痛、情志不舒等证的方法。

【按语】

香附为莎草科植物莎草的干燥根茎。临床用名有香附、醋香附、酒香附、香附炭、四制香附。味辛、微苦、微甘，性平。归肝、脾、三焦经。功效疏肝解郁，理气和胃，调经止痛。用治肝气郁结之胁肋胀痛，月经不调，痛经，乳房胀痛；寒凝气滞之胃脘疼痛、寒疝腹痛；气、血、痰、火、湿、食六郁所致胸膈痞满、脘腹胀痛、呕吐吞酸、饮食不化等。

【现代神经药理研究】

香附有镇静、安定、解热、镇痛、强心、减慢心率及降低血压等作用。

川　芎

《神农本草经》

【原文】

《本草备要》：乃血中气药，助清阳而开诸郁。

《本草分经》：升阳开郁，润肝燥，补肝虚，上行头目，下行血海，和血行气，搜风散瘀，调经疗疮，治一切风木为病。

《本草纲目》：川芎，血中气药也。肝苦急，以辛补之，故血虚者宜之。辛以散之，故气郁[1]者宜之。

【注释】

［1］气郁：气机郁滞不畅所致情志不舒。

【按语】

川芎为伞形科植物川芎的干燥根茎。临床用名有川芎、酒川芎、抚芎。味辛，性温。归肝、胆、心包经。功效活血行气，祛风止痛。用治气滞血瘀之胸胁、腹部诸痛；血瘀经闭、痛经，月经不调，经期超前或错后，产后恶露不下、瘀阻腹痛；头痛，风湿痹痛等证。

【现代神经药理研究】

川芎有镇静、降压、扩张冠状动脉、增加冠状动脉血流量作用，可改善心肌的血氧供应，并降低心肌的耗氧量；可扩张脑血管，降低血管阻力，显著增加脑及肢体血流量，改善微循环；能降低血小板表面活性，抑制血小板凝集，预防血栓的形成；有抗维生素 E 缺乏作用；能抑制多种杆菌；有抗组织胺和利胆等作用。

郁　金

《新修本草》

【原文】

《本草经疏》：其性轻扬，能开郁滞[1]，故为调逆气，行瘀血之要药。

《本草备要》：宣，行气解郁；泻，泄血破瘀。辛苦气寒。纯阳之品，其性轻扬上行，入心及包络，兼入肺经。凉心热，散肝郁，下气破血，行滞气，亦不损正气；破瘀血，亦能生新血……血气诸痛，产后败血攻心，颠狂失心[2]，颠多喜笑，尚知畏惧，证属不足；狂多忿怒，人莫能制，证属有余。此病多因惊忧，瘀血塞于心窍所致。

《本草新编》：郁金，味苦，气寒，纯阴，无毒。入心、肺、肝三经。血家要药。又能开郁通滞气，故治郁需之，然而，终不可轻用也。因其气味寒凉，有损胃中生气，郁未必开，而胃气先弱，殊失养生之道矣。至于破血、禁血、止血，亦一时权宜之用，病去即已，而不可恃之为家常日用也。

《本草思辨录》：郁金苦寒而外黄内赤，性复轻扬，故入心去恶血，解心包络之热。其治淋血尿血与妇人经脉逆行，皆相因而致之效，是为心家之血药[3]。

【注释】

[1] 开郁滞：行气滞，通血脉，用治气滞血瘀所致的精神抑郁。

[2] 败血攻心，颠狂失心：瘀血阻闭心窍而致精神狂乱失常。

[3] 心家之血药：入心经，凉血清心、开窍而治疗痰热、瘀热闭阻所致的精神失常。

【按语】

郁金为姜科植物温郁金、姜黄、广西莪术或蓬莪术的干燥块根。临床用名有郁金、玉金、醋郁金。味苦、辛，性寒。归肝、胆、心经。功效活血止痛，行气解郁，清心凉血，利胆退黄。用治气滞血瘀之胸胁、心腹疼痛；痰浊蒙蔽心窍、热陷心包之神昏，癫痫痰闭；气火上逆之吐血、衄血、倒经，热结下焦，伤及血络之尿血、血淋；肝胆湿热黄疸、胆石症。

【现代神经药理研究】

郁金有抑制中枢系统、抗炎、镇痛、增加冠脉流量、降低心肌耗氧量、降血压及抗心律失常等作用。

甘　松

《本草纲目》

【原文】

《本草求真》：甘松，虽有类山柰，但山柰气多辛窜，此则甘多于辛，故书载能入脾开郁[1]也。

《本草纲目》：甘松，芳香能开脾郁，少加入脾胃药中，甚醒脾气。王好古云：理元气，去气郁[2]。

【注释】

[1] 入脾开郁：芳香醒脾，解郁安神，治疗情志不舒，胸闷如窒，心膈痞塞，不思饮食等。

[2] 去气郁：治疗气机郁滞，情志怫郁。

【按语】

甘松为败酱科植物甘松香或宽叶甘松的根茎及根。临床用名有甘松、甘香松、香松。味辛、甘，性温。归脾、胃经。功效理气止痛，开郁醒脾。用治寒凝气滞之脘腹胀痛，不思饮食；思虑伤脾，气机阻滞之胸闷腹胀，纳呆；湿脚气，牙痛等证。

【现代神经药理研究】

甘松具有镇静、安定、降血压、抗心律不齐、抗心肌缺血、抗溃疡以及抑菌作用。

佛　手

《本草图经》

【原文】

《本草再新》：治气舒肝，和胃化痰，破积，治噎膈[1]反胃，消癥瘕瘰疬。

《本草纲目》：煮酒饮，治痰气咳嗽。煎汤治心下气痛。

【注释】

[1]噎膈：中医病名，是指食物吞咽受阻，甚或食入即吐的一种疾病。

【按语】

佛手为芸香科植物佛手的果实。味辛、苦，性温。归肝、脾、胃、肺经。功效疏肝解郁，理气和中，燥湿化痰。用治肝郁气滞及肝胃不和之胸胁胀痛，脘腹痞满、呕恶食少；咳嗽日久痰多，胸膺作痛者。

【现代神经药理研究】

佛手具有扩张冠状血管、增加冠脉血流量、抑制心肌收缩力、减缓心率、降低血压、保护心肌缺血，平喘、祛痰，以及促进免疫功能、镇静等作用。

香　橼

《本草图经》

【原文】

《医林纂要》：治胃脘痛，宽中顺气[1]，开郁。

《本草再新》：平肝舒郁[2]，理肺气，通经利水，治腰脚气。

【注释】

[1]宽中顺气：理肝气，和脾胃，治疗郁证，症见胸膈痞闷，脘腹胀痛，嗳腐吞酸，恶心呕吐，饮食不消等。

[2]平肝舒郁：疏肝解郁，治疗肝气郁滞，情志不舒。

【按语】

香橼为芸香科植物枸橼、香橼的果实。主产于江苏、浙江、广东、广西等地。临床用名香橼（片）、香圆。味辛、苦、酸，性温。归肝、脾、肺经。功效疏肝解郁，理气和中，燥湿化痰。用治肝郁胸胁胀痛，脾胃气滞之脘腹胀痛、嗳气吞酸、呕恶食少；痰饮咳嗽，胸膈不利等证。

【现代神经药理研究】

香橼具有抗炎、抗病毒，促进胃肠蠕动，健胃及祛痰作用。

玫瑰花

《食物本草》

【原文】

《食物本草》：主利肺脾，益肝胆，辟邪恶之气，食之芳香甘美，令人神爽[1]。

《本草再新》：舒肝胆之郁气，健脾降火。治腹中冷痛，胃脘积寒，兼能破血。

《随息居饮食谱》：调中活血，舒郁结[2]，辟秽，和肝。

【注释】

[1] 令人神爽：能够令人心情舒畅，精神爽利，治疗气血不畅，情志不遂。

[2] 舒郁结：疏肝理气，开郁散瘀。

【按语】

玫瑰花为蔷薇科植物玫瑰的花蕾。主产于江苏、浙江、福建等地。味甘、微苦，性温。归肝、脾经。功效行气解郁，和血，散瘀止痛。用治肝胃不和之胸胁脘腹胀痛，呕恶食少；肝气郁滞之月经不调，经前乳房胀痛；以及跌打损伤，瘀肿疼痛等。

【现代神经药理研究】

玫瑰花具有防治心肌缺血、促进胆汁分泌、利胆、延缓衰老、增强免疫功能等作用。

第四节　治疗百合病中药本草选读

百　合

《神农本草经》

【原文】

《日华子本草》：安心，定胆，益志[1]，养五藏，治癫邪，啼泣，狂叫，惊悸，杀蛊毒气，胁痈乳痈发背及诸疮肿，并治产后血狂运。

《景岳全书》：味微甘淡，气平功缓。以其甘缓，故能补益气血，润肺除嗽，定魄安心，逐惊止悸……仲景用之以治百合证者，盖欲藉其平缓不峻，以收失散之缓功耳。

《本草求真》：百合专入心、肺。甘淡微寒。功有利于心肺，而能敛气养心，安神定魄……是以余热未清，坐卧不安，咳嗽不已，涕泪不收，胸浮气胀，状有鬼神[2]，用此治其余孽，收其残，安养抚恤，恩威不骤，故能安享无事，岂非宁神益气之谓乎。

《得配本草》：甘、苦，平。入手太阴及手少阴经。润肺宁心，清热止嗽，利二便，除浮肿，疗虚痞，退寒热，定惊悸，止涕泪，治伤寒百合病。行住坐卧不定，如有鬼神[2]状。

【注释】

[1] 安心，定胆，益志：清心润肺，安神定魄，调和神魄，治疗形神不合，心神涣散等。

[2] 鬼神：形容心神恍惚，神魂涣散，神不自主状。

【按语】

百合为百合科多年生草本植物百合、卷丹或细叶百合的干燥肉质鳞叶。临床用名有百合、（蜜）炙百合。味甘，性寒。归心、肺经。功效养阴润肺，清心安神。用治虚热上扰，失眠、心悸，神志恍惚，情绪不能自主，口苦、小便赤、脉微数等为主要表现的百合病心肺阴虚内热证；阴虚肺燥有热之干咳少痰、咳血或咽干音哑以及胃阴虚有热之胃脘疼痛。

【现代神经药理研究】

百合有镇静、耐缺氧、抗过敏、强壮、抗疲劳、止咳和祛痰等作用。

知母

《神农本草经》

【原文】

《药性论》：主治心烦躁闷[1]，骨热劳往来，生产后蓐劳，肾气劳。憎寒虚损。患人虚而口干，加而用之。

《本草经疏》：苦寒至阴之性，烦热[2]得之即解，故疗伤寒，久疟烦热，及胁下邪气。凡言邪者，皆热也。膈中恶，即邪恶之气中于膈中也。

《本草备要》：辛苦寒滑。上清肺金而泻火，泻胃热，膀胱邪热，肾命相火。下润肾燥而滋阴，入二经气分……治伤寒烦热，蓐劳产劳。骨蒸，退有汗之骨蒸。燥渴虚烦[3]，久疟下痢。

【注释】

[1] 心烦躁闷：心神不宁，躁动失眠，神散不聚等。

[2] 烦热：治疗热灼真阴，藏神失养，症见烦躁不安，闷热不舒等。

[3] 虚烦：治疗阴虚内热，虚火内扰所致心中烦乱，精神不能任持，悒悒闷闷，饮食不甘，睡卧不宁等。

【按语】

知母为百合科植物知母的干燥根茎。栽培或野生。临床用名有知母、盐知母。味苦、甘，性寒。归肺、胃、肾经。功效清热泻火，滋阴润燥。用治热病高热烦渴，肺热燥咳，阴虚火旺所致骨蒸潮热、盗汗、心烦，阴虚内热之消渴，以及阴虚肠燥便秘等证。

【现代神经药理研究】

知母有抗精神抑郁、镇咳、祛痰、解热、降血糖及抗肿瘤等作用。

生地黄

《神农本草经》

【原文】

《日华子本草》：干地黄，助心胆气，安魂定魄，治惊悸，劳劣心肺损，吐血鼻衄，妇人崩中血运，助筋骨，长志。

《本草经疏》：生地黄为手少阴之要药，能凉心助胆补肝，心凉则热不薄肺，肝肺清宁则魂魄自定[1]，胆气壮则惊自除，肝肾足则筋骨自强，心肾交济则志自长矣。

【注释】

[1] 魂魄自定：清热养阴，使热去津复，心神得养，治疗热伤阴津，心神失主，精神恍惚不定等。

【按语】

生地黄为玄参科植物地黄的块根。临床用名生地黄、干地黄。味甘、苦，性寒。归心、肝、肾经。功效清热凉血，养阴生津。用治温热病热入营血，壮热烦渴、神昏舌绛；血热吐衄，便血、尿血，崩漏或产后下血不止、心神烦乱；阴虚内热，潮热骨蒸；热病伤阴，烦渴多饮，津伤便秘等证。

【现代神经药理研究】

生地黄有镇静、强心、利尿、降血压、降血糖、改善肾功能、抗肿瘤、抗炎、抗过敏及增强免疫功能等作用。

第五节　治疗奔豚气中药本草选读

桂　枝

《神农本草经》

【原文】

《本草发挥》：成聊摄云：桂枝能泄奔豚[1]。又云：辛甘发散为阳，桂枝之辛甘以和肌表。又云：辛以散之，下焦蓄血，散以桂枝，辛热之气也。

《本草述》：肉桂治奔豚而桂枝亦用之者，以奔豚属肾气，肾气出之膀胱，桂枝入足太阳故也。

《长沙药解》：桂枝，入肝家而行血分，走经络而达荣郁。善解风邪，最调木气。升清阳之脱陷，降浊阴之冲逆[2]，舒筋脉之急挛，利关节之壅阻。入肝胆而散遏抑，极止痛楚，通经络而开痹涩，甚去湿寒。能止奔豚，更安惊悸。

【注释】

[1] 泄奔豚：平降冲逆气机，治疗有气上冲心胸之奔豚气。

[2] 降浊阴之冲逆：通阳降逆平冲，治疗气机逆乱上冲，势如奔豚，发作欲死等。

【按语】

桂枝为樟科植物肉桂的嫩枝。临床一般生用，名称桂枝、嫩桂枝、桂枝尖。味辛、甘，性温。归心、肺、膀胱经。功效发汗解肌，温通经脉，助阳化气。用治风寒感冒；寒凝血滞诸痛证；痰饮病眩晕、心悸，水肿、小便不利；心阳不振之心悸动、脉结代；阴寒内盛，引动下焦冲气，上凌心胸所致奔豚证。

【现代神经药理研究】

桂枝对中枢神经系统有抑制作用，可镇静、镇痛、抗惊厥；尚有降温解热、抑菌、健胃、缓解胃肠道痉挛及止咳、祛痰、利尿、强心、扩张血管等作用。

白　芍

《神农本草经》

【原文】

《滇南本草》：泻脾热，止腹疼，止水泻，收肝气逆疼[1]，调养心肝脾经血，舒经降气，止肝气疼痛。

《本草求真》：血之盛者，必赖辛为之散，故川芎号为补肝之气；气之盛者，必赖酸为之收，故白芍号为敛肝之液，收肝之气[2]，而令气不妄行也。

《本草分经》：苦、酸，微寒。入肝脾血分。为肺之行经药。泻肝火，和血脉，收阴气，敛逆气[3]，缓中退热。其收降之性又能入血海，治一切血病，脾热、易饥。

【注释】

[1] 肝气逆疼：肝气郁结，横逆上冲，而症见气自少腹上冲，腹痛等。

[2] 收肝之气：养血柔肝，敛阴和营，以恢复肝气之用。

[3] 收阴气，敛逆气：酸甘养血敛阴，柔肝缓急，使肝气调达，治疗肝郁气逆上冲。

【按语】

白芍为毛茛科植物芍药的干燥根。临床用名有白芍、醋白芍、酒白芍、炒白芍、土炒白芍。味苦、酸，性微寒。归肝、脾经。功效养血调经，柔肝止痛，平抑肝阳，敛阴止汗。用治肝血亏虚及血虚月经不调、崩漏；肝脾不和之胸胁脘腹疼痛或四肢挛急疼痛；肝阳上亢之头痛眩晕；外感风寒，营卫不和之汗出恶风，以及阴虚盗汗等证。

【现代神经药理研究】

白芍有镇静、镇痛、抗惊厥、降温、抗炎及抑制胃液分泌等作用。

生 姜

《神农本草经》

【原文】

《本草分经》：辛，温。行阳分，宣肺气，畅胃口，散寒发表，解郁调中，开痰下食，能散逆气[1]，为呕家圣药。

《本草思辨录》：散逆气、逐阴邪，以旋转其病机，则生姜尤不可缺。

【注释】

［1］散逆气：温中散寒，助阳祛阴以降逆，治疗气从少腹上冲至心，畏寒肢冷，愠愠欲吐等。

【按语】

生姜为姜科植物姜的新鲜根茎。生用，捣汁或煨用。临床用名有生姜、生姜汁、生姜皮、煨姜。味辛，性温。归肺、脾、胃经。功效解表散寒，温中健胃止呕，化痰止咳；还可解鱼蟹及半夏、南星之毒。用治风寒感冒，寒犯中焦或脾胃虚寒之胃脘冷痛、食少、呕吐，肺寒咳嗽、咳痰，恶寒、头痛等证。

【现代神经药理研究】

生姜有镇静、催眠、抗惊厥以及升高血压、解热、镇痛等作用，能兴奋血管运动中枢、呼吸中枢、心脏。

桑白皮

《神农本草经》

【原文】

《本草求真》：泻肺火，利水通气。桑白皮专入肺。辛甘性寒，善入肺中气分，泻火利水，除痰泄气。缘[1]气与水与痰，止属病标，其气逆不利与水饮胶结，未有不因火结而成。

【注释】

［1］缘：由于。

【按语】

桑白皮为桑科植物桑的干燥根皮。临床用名有桑白皮、桑根白皮、（蜜）炙桑白皮。味甘，性寒。归肺经。功效泻肺平喘，利水消肿。用治肺热咳喘，面目或全身肌肤浮肿、胀满喘急、小便不利，衄血、咯血及肝阳、肝火偏旺之高血压症。

【现代神经药理研究】

桑白皮有镇静、镇痛、抗惊厥、兴奋胃肠道及子宫平滑肌等作用。

吴茱萸

《神农本草经》

【原文】

《本草求真》：逐肝寒气上逆[1]。吴茱萸专入肝，兼入脾、胃、肾、膀胱。辛苦燥热，微毒。专入厥阴肝、气分，散寒除胀。

《本草便读》：吴茱萸，辛苦而温，芳香而燥，本为肝之主药，而兼入脾胃者，以脾喜香燥，胃喜降下也。其性下气[2]最速，极能宣散郁结，故治肝气郁滞，寒浊下踞，以致腹痛疝瘕等疾，或病邪下行极而上，乃为呕吐吞酸胸满诸病，均可治之。即其辛苦香燥之性，概可想见其功。然则治肝治胃以及中下寒湿滞浊，无不相宜耳。

《本草汇言》：吴茱萸，开郁化滞，逐冷降气[3]之药也。

【注释】

[1] 肝寒气上逆：肝脉受寒，引动冲气上逆，症见气从少腹上冲胸咽，腹痛畏寒，四肢欠温等。

[2] 下气：疏肝解郁，降逆止呕。

[3] 逐冷降气：暖肝散寒，降逆平冲，治疗厥阴寒气上冲所致奔豚气。

【按语】

吴茱萸为芸香科植物吴茱萸或疏毛吴茱萸的干燥近成熟果实。临床用名有吴茱萸、制吴茱萸。味辛、苦，性热；有小毒。归肝、脾、胃、肾经。功效散寒止痛，降逆止呕，助阳止泻。用治肝寒气滞诸痛证，如厥阴头痛，干呕吐涎沫，寒疝腹痛，冲任虚寒、瘀血阻滞之痛经，寒湿脚气肿痛等，以及胃寒呕吐，霍乱心腹痛、呕吐不止，肝胃不和之胁痛口苦、呕吐吞酸，脾肾阳虚之五更泄泻等证。

【现代神经药理研究】

吴茱萸有抗胃溃疡、止吐、止泻，升高血压、强心、镇痛等作用。

沉 香

《名医别录》

【原文】

《医林纂要》：坚肾，补命门，温中、燥脾湿，泻心、降逆气[1]，凡一切不调之气皆能调之。

《本草再新》：治肝郁，降肝气，和脾胃，消湿气，利水开窍。

【注释】

[1] 降逆气：性善沉降，驱寒降逆平冲。

【按语】

沉香为瑞香科植物沉香或白木香含有树脂的木材。临床用名沉香、沉水香。味辛、苦，性微温。归脾、胃、肾经。功效行气止痛，温中止呕，温肾纳气。用治寒凝气滞之胸腹胀痛，脾胃虚寒之脘腹冷痛、呕吐呃逆，以及下元虚冷、肾不纳气之虚喘证等。

【现代神经药理研究】

沉香有促进消化液及胆汁分泌作用，以及麻醉、止痛、肌松、抗菌等作用；可兴奋离体回肠，缓解肠管的痉挛性收缩。

第六节　治疗惊悸怔忡中药本草选读

苦　参

《神农本草经》

【原文】

《名医别录》：无毒，养肝胆气，安五藏，定志，益精，利九窍，除伏热，肠澼[1]，止渴，醒酒，小便黄赤，治恶疮[2]，下部䘌，平胃气，令人嗜食。

【注释】

[1] 肠澼：中医古病证名，大便脓血之病证，可见于痢疾、溃疡性结肠炎、痔漏等肠道疾病。杨上善《太素·调阴阳》注云："澼，音僻，泄脓血也。"

[2] 恶疮：指脓液多且严重而顽固的外疡或恶性肿瘤。

【按语】

苦参为豆科植物苦参的干燥根。味苦，性寒。归心、肝、胃、大肠、膀胱经。功效清热燥湿，祛风杀虫，利尿，止带。用治湿热扰心所致的惊悸、怔忡等证。

【现代神经药理研究】

苦参有镇静、镇痛作用。

水牛角

《神农本草经》

【原文】

《陆川本草》：凉血解毒，止衄[1]。治热病昏迷，麻痘斑疹，吐血，衄血，血热，溺赤。

【注释】

[1] 衄：本意是鼻出血，可引申为身体各部位出血。

【按语】

水牛角为牛科动物水牛的双角。长江以南均产。味苦、咸，性寒。归心、肝经。功效清热凉血，解毒，定惊。功效与犀角相近，但力量弱于犀角。用治温病高热，神昏谵语，惊风，癫狂，发斑发疹，吐血衄血等证。

【现代神经药理研究】

水牛角有镇静和抗惊厥作用，还具有强心、降血压、兴奋垂体－肾上腺皮质系统等作用。

磁　石

《神农本草经》

【原文】

《名医别录》：味咸，无毒，主养肾藏，强骨气，益精，除烦，通关节，消痈肿，鼠瘘[1]，颈核，喉痛，小儿惊痫，练水饮之。亦令人有子。

【注释】

［1］鼠瘘：淋巴结核，中医称之为瘰疬，是体现于肌表的毒块组织，多由肝肺之痰热毒邪凝聚而成；西医则指淋巴系统遭遇来自体内外无法清除杀灭的毒菌，从而凝聚和集结于肌表组织所形成的毒瘤。

【按语】

磁石为氧化物类矿物尖晶石族磁铁矿，主含四氧化三铁。原矿物形成于多种内力地质作用，与多种铁镁硅酸盐矿物及石英等氧化物并存。主产于河北、山东、辽宁、江苏等地。临床用名有磁石、煅磁石、醋磁石。味咸，性寒。归心、肝、肾经。功效平肝潜阳，聪耳明目，镇惊安神，纳气平喘。用治肾虚肝旺，肝火上炎，扰动心神，或惊恐气乱，神不守舍所致之心神不宁、惊悸、失眠及癫痫等证。

【现代神经药理研究】

磁石有镇静、抗惊厥作用。

琥　珀

《名医别录》

【原文】

《药类法象》：安五脏，定魂魄，消瘀血，通五淋[1]。

【注释】

［1］淋：淋证，是指小便频数短涩，淋沥刺痛，小腹拘急引痛为主症的病证。

【按语】

琥珀为古代松科植物的树脂埋藏地下经年久转化而成的化石状物质。产于白垩纪或第三纪的砂砾岩、煤层的沉积物中。主产于云南、广西、辽宁、河南等地。临床用名有琥珀、琥珀粉。味甘，性平。归心、肝、膀胱经。功效镇惊安神，散瘀止血，利尿通淋，去翳明目。用治心神所伤，神不守舍之心神不宁、惊悸失眠、健忘多梦等证。

【现代神经药理研究】

琥珀具有中枢抑制作用，有抗惊厥、抗休克作用。

茯 苓

《神农本草经》

【原文】

《开宝本草》：味甘，平，无毒。止消渴，好唾，大腹淋沥，膈中痰水，水肿淋结，开胸腑，调脏气，伐肾邪，长阴，益气力，保神守中。其有抱根者，名茯神。茯神，味甘、平。主辟不详，疗风眩、风虚，五劳[1]、七伤[2]，口干，止惊悸，多恚怒，善忘，开心益智，安魂魄，养精神。

【注释】

［1］五劳:《黄帝内经·素问》云:“五劳所伤，久视伤血，久卧伤气，久坐伤肉，久立伤骨，久行伤筋，是谓五劳所伤。”

［2］七伤：大饱伤脾，大怒气逆伤肝，强力举重、久坐湿地伤肾，形寒饮冷伤肺，形劳意损伤神，风雨寒暑伤形，恐惧不节伤志。

【按语】

茯苓为多孔菌科真菌茯苓的干燥菌核。栽培或野生。茯苓为兼性寄生菌，野生在海拔600～1000米山区的干燥、向阳山坡的多种松树根上。主产于云南、安徽、湖北、四川等地。临床用名有茯苓、云苓、白茯苓、赤茯苓。味甘、淡，性平。归心、肺、脾、肾经。功效利水渗湿，健脾，宁心安神。用治水湿内停所致之水肿、小便不利；痰饮之目眩心悸，呕吐；脾胃虚弱，倦怠乏力，食少便溏；脾虚湿盛泄泻；心脾两虚，气血不足之心神不宁，心悸、失眠、健忘；以及心气虚，不能藏神，惊恐而不能安卧者。

【现代神经药理研究】

茯苓具有镇静、强心、增加心肌营养性血流量、增强免疫功能等作用。

薏苡仁

《神农本草经》

【原文】

《本草正》：薏苡，味甘淡，气微凉，性微降而渗，故能去湿利水，以其去湿，故能利关节，除脚气[1]，治痿弱拘挛湿痹，消水肿疼痛，利小便热淋，亦杀蛔虫。以其微降，故亦治咳嗽唾脓，利膈开胃，以其性凉，故能清热，止烦渴、上气。但其功力甚缓，用为佐使宜倍。

【注释】

［1］脚气：病名，维生素B_1（硫胺素）缺乏病又称脚气病，是常见的营养素缺乏病之一。若以神经系统表现为主称干性脚气病，以心力衰竭表现为主则称湿性脚气病。前者表现为上升性对称性周围神经炎，感觉和运动障碍，肌力下降，部分病例发生足垂症及趾垂症，行走时呈跨阈步态等；后者表现为软弱、疲劳、心悸、气急等。

【按语】

薏苡仁为禾本科植物薏苡的干燥成熟种仁，均系栽培。原植物生于屋旁、荒野、河边、或阴湿山谷中。喜温暖湿润气候，怕干旱、耐肥，各类土壤均可生长。主产于福建、河北、辽宁等地。临床用名有薏米、苡仁、炒薏苡仁。味甘、淡，性凉。归脾、胃、肺经。功效健脾渗湿，除痹，止泻，清热排脓。用治湿热所致的心悸、失眠等证。

【现代神经药理研究】

薏苡仁有镇静、镇痛、解热降温的作用。

人 参

《神农本草经》

【原文】

《本草崇原》：人参气味甘美，甘中稍苦，故曰微寒。凡属上品，俱系无毒。独人参禀天宿之光华，钟地土之广厚，久久而成人形，三才俱备，故主补人之五脏。脏者藏也。肾藏精，心藏神，肝藏魂，肺藏魄，脾藏智。安精神，定魂魄，则补心肾肺之真气[1]矣。夫真气充足，则内外调和，故止惊悸之内动，除邪气之外侵。明目者，五脏之精，上注于目也。开心者，五脏之神绵主于心也。又曰益智者，所以补脾也。

【注释】

[1] 真气：《灵枢·刺节真邪》："真气者，所受于天，与谷气并而充身（者）也。"即"真气"是由先天之气（即受于先天的"原气"）和后天之气（得之于呼吸饮食的）相结合而成。

【按语】

人参为五加科植物人参的干燥根。栽培者为"园参"，野生者为"山参"。主产于我国吉林、辽宁、黑龙江，以及朝鲜半岛等地。临床用名有生晒参、红参、糖参、边条参、白参须、红参须、生晒山参。味甘、微苦，性平。归脾、肺、心经。功效大补元气，复脉固脱，补脾益肺，生津止渴，安神益智。用治心气不足，心神失养所致的心悸、怔忡、健忘等证。

【现代神经药理研究】

人参能提高学习记忆能力，小剂量对中枢神经系统有兴奋作用，大剂量则转为抑制作用；具有加强心肌收缩力、抗自由基损伤、抗动脉粥样硬化、抗糖尿病动脉硬化、降血压、抗休克等作用，并对心肌细胞膜上的 ATP 酶活性有抑制作用。

灵 芝

《神农本草经》

【原文】

《本草纲目》：灵芝，无毒，主治胸中结，益心气，补中，增智慧，不忘，久食轻身不老，延年神仙。

《本草经集注》曰：此六芝皆仙草之类，俗所稀见，族种甚多，形色环异，并载《芝草图》中。今俗所用紫芝，此是朽树木株上所生，状如木檽[1]。

【注释】

[1] 木檽：木耳。

【按语】

灵芝，外形呈伞状，菌盖肾形、半圆形或近圆形，为多孔菌科真菌灵芝的子实体。灵芝已实现人工种植，其中以林中灵品质最佳，其药用价值优于野生灵芝。味甘，性平。归心、肺、肝、肾经。功效补气安神，止咳平喘。可用治心气不足所致的心悸气短、眩晕不眠。

【现代神经药理研究】

灵芝有镇静、强心、抗心肌缺血等作用。

五味子

《神农本草经》

【原文】

《医学衷中参西录》：性温，五味俱备，酸、咸居多。其酸也能敛肺，故《神农本草经》谓主咳逆上气；其咸也能滋肾，故《神农本草经》谓其强阴益男子精。其酸收之力，又能固摄下焦气化，治五更泄泻[1]、梦遗失精，及消渴小便频数，或饮一溲一，或饮一溲二。其至酸之味，又善入肝，肝开窍于目，故五味子能敛瞳子散大。然其酸收之力甚大，若咳逆上气挟有外感者，须与辛散之药同用，方能服后不至留邪。凡入煎剂宜捣碎，以其仁之味辛与皮之酸味相济，自不至酸敛过甚，服之作胀满也。

【注释】

[1] 五更泄泻：五更泄泻又称晨泻、肾泻、鸡鸣泻，最早见于《丹溪心法》："有每日五更处洞泻……随节饮食忌口，但得日间上半时无事，近五更其泻复作。"是一种慢性、反复发作性的黎明时腹泻。主要表现为每至黎明前五更时分开始出现脘腹作痛或不痛，肠鸣即泻，泻后则安，大便不成形，无黏液及脓血。

【按语】

五味子为木兰科植物北五味子和华中五味子（南五味子）的成熟果实。临床用名五味子、酒五味子、醋五味子、焦五味子。味酸，性温。归肺、肾、心经。功效敛肺滋肾，生津敛汗，涩精止泻，宁心安神。用治久咳虚喘，自汗、盗汗，遗精、滑精，久泻不止，津伤口渴、消渴；阴血亏损，心神失养，或心肾不交之虚烦心悸、失眠多梦等证。

【现代神经药理研究】

五味子具有镇静、抗惊厥、改善神经系统功能的作用；另可强心、降压，加强能量代谢，以及改善心肌的营养和功能。

莲 子

《神农本草经》

【原文】

《药性解》：主清心醒脾，补中养神，进饮食，止泻痢，禁泄精，除腰痛，久服耳目聪明。宜去心蒸熟用。莲须，主益肾涩精。荷叶，主雷头风[1]，破血止渴。叶蒂，主安胎，逐瘀血，留好血，止血痢。

【注释】

[1] 雷头风：雷头风是指头痛时自觉雷鸣之声，头面起核，或肿痛红赤，为湿毒郁结于上所致。

【按语】

莲子为睡莲科植物莲的成熟种仁，中心部包含着绿色胚芽，俗称莲子心。原植物生于水泽、池塘、湖沼或水田内，喜温暖湿润气候，生长时水位不宜淹没立叶。主产于湖南（湘莲）、福建（建莲）、江苏（湖莲）、浙江等地。味甘、涩，性平。归脾、肾、心经。功效补脾止泻，益肾固精，养心安神。用治遗精、滑精，带下清稀，脾虚久泻；以及心肾不交之虚烦、心悸、失眠等证。

【现代神经药理研究】

莲子能够抑制心肌收缩，降低心率，扩张冠状动脉，松弛血管，降低血压，并有抗心律失常、抗心肌缺血作用。

第七节 治疗不寐中药本草选读

龙 骨

《神农本草经》

【原文】

《名医别录》：微寒，无毒。主治心腹烦满，四肢痿枯，汗出，夜卧自惊，恚怒，伏气在心下，不得喘息，肠痈内疽[1]阴蚀，止汗，小便利，溺血，养精神，定魂魄，安五脏。

【注释】

[1] 内疽：体内脏器的毒性肿块。《后汉书·方术传下·华佗》："府君胃中有虫，欲成内疽，腥物所为也。"

【按语】

龙骨为古代哺乳动物如三趾马、犀类、鹿类、牛类、象类等的化石。主产于山西、内蒙古、陕西、甘肃等地。临床用名龙骨、煅龙骨。味甘、涩，性平。归心、肝、肾经。功效镇惊安神，平肝潜阳，收敛固涩。用治心神不宁，心悸失眠，惊痫癫狂。

【现代神经药理研究】

龙骨具有镇静、催眠、抗惊厥作用。

牡　蛎

《神农本草经》

【原文】

《海药本草》：主男子遗精，虚劳乏损，补肾正气，止盗汗，去烦热，治伤阴热疾，能补养，安神，治孩子惊痫[1]。

【注释】

[1] 惊痫：俗称“抽风”，中医称为“惊风”，是癫痫发作的主要症状表现，也是中枢神经系统器质性或功能性异常的紧急状态。

【按语】

牡蛎为牡蛎科动物长牡蛎、大连湾牡蛎或近江牡蛎的贝壳。养殖或野生。原动物喜栖息于潮间带至低潮线以下的泥滩、礁石以及泥沙质海底。我国沿海各地都有生产。临床用名有牡蛎、煅牡蛎。味咸，性微寒。归肝、胆、肾经。功效重镇安神，潜阳补阴，软坚散结，收敛固涩。用治心神不安，惊悸怔忡，失眠多梦；水不涵木，阴虚阳亢，头目眩晕，烦躁不安，耳鸣；亦治热病日久，灼烁真阴，虚风内动，四肢抽搐之症；痰火郁结之痰核，瘰疬，瘿瘤等；气滞血瘀的症瘕积聚；以及自汗、盗汗，遗精、滑精，尿频、遗尿，崩漏、带下等滑脱之证。

【现代神经药理研究】

牡蛎有镇静、抗惊厥作用，并有明显的镇痛作用；能抑制神经肌肉的兴奋性，还能降低毛细血管通透性，降血脂、抗凝血、抗血栓等。

珍珠母

《神农本草经》

【原文】

《饮片新参》：平肝潜阳，安神魂，定惊痫，消热痞[1]、眼翳。

【注释】

[1] 痞：中医指胸腹间气机阻塞不舒的一种自觉症状，有的仅有胀满的感觉，称“痞块”“痞积”。

【按语】

珍珠母为蚌科动物三角帆蚌、褶纹冠蚌或珍珠贝科动物马氏珍珠贝的贝壳。前两种在全国的江河湖沼中均产；后一种主产于海南岛、广东、广西沿海。全年可采，去肉，洗净，干燥。生用或煅用。咸，寒。归肝、心经。功效平肝潜阳，清肝明目，镇惊安神。用治肝阳上亢所致的头痛眩晕、耳鸣，肝热烦躁易怒、目赤翳障，以及心悸失眠、心神不宁，癫痫、惊风抽搐等证。

【现代神经药理研究】

用珍珠粉给小鼠灌胃，可明显减少其自主活动，并对戊巴比妥钠的中枢抑制有明显的协同作用。

柏子仁

《神农本草经》

【原文】

《本草备要》：补心脾，润肝肾。辛甘而润。其气清香，能透心肾而悦脾[1]。昂按：凡补脾药多燥，此润药而香能舒脾，燥脾药中兼用最良。养心气，润肾燥，助脾滋肝。好古曰：肝经气分药。益智宁神，养心。聪耳明目，甘益血，香通窍。益血止汗。心生血，汗为心液。除风湿，愈惊痫，泽皮肤，辟鬼魅。

【注释】

[1] 悦脾：恢复脾的运化功能。

【按语】

柏子仁为柏科植物侧柏的干燥成熟种仁。栽培或野生。原植物生于土壤肥沃地，或石灰岩山地。主产于山东、河南、河北等地。临床用名有柏子仁、炒柏子仁、柏子仁霜。味甘，性平。归心、肾、大肠经。功效养心安神，敛汗，润肠通便。用治阴血不足，心神失养所致的心悸怔忡、虚烦不眠。

【现代神经药理研究】

柏子仁具有镇静作用，并具有显著的恢复体力作用。

首乌藤

《何首乌传》

【原文】

《本草纲目》：风疮疥癣[1]作痒，煎汤洗浴。

《本草正义》：治夜少安寐。

【注释】

[1] 风疮疥癣：此处泛指多种瘙痒性皮肤病。

【按语】

首乌藤为蓼科植物何首乌的干燥藤茎。临床用名首乌藤、夜交藤。味甘，性平。归心、肝经。功效养心安神，祛风通络。用治阴虚血少之失眠多梦，心神不宁，头目眩晕；血虚身痛，风湿痹痛；以及风疹疥癣等皮肤瘙痒症。

【现代神经药理研究】

首乌藤有镇静、催眠作用，与戊巴比妥钠合用有明显的协同作用；能降血脂、抗动脉粥样硬化；并能促进免疫功能。

第八节　治疗惊恐证中药本草选读

酸枣仁

《神农本草经》

【原文】

《名医别录》：主烦心不得眠，脐上下痛，血转久泄，虚汗烦渴，补中，益肝气，坚筋骨，助阴气[1]，令人肥健。

【注释】

［1］助阴气：此处指养阴血。

【按语】

酸枣仁为鼠李科植物酸枣的干燥成熟种子。原植物生于向阳或干燥的山坡、山谷、丘陵、平原、路旁和荒地。喜温暖干燥气候，耐旱、耐寒、耐碱。均系野生。主产于河北、河南、陕西、辽宁等地。临床用名有酸枣仁、炒酸枣仁。枣仁生用味甘，性平，功效清肝胆虚热，宁心安神；炒后增强醒脾补阴、敛汗宁心之功。用治阴血虚，心失所养之心悸、失眠等证。

【现代神经药理研究】

酸枣仁有镇静、催眠、安定作用，与巴比妥类药物表现协同作用。

刺五加

《神农本草经》

【原文】

《名医别录》：补中[1]，益精，坚筋骨，强意志。

【注释】

［1］补中：补脾胃之气。

【按语】

刺五加为五加科植物刺五加的根茎或茎。生于山坡林中及路旁灌丛中，药圃常有栽培。主产于辽宁、吉林、黑龙江、河北和山西等地。味甘、微苦，性温。归脾、肺、心、肾经。功效益气健脾，补肾安神。用治脾肺气虚，体倦乏力，食欲不振，久咳虚喘；肾阳不足，腰膝酸痛，阳痿；心脾两虚，心神失养之失眠、健忘等证。

【现代神经药理研究】

刺五加对中枢神经的兴奋和抑制过程均有影响，有镇静、抗惊厥作用；具有明显的抗疲劳、抗辐射、抗应激、耐缺氧、提高机体对温度变化的适应力及解毒作用；抗肿瘤、抗心律失常、改善大脑供血量、升高低血压、降低高血压、止咳、祛痰、扩张支气管、调节内分泌功能紊乱、促性腺、抗炎、抗菌和抗病毒等作用。

第二十章 具有神志病治疗特色方剂方论选读

第一节 治疗癫病方剂方论选读

磁朱丸

《备急千金要方》

【组成】磁石二两（60g） 朱砂一两（30g） 神曲四两（120g）

【功用】益阴明目，重镇安神。

【方论选读】

《古今名医方论》（清·罗美引柯琴）：此丸治癫痫之圣剂……朱砂禀南方之赤色，入通于心，能降无根之火[1]而安神明。磁石禀北方之黑色，入通于肾，吸肺金之气以生精，坠炎上之火以定志。二石体重而主降，性寒而滋阴，志同道合，奏功可立俟矣。神曲推陈致新，上交心神，下达肾志，以生意智……炼蜜和丸，又甘以缓之矣。

【注释】

[1]无根之火：真阴亏损，导致虚火上炎。

【按语】

磁朱丸主治心肾不交，症见视物昏花，耳鸣耳聋，心悸失眠等；亦可用治癫痫。

心肾不交，神明不安，故心悸失眠。肾窍于耳，出藏五液，上以明睛，肾精不足，故耳鸣、耳聋，视物昏花。治宜交通心肾，摄纳浮阳，镇心明目。方中磁石入肾，益阴潜阳，镇养真精；朱砂入心，镇养心血，安神定志。二药相配，使心火下交于肾，肾水上济于心，水火既济，则心悸失眠可愈。更用神曲，使金石药不得碍胃，谷化生精，共奏滋肾潜阳，镇心明目之效。因本方重镇安神，故亦可用于癫病的治疗。

【现代神经药理研究】

本方能使睡眠总时间延长，主要表现为延长慢波睡眠Ⅱ期（SWS2）和快动眼睡眠（REMS）。

导痰汤

《重订严氏济生方》

【组成】制半夏二钱（6g） 橘红、茯苓、枳实（麸炒）、南星各一钱（3g） 甘草五分（1.5g） 姜十片（3g）

【功用】燥湿豁痰，行气开郁。

【方论选读】

《医略六书·杂症证治》（清·徐灵胎）：卒中风邪，痰气闭塞，故胸膈痞满，迷闷不醒也。南星化风痰，枳实破滞气，合二陈治一切痰实为病。中风痰盛气壅者，洵[1]可先用之以破气导痰，然后调其血气，而风无不解矣。

《中国医药汇海·方剂部》（清·蔡陆仙）：此为痰中、痰厥之借治方也。夫类中既因湿痰，则无论兼风与否，自应以燥湿化痰为根本不二之治法。本方即二陈汤加胆星、枳实是也。胆星祛风痰，合半夏有助燥湿之效，枳实能降泄，会二陈有推墙倒壁之功，故痰中症用之宜焉。

【注释】

[1] 洵：实在；确实。

【按语】

导痰汤主治痰涎壅盛，胸膈痞塞，或咳嗽恶心，饮食少思；并治一切痰厥，头目眩晕；或痰饮，留食不散，胁肋胀满，头痛吐逆，喘急痰嗽，涕唾黏稠，坐卧不安。

方中南星燥湿化痰，祛风解痉，枳实破气消痰散结，共为君药；半夏功专燥湿祛痰，橘红下气消痰，均为臣药，辅助君药加强豁痰顺气之力；茯苓渗湿，甘草和中，为佐使药。全方共奏燥湿化痰，行气开郁之功。气顺则痰自下降，晕厥可除，痞胀得消。

通窍活血汤

《医林改错》

【组成】赤芍、川芎各一钱（各3g） 桃仁研泥、红花各三钱（各9g） 老葱（切碎）三根（6g） 鲜姜切碎，三钱（9g） 红枣去核，七个 麝香绢包，五厘（0.16g） 黄酒半斤（250g）

【功用】活血通窍。

【方论选读】

《医林改错》（清·王清任）：（主治）上部血瘀久聋，酒糟鼻、目赤疼痛、头发脱落、牙疳、白癜风、紫癜、干血痨[1]等症。

【注释】

[1] 干血痨：妇产科病名，指虚火久蒸而致干血内结、经闭不行的虚损病症。

【按语】

本方主治瘀阻头面证，症见头痛昏晕，或耳聋，脱发，面色青紫者；亦治酒渣鼻、白癜风以及妇女干血痨、小儿疳积见肌肉消瘦、腹大青筋、潮热者。都因瘀血内停，新血不生所致，必须活血化瘀，推陈致新。方中麝香为君，芳香走窜，通行十二经，开通诸窍，和血通络；桃仁、红花、赤芍、川芎为臣，活血消瘀，推陈致新；姜、枣为佐，调和营卫，通利血脉；老葱为使，通阳入络。诸药合用，共奏活血通窍之功。

【现代神经药理研究】

本方含麝香酮等成分，能兴奋中枢神经系统、呼吸中枢及心血管系统，具有一定抗菌和促进腺体分泌及兴奋子宫等作用。

逍遥散

《太平惠民和剂局方》

【组成】甘草微炙赤，半两（4.5g） 当归去苗，微炒 茯苓去皮（白者）、芍药、白术、柴胡去苗，各一两（各9g） 生姜三片（9g） 薄荷少许（6g）

【功用】疏肝解郁，养血健脾。

【方论选读】

《太平惠民和剂局方》：治血虚劳倦，五心烦热，肢体疼痛，头目昏重，心悸颊赤，口燥咽干，发热盗汗，减食嗜卧，及血热相搏，月水不调，脐腹胀痛，寒热如疟，又疗室女[1]血弱阴虚，荣卫不和，痰嗽潮热，肌体羸瘦，渐成骨蒸。

《成方便读》（清·张秉成）：夫肝属木，乃生气所寓，为藏血之地，其性刚介，而喜条达，必须水以涵之，土以培之，然后得遂其生长之息。若七情内伤，或六淫外束，犯之则木郁而病变多矣。此方以当归、白芍之养血，以涵其肝；苓、术、甘草之补土，以培其本；柴胡、薄荷、煨生姜俱系辛散气升之物，以顺肝之性，而使之不郁。如是则六淫七情之邪皆治，而前证岂有不愈者哉。本方加丹皮、黑山栀各一钱，名加味逍遥散。治怒气伤肝，血少化火之证。故以丹皮之能入肝胆血分者，以清泄其火邪。黑山栀亦入营分，能引上焦心肺之热，屈曲下行，合于前方中自能解郁散火，火退则诸病皆愈耳。

【注释】

［1］室女：指未婚女子。

【按语】

逍遥散为肝郁血虚，脾失健运之证而设。肝为藏血之脏，性喜条达而主疏泄，体阴用阳。若七情郁结，肝失条达，或阴血暗耗，或生化之源不足，肝体失养，皆可使肝气横逆，胁痛，寒热，头痛，目眩等证随之而起。“神者，水谷之精气也”（《灵枢·平人绝谷》），神疲食少，是脾虚运化无力之故。脾虚气弱则统血无权，肝郁血虚则疏泄不利，所以月经不调，乳房胀痛。此时疏肝解郁，固然是当务之急，而养血柔肝，亦是不可偏废之法。柴胡疏肝解郁，使肝气得以调达，为君药。当归甘辛苦温，养血和血；白芍酸苦微寒，养血敛阴，柔肝缓急，为臣药。白术、茯苓健脾去湿，使运化有权，气血有源，炙甘草益气补中，缓肝之急，为佐药。用法中加入薄荷少许，疏散郁遏之气，透达肝经郁热；生姜温胃和中，为使药。

现代运用本方治疗慢性肝炎、肝硬化、精神分裂症、更年期综合征、经前期紧张症、盆腔炎等证属肝郁血虚脾弱者。

【现代神经药理研究】

本方有抑制中枢神经系统、保肝以及类雌性激素样作用。

防己地黄汤

《金匮要略》

【组成】 防己一钱（1.5g）　桂枝三钱（4.5g）　防风三钱（4.5g）　甘草二钱（3g）[1]

【功用】 滋阴凉血，祛风通络。

【方论选读】

《金匮要略·中风历节病脉证并治》（汉·张仲景）：治病如狂状，妄行，独语不休，无寒热，其脉浮。

《金匮玉函要略辑义》（清·元简）：〔尤〕赵氏云：狂走谵语，身热脉大者，属阳明也。此无寒热，其脉浮者，乃血虚生热，邪并于阳而然。桂枝、防风、防己、甘草，酒浸取汁，用是轻清，归之于阳，以散其邪；用生地黄之甘寒，熟蒸使归于阴，以养血除热。盖药生则散表，熟则补衰。此煎煮法，亦表里法也。

《兰台轨范》[2]云：此方他药轻，而生地独重，乃治血中之风也。此等法最宜细玩。

《金匮要略浅注》（清·陈修园）：治（风进入心，风乘火势，火藉风威。其）病如狂状，妄行，独语不休。（热进于内，而外反）无热。（浮为风之本脉，而风火交煽，）其脉（益）浮。此亦风进入心之治法也。

【注释】

[1] 煎服法：四味，以水一杯渍一宿，绞取汁，生地黄二斤㕮咀，蒸之如斗米饭久，以铜器盛其汁，更绞地黄汁和，分再服。

[2]《兰台轨范》：清代徐大椿所著，后有：……细玩。凡风胜则燥，又风能发火，故治风药中无纯用燥热之理。

【按语】

方中重用生地黄滋补真阴，凉血养血为君；防己善搜经络风湿，兼可清热为臣；防风、桂枝调和营卫，解肌疏风为佐；甘草调补脾胃，调和诸药为使。配合成方，共奏滋阴凉血，祛风通络之功。

【现代神经药理研究】

本方能有效改善焦虑症状，对失眠多梦、头晕、健忘、头痛、口干、烦热盗汗等伴随症状也有明显疗效。

五苓散

《伤寒论》

【组成】泽泻一两一分（20g） 桂枝去皮，二分（8g） 猪苓去皮三分（12g） 茯苓三分（12g） 白术三分（12g）[1]

【功用】利水渗湿，温阳化气。

【方论选读】

《伤寒论·辨太阳病脉证并治》（汉·张仲景）：太阳病，发汗后，大汗出，胃中干[2]，烦躁不得眠，欲得饮水者，少少与饮之，令胃气和则愈。若脉浮，小便不利，微热消渴[3]者，五苓散主之。”“中风发热，六七日不解而烦，有表里证，渴欲饮水，水入则吐者，名曰水逆，五苓散主之。”

《伤寒来苏集·伤寒附翼·卷上》（清·柯琴）：凡中风、伤寒，结热在里，热伤气分，必烦渴饮水，治之有二法：表证已罢，而脉洪大，是热邪在阳明之半表里，用白虎加人参清火以益气；表证未罢，而脉仍浮数，是寒邪在太阳之半表里，用五苓散，饮暖水，利水而发汗。此因表邪不解，心下之水气亦不散。既不能为溺，更不能生津，故渴。及与之水，非上焦不受，即下焦不通，所以名为水逆。水者肾所司也，泽泻味咸入肾，而培水之本；猪苓黑色入肾，以利水之用；白术味甘归脾，制水之逆流；茯苓色白入肺，清水之源委，而水气顺矣。然表里之邪，谅不因水利而顿解，故必少加桂枝，多服暖水，使水津四布，上滋心肺，外达皮毛，溱溱汗出，表里之寒热两除也。白饮和服，亦啜稀粥之微义，又复方之轻剂矣。

【注释】

[1] 煎服法：五味为末，白饮服方寸匕，日三服，多饮暖水，汗出愈。

[2] 胃中干：指胃中津液不足。

[3] 消渴：指口渴而大量饮水的症状，非内科杂病中的消渴病。

【按语】

本方主治病症虽多，但其病机均为水湿内盛、膀胱气化不利。在《伤寒论》中原治蓄水证，乃由太阳表邪不解，循经传腑，导致膀胱气化不利，而成太阳经腑同病。太阳表邪未解，故头痛微热；膀胱气化失司，故小便不利；水蓄不化，郁遏阳气，气不化津，津液不得上承于口，故渴欲饮水；其人本有水蓄下焦，饮入之水不得输布而上逆，致水入即吐，故此又称“水逆证”；水湿内盛，泛溢肌肤，则为水肿；水湿之邪，下注大肠，则为泄泻；水湿稽留肠胃，升降失常，清浊相干，则为霍乱吐泻；水饮停于下焦，水气内动，则脐下动悸；水饮上犯，阻遏清阳，则吐涎沫而头眩；水饮凌肺，肺气不利，则短气而咳。治宜利水渗湿为主，兼以温阳化气之法。方中重用泽泻为君，以其甘淡，直达肾与膀胱，利水渗湿。臣以茯苓、猪苓之淡渗，增强其利水渗湿之力。佐以白术、茯苓健脾以运化水湿。《素问·灵兰秘典论》谓：“膀胱者，州都之官，津液藏焉，气化则能出矣。”膀胱的气化有赖于阳气的蒸腾，故方中又佐以桂枝温阳化气以助利水，解表散邪以祛表邪。《伤寒论》示人服后当饮暖水，以助发汗，使表邪从汗而解。

控涎丹

《三因极一病证方论》

【组成】甘遂去心　紫大戟去皮　白芥子微炒，各等分[1]

【功用】攻逐痰饮。

【方论选读】

《医方集解》（清·汪昂）：此手足太阳、太阴药也（十枣汤加减，行水例药亦厉剂）。李时珍曰：痰涎为物，随气升降，无处不到。入心则迷癫痫，入肺则塞窍为喘咳背冷，入肝则膈痛干呕、寒热往来，入经络则麻痹疼痛，入筋骨则牵引钓痛，入皮肉则瘰疬痈肿。陈无择《三因方》并以控涎丹主之，殊有奇效，此乃治痰之本。痰之本，水也湿也，得气与火，则结为痰。大戟能泄脏腑水湿；甘遂能行经隧水湿，直达水气所结之处，以攻决为用；白芥子能散皮里膜外[2]痰气，唯善用者能收奇功也。

【注释】

[1] 煎服法：为末，姜糊丸，每用姜汤下十丸，食后临卧服。

[2] 皮里膜外：皮肤以内，脏腑包膜以外的部位。

【按语】

本方又名妙应丸、子龙丸，与十枣汤都有攻逐水饮之功，用治水饮内停之证。但本方乃十枣汤去芫花、大枣，加白芥子组成。白芥子辛温，善治皮里膜外、胸膈间之痰涎，与甘遂、大戟合用，则擅长于祛痰逐饮，且改丸剂应用，其力较缓，用治痰涎水饮停于胸膈，而见胸胁隐痛、舌苔黏腻、脉弦滑者；十枣汤则专以泄水逐饮为用，主治水饮停于胸腹，而见胸胁疼痛、舌苔白滑、脉沉弦，以及水肿腹胀实证。

薯蓣丸

《备急千金要方》

【组成】薯蓣二十八分（8.4g）　生甘草二十分（6g）　鹿角胶七分（2.1g）　大豆黄卷七分（2.1g）　桂心七分（2.1g）　干地黄七分（3g）　神曲七分（3g）　当归七分（3g）　人参各十分（3g）　麦门冬六分（1.8g）　防风六分（1.8g）　黄芩六分（1.8g）　芍药六分（1.8g）　白术六分（1.8g）　柴胡五分（1.5g）　桔梗五分（1.5g）　茯苓五分（1.5g）　杏仁五分（1.5g）　芎䓖五分（1.5g）　白蔹三分（0.9g）　干姜三分（0.9g）　大枣一百枚，取膏[1]

【功用】调理脾胃，益气和营。

【方论选读】

《高注金匮要略》（清·高学山）：先天之气下削，而不能上蒸者，既立肾气一丸，以资其化源。后天之气中虚，而不能上育者，故又立薯蓣一丸，以大其培养耳。夫阳生于阴，气藏于血。脾胃之阳气所以中虚者，以脾胃之阴精，先经枯竭也，故用甘温之薯蓣为君。甘浮之甘草为臣者，所以定脾胃之大车巨舰也。以培土之白术，投其所喜，以渗湿之茯苓，去其所恶以为佐。则又大车之骡马，巨舰之绳缆也。然后先装地黄、当归、阿胶以为主，川芎、芍药、麦冬以为佐，则其所以补阴补血者，确在脾胃中之阴血可必矣。次装生气之豆黄卷，行气之曲以为主。提气之人参，温气之干姜以为佐，则其所以补阳补气者，又确在脾胃中之阳气可必矣。于是以甘浮之大枣上托之，利气之杏仁疏导之，开提之桔梗上透之，辛散之白蔹外引之，则其所补之阴阳，从中焦而氤氲蒸被，贮之胸中，而充行经络矣。此治诸不足之精意也。至其以辛温而散邪之桂枝为主，芬芳而清膈之柴胡为佐，又殿之以密表之防风者，所以祛内外之风气百疾，而尤防其复袭也。肾气以小丸吞服，欲其难化而下至于肾。本方以大丸嚼服，欲其易发而中尽于胃也[2]。空腹，则胃有余力而易化；酒服，则药有助气而速行也。此于《金匮》中，除鳖甲煎丸外，为第二大方，计药二十一味，用意凡十一层，真旋转造化之奇制也。豆黄卷、大豆色黄象中土。浸令生，干而卷之，则其芽性具锐发生气之势，与赤小豆卷异用而同义。曲即酒曲，其性温暖，具沤发之用，不特取其行药，且使腐化谷食以生精悍也。白蔹辛甘而生蔓，辛甘走气。蔓则经络之象，是行气于经络之品也。

【注释】

[1] 煎服法：二十二味为末，合白蜜枣膏丸如弹丸，先食服一丸，日三，不知稍加至二丸。

[2] 肾气……胃也：古人多用象思维，以小下达，以大中尽，今不用。

【按语】

薯蓣丸主要用于治疗各种虚劳亏损而易感外邪或兼有外邪之证。方中重用山药“补中益气力，长肌肉”之功，合以八珍汤补益气血，阿胶、麦门冬养血滋阴，柴胡、桂枝、防风、白蔹祛风散邪，杏仁、桔梗疏利气机。诸药相伍，共奏补虚祛风，扶正祛邪之功。如见营血亏损明显，可去桂枝、干姜；风邪不甚，可去桂枝、防风、桔梗。

【现代神经药理研究】

本方调节能量应激介导的自噬，减少 CCH 大鼠海马 Aβ 沉积；调节 miR-132/GSK-3β 信号，抑制 CCH 大鼠海马 tau 磷酸化。

白金丸

《医方考》

【组成】白矾三两（45g） 郁金七两（105g）[1]

【功用】豁痰通窍，清心安神。

【方论选读】

《医方集解》（清·汪昂）：治癫狂失心。（癫多喜笑，尚知畏惧，证属不足。狂多忿怒，人不能制，证属有余。此病多因惊忧，痰血塞于心窍所致，《难经》曰：诸阳为狂，诸阴为癫[2]。喜属心，怒属肝，二经皆火有余之地也。）

【注释】

[1] 煎服法：米糊为丸，每服五十丸，水送下。

[2] 诸阳为狂，诸阴为癫:《难经·二十难》：重阳者狂，重阴者癫；脱阳者见鬼，脱阴者目盲。

【按语】

本方用白矾消痰燥湿，郁金解郁行气。白矾咸寒，可以软顽痰；郁金苦辛，可以开结气。临床应用以神志失常或不清，或癫或狂，脉弦滑，舌苔腻，或咽喉肿痛为辨证要点。本品服后部分患者可出现恶心、嘈杂等胃肠道反应，故一般在饭后服用。白金丸含白矾和郁金，属寒凉清降开通剂，宜于气郁痰阻之实证，脾胃虚弱、溃疡病患者及孕妇禁用。

抵当丸

《伤寒论》

【组成】水蛭二十个（4个） 虻虫二十五个（5个） 桃仁二十个，去皮尖（4个） 大黄三两（9g）[1]

【功用】攻逐瘀血。

【方论选读】

《伤寒贯珠集》(清·尤在泾)：此条证治与前条大同，而变汤为丸，未详何谓？尝考其制，抵当丸中水蛭、虻虫减汤方三分之一，而所服之数，又居汤方十分之六，是缓急之分，不特在汤丸之故矣。此其人必有不可不攻，而又有不可峻攻之势，如身不发黄，或脉不沉结之类，仲景特未明言耳。有志之士，当不徒求之语言文字中也。

《伤寒寻源》(清·吕震名)：同一抵当而变汤为丸，另有精义。经云：伤寒有热，少腹满，应小便不利，今反利者，为有血也，当下之，宜抵当丸。盖病从伤寒而得，寒主凝泣[2]，血结必不易散，故煮而连滓服之，俾有形质相着得以逗留血所，并而逐之，以视汤之专取荡涤者，不同也。

【注释】

[1] 煎服法：右捣筛只为一丸，以水一大白盏，煎至七分，顿服。晬时当下血，不下更作之。或剉如麻豆大，作二服，以水二盏，煎至七分，去滓温服，名抵当汤。

[2] 泣：通“涩”。

【按语】

此方水蛭、虻虫以血为食，桃仁破血活血，大黄属血药，泻下热结，亦是引瘀下行，使病邪自大便排出。此方为破血峻剂，非明确为太阳蓄血证不可为用。

【现代神经药理研究】

本方能减轻脑出血后血肿周围组织炎症反应，显著改善血肿周围组织血流灌注，对神经功能的改善有促进作用。

三一承气汤

《宣明方论》

【组成】大黄半两（15g） 芒硝半两（15g） 厚朴半两（15g） 枳实半两（15g） 甘草一两（30g）[1]

【功用】泻热通便。

【方论选读】

《医方类聚》引《修月鲁般经》：此方河间先生所制，缓下急下，善开发而解郁结，可通用三一承气，最为妙也。盖大黄苦寒，而通九窍二便，除五脏六腑积热；芒硝咸寒，破痰散热，润肠胃；枳实苦寒，为佐使，散滞气，消痞满，除腹胀；厚朴辛温，和脾胃，宽中通气。四味虽下剂[2]，有泄有补，加甘草以和其中。然以甘草之甘，能缓其急结，湿能润燥，而又善以和合诸药而成功，是三承气而合成一也。善能随证消息，但用此方，则不须用大、小承气并调胃等方也。

【注释】

［1］煎服法：剉如麻豆大，水一盏半，生姜三片，煎至七分，内硝煎数沸，去滓服。

［2］下剂：《本经》所谓“下品药”。

【按语】

本方是在大承气汤中加甘草而成，以大便秘结，腹满按之硬痛，小便赤涩，脉沉实为辨证要点，具大承气汤、小承气汤、调胃承气汤各方药味，故名三一承气汤，通治三个承气汤主治证候。所以本方药力，比大承气汤缓和。另外，本方可治疗单纯性肠梗阻等疾病。

黄连解毒汤

《肘后备急方》

【组成】黄连半两（7.5g） 黄柏半两（7.5g） 黄芩半两（7.5g） 大栀子半两（7.5g）[1]

【功用】泻火解毒。

【方论选读】

《备急千金要方·卷七·风毒香港脚方》：治卒暴中风，不省人事，渐觉半身不遂，口眼㖞斜，手足颤掉，语言謇涩，肢体麻痹，神情昏乱，头目眩重，痰涎并多，筋脉拘挛，不能屈伸，骨节烦疼，不得转侧。及治诸风，服之皆验。若治香港脚[1]缓弱，久服得瘥。久病风人，每遇天色阴晦，节候更改，宜预服之，以防喑哑。

【注释】

［1］香港脚：深师云：“考诸经方往往有脚弱之论，而古人少有此疾……然此病发

初得先从脚起，因即胫肿，时人号为香港脚。脚弱者即其义也。”与时下真菌感染之香港脚所指不同。

【按语】

本方在小续命汤基础上减木香，缩砂仁、北防风、附子、川乌、独活，加白术、当归，较小续命汤更加温和。原方主治卒暴中风，不省人事，渐觉半身不遂，口眼㖞斜等，若精神恍惚，可加茯神、远志开窍醒神。

临床研究结果显示，加减小续命汤较单纯西医治疗脑梗死，中医诊断为风痰阻络型中风者，在改善临床症状及生活质量方面疗效更佳，且安全性高，无副作用。本方在治疗第三周起疗效明显。

当归承气汤

《内经拾遗方论》

【组成】当归一两（15g） 大黄一两（15g） 甘草半两（7.5g） 芒硝七钱（10.5g）[1]

【功用】清泻胃热，泻下滋阴。

【方论选读】

《金匮翼》（清·尤在泾）：瘀血发热者，其脉涩，其人但漱水而不欲咽，两脚必厥冷，少腹必结急[2]，是不可以寒治，不可以辛散，但通其血，则发热自止。

【注释】

[1] 煎服法：右剉如麻豆大，每二两，水一大碗，姜五片，枣十枚，煎至一半，去渣热温服。

[2] 结急：挛急。

【按语】

本方由大承气汤加味而成。内有实热发狂，治必清泻。阳明胃为多气多血之经，主传化糟粕，内热且实，定是腑实不通之候，故方中用大黄为君，泻热攻积，祛滞通便；芒硝为臣，泻热通便，润燥软坚，合大黄以荡涤肠胃之实热结滞；枳实、厚朴为佐，行气导滞，消痞除满，可使硝、黄奏效更速，此即大承气汤；里热必伤阴血损阳气，故方中加入当归尾养血益阴，润肠通便；炙甘草甘缓，益气补虚，和中调药，亦为佐使。诸药共用，能泄热通腑导滞，养血润肠。硝、黄、枳、朴、甘草名三一承气汤，外加当归，故名当归承气汤。

【现代神经药理研究】

本方具有抗躁狂、稳定情绪的作用。

调胃承气汤

《伤寒论》

【组成】大黄清酒浸、去皮，三两（45g） 甘草炙二两（30g） 芒硝半斤（124g）[1]

【功用】缓下热结。

【方论选读】

《伤寒寻源》（清・吕震名）：以甘草缓硝黄下行之性，使留恋中焦胃分，以清热而导滞。不用枳朴以伤上焦之气，盖热邪聚胃，宜分有形无形。有形者，当破其结而秽方解；无形者，但涤其热而气自和。胃宜降则和，故曰调胃。

《医学正传・卷之六》（明・虞抟）王叔和曰[2]：腹满舌痿，烦躁不得睡，属黄家。又曰：病黄胆，发热烦喘，胸满口燥者，以发病时火劫其汗，两热相搏。然黄家所得从湿，故一身尽发热而黄。如肚热者，热在里也，当下之安，用调胃承气汤。

【注释】

［1］煎服法：右三味㕮咀，以水三升，煮取一升，去滓，内芒硝，更上火微煮令沸，少少温服。

［2］王叔和曰：选自《脉经・平黄胆寒热疟脉证》，原文前有：凡黄候，其寸口脉近掌无脉，口鼻冷，并不可治。脉沉，渴欲饮水，小便不利者，皆发黄。腹满……

【按语】

方中药仅三味，然配伍精当：大黄苦寒以泄热通便，荡涤肠胃；芒硝咸寒以泻下除热，软坚润燥；炙甘草调和大黄、芒硝攻下泄热之力，使之和缓。本方与大、小承气汤相比，泻下导滞之力弱，尤适于症轻而体弱者。由于本方能调和肠胃，承顺胃气，祛除肠胃积热，使胃气得和，气机相接，从而诸证蠲除，故名“调胃承气汤”。

【现代神经药理研究】

本方可以促进胃肠蠕动，降低腹腔压，缩减腹围，增加肠鸣音次数，改善全身氧合状态及病情危重程度，对重症胃肠功能障碍的治疗效果理想。

干姜附子汤

《伤寒论》

【组成】干姜一两（15g） 附子一枚，生用去皮，破八片

【功用】回阳救逆。

【方论选读】

《千金方衍义》（清・张璐）：方下虽言心虚，而实少火气衰，不能代天宣化[1]。故用干姜附子汤峻补命门之阳；兼桂心，助姜、附益火消阴；肾气有权，则麻黄得以振发表之力；心主血，芎藭既能治风，又能和血。

《普济方》：太阳病，二三日，及躁，火熨其背，令人大汗出。大热入胃，躁烦者，火劫令烦躁者也。少阳微发汗，躁不得眠，与下之后，复发汗。昼日烦躁，不得眠，夜而安静，不呕不渴，无表证，脉沉微，身无大热者，干姜附子汤主之。

【注释】

［1］代天宣化：代替心行使温煦之功。

【按语】

干姜、附子皆大辛大热之品，煮后一次服下，意在急救肾阳于暴衰。不用甘草，是为避其甘缓，影响急救效果。但药后阳气稍复，则当用四逆汤等巩固疗效。如果继续用姜、附纯辛温之剂，则恐药力猛烈而短暂，难以使疗效持续，这也是本方中病即止、不宜久用的原因。

牛黄清心丸

《痘疹心法》

【组成】羚羊角一两（30g）　麝香一两（30g）　龙脑一两（30g）　人参二两半（75g）　神曲炒二两半（75g）　蒲黄炒二两半（75g）　白茯苓一两二钱（36g）　牛黄研一两二钱（36g）　柴胡一两二钱（36g）　桔梗一两二钱（36g）　川芎一两二钱半（37.5g）　杏仁去皮尖及双仁，麸炒黄另研，一两二钱半（37.5g）　防风（45g）　白术（45g）　白芍（45g）　麦门冬（45g）　黄芩（45g）　当归去头，一两半（45g）　阿胶炒七钱半（22.5g）　干姜炒七钱半（22.5g）　白蔹七钱半（22.5g）　雄黄水飞，八钱（24g）　甘草剉，五两（150g）　山药炒，七两（210g）　大豆黄卷炒一两七钱半（52.5g）　肉桂去皮，一两七钱半（52.5g）　金箔一千四百片　大枣一百个，蒸黑，去皮核研膏　犀角末二两（60g）[1]

【功用】清热解毒，开窍安神。

【方论选读】

《古今医鉴》：专治男妇诸风，缓纵不随，语言謇涩，头目眩晕，胸中烦郁，痰涎壅盛，卒然倒仆，口眼相引，手足挛搐，脊背强直，口吐涎沫，或心下怔忡，健忘，癫狂痫病，言语错乱，神不守舍，或歌或哭，或痴或呆，忽如见鬼，或惊悸恐怖，心神恍惚，梦寐不安，虚烦少睡，喜怒无时，悲忧惨戚，或积热去血；骨蒸劳病，及小儿五痫天吊[2]，急慢惊风，潮热发搐，头目仰视，或发痘疹，郁结不出，惊过昏迷，一切怪病，并宜服之。

【注释】

[1] 煎服法：除枣、杏仁、金箔外，牛黄、龙脑、麝香、雄黄四味研为细末，入余药和匀，炼蜜入枣膏为丸，每两作十丸，金箔为衣，每服一丸，食后温水化下。

[2] 五痫天吊：五痫为肝痫、心痫、脾痫、肺痫、肾痫，天吊为惊风。

【按语】

牛黄芳香，气清之品，轻灵之物，直入心胞，辟邪而解秽。然温邪内陷之证，必有黏腻秽浊之气留恋于膈间，故以郁金芳香辛苦，散气行血，直达病所，为之先声；而后芩、连苦寒性燥者，祛逐上焦之湿热；黑栀清上而导下，以除不尽之邪；辰砂色赤气寒，内含真汞，清心热，护心阴，安神明，镇君主，辟邪解毒，两者兼优。丸以蒸饼者，取其化滞耳。

防风通圣散

《宣明方论》

【组成】防风四分（12g） 川芎四分（12g） 当归四分（12g） 白芍药四分（12g） 大黄四分（12g） 芒硝四分（12g） 连翘四分（12g） 麻黄不去节四分（12g） 薄荷四分（12g） 石膏八分（24g） 桔梗八分（24g） 黄芩八分（24g） 滑石二钱四分（72g） 白术二分（6g） 山栀仁二分（6g） 荆芥二分（6g） 甘草炙，一钱（30g） 生姜三片

【功用】发汗达表，疏风退热。

【方论选读】

《医方考》（明·吴昆）：防风、麻黄解表药也，风热之在皮肤者，得之由汗而泄；荆芥、薄荷清上药也，风热之在巅顶者，得之由鼻而泄；大黄、芒硝通利药也，风热之在肠胃者，得之由后而泄；滑石、栀子水道药也，风热之在决渎者，得之由溺而泄。风淫于膈，肺胃受邪，石膏、桔梗清肺胃也，而连翘、黄芩又所以祛诸经之游火；风之为患，肝木主之，川芎、归、芍和肝血也，而甘草、白术又所以和胃气而健脾。诸痛疡疮痒，皆属心火，故表有疥疮，必里有实热。是方也，用防风、麻黄泄热于皮毛；用石膏、黄芩、连翘、桔梗泄热于肺胃；用荆芥、薄荷、川芎泄热于七窍；用大黄、芒硝、滑石、栀子泄热于二阴；所以各道分消其势也。乃当归、白芍者，用之于和血；而白术、甘草者，用之以调中尔。

《四诊抉微》（清·林之瀚）：舌红者，而有重舌[1]，或左或右者，此毒入心包也，须刺之，出其恶血，服黄连泻心汤，表未解者，防风通圣散，更以冰片点之。

【注释】

［1］重舌：舌下血络肿起，好像又生一层小舌。

【按语】

本证多由外感风寒，内有郁热所致，治疗以发汗达表，疏风退热为主。方中防风、荆芥、薄荷、麻黄轻浮升散，解表散寒，使风热从汗出而散之于上；大黄、芒硝破结通幽，栀子、滑石降火利水，使风热从便出而泄之于下。风淫于内，肺胃受邪，桔梗、石膏清肺泻胃。风之为患，肝木受之，川芎、当归、芍药和血补肝。黄芩清中上之火，连翘散结血凝，甘草缓峻而和中，白术健脾而燥温。

【现代神经药理研究】

本方可以抑制 NAFLD 大鼠肝组织内 AQP-9 的表达，一定程度减轻 NAFLD 大鼠肝组织脂肪变性程度，调节脂质水平，改善肝功能；可以调节 NAFLD 大鼠模型中的 AQP-9 表达的水平，提示抑制 AQP-9 表达可能是防风通圣散治疗 NAFLD 的作用机制之一。

大补元煎

《景岳全书》

【组成】人参少则一二钱，多则一二两（3～60g）　山茱萸一钱（3g）　山药炒二钱（6g）　杜仲二钱（6g）　当归二三钱（6～9g）　枸杞二三钱（6～9g）　熟地少则二三钱，多则二三两（6～90g）　炙甘草一二钱（3～6g）

【功用】救本培元，大补气血。

【方论选读】

《奉时旨要》（清·江涵暾）：怔忡之病，经曰：胃之大络，名曰虚里，贯膈络肺，出于左乳下，其动应衣，宗气泄也。其症心胸筑筑[1]振动，惶惶惕惕，无时得宁是也。自仲景始，有动气在上下左右之辨，谓皆不可汗下。良由阴虚于下，宗气无根而气不归原。故在上则浮撼于胸臆，在下则振动于脐旁。患此者，速宜养气养精，滋培根本。若误认为痰火，则速其危矣。治宜七福饮及大补元煎、理阴煎之类。若心虚挟痰，则定志丸加半夏、橘红。水停心悸者，外台茯苓饮。寒痰停蓄者，姜术汤。

【注释】

［1］筑筑：心跳声。

【按语】

方中人参大补元气，熟地、当归滋阴补血，人参与熟地相配，即是景岳之两仪膏，善治精气大耗之证，枸杞、萸肉补肝肾，杜仲温肾阳，甘草助补益而和诸药。诸药配合，功能大补真元，益气养血，故张景岳曾称此方为“救本培元第一要方”。

【现代神经药理研究】

本方对右侧肾切除术大鼠有改善作用，影响下丘脑－垂体－甲状腺轴可能是其发挥培元固本作用的机制之一。

七福饮

《景岳全书》

【组成】人参随宜　熟地随宜　当归二三钱（6～9g）　枣仁二钱（6g）　白术炒，一钱半（4.5g）　炙甘草一钱（3g）　远志三五分，制（0.9～1.5g）

【功用】补益气血，健脾安神。

【方论选读】

《妇人规》（明·张景岳）：凡癫狂气血亏损者，此能兼治之，足称王道之最。

《目经大成》（清·黄庭镜）：上方人参、白术、甘草补胃气也。胃气补，太阴治矣。当归、地黄滋精血也，精血滋，厥阴治矣。枣仁、远志宁心而交肾，心肾交，少阴治矣。夫太阴治则气能摄血，而动者可止；厥阴治则精能配气，而断者可通；少阴治则水火不相射，而生明照之神[1]。去远志汗多忌散，用黄芪者，身冷须温也。此症此方，打叠得极其周匝，妇妇子子，更相为命，饮之自然获福，故曰七福饮。

【注释】

[1] 明照之神：神志。

【按语】

方中人参、白术补气益心脾、安神益智；熟地、当归养血和血以养心脾；酸枣仁、远志养心安神；甘草和中；诸药合用共奏补气养血、宁心健脾、益智安神之效。

【现代神经药理研究】

本方可明显缩短模型大鼠的逃避潜伏期、探索距离；显著延长目标象限游泳时间，增加站台穿越次数；升高海马组织 SOD、GSH-PX 活性，降低 MDA 水平；抑制 VD 大鼠海马组织 Bax 蛋白表达，促进 Bcl-2 蛋白表达，阻止海马组织神经元凋亡，减轻脑缺血对海马神经元的损伤，明显改善 VD 大鼠认知障碍。抗氧化、改善胆碱能神经功能、减轻神经细胞凋亡是其可能的机制。

六安煎

《景岳全书》

【组成】陈皮一钱半（4.5g） 半夏二三钱（6～9g） 茯苓二钱（6g） 甘草一钱（3g） 杏仁去皮尖，一钱（3g） 白芥子五七分，老弱不用（1.5～2.1g） 生姜三五片

【功用】化痰止咳。

【方论选读】

《景岳全书》(明·张景岳)：凡风寒外感，邪实于肺而咳喘并行者，宜六安煎加细辛或苏叶主之。若冬月风寒感甚者，于本方加麻黄亦可，或用小青龙汤、华盖散、三拗汤之类主之。

《奉时旨要》(清·江涵暾)：风郁之症，由皮毛而入。经云：贼风邪气，乘虚伤人，浅者止犯皮毛，深者遍传经络。其症鼻塞身重，或头痛寒热，咳嗽痰喘，失治则风郁。藏于皮肤之间，内不得通，外不得泄，善行而数变，腠理开则洒然寒，闭则热而闷，寒则衰饮食，热则消肌肉。且内舍于肺，则发咳上气。传之肝，则厥，胁痛，出食。传之脾，腹中热，烦心出黄。传之肾，为疝瘕，少腹冤热[1]而痛。传之心，筋脉相引为瘛。其入深者，内搏于骨为痹，搏于筋为挛，搏于脉中，血闭不通为痈，搏于皮肤，卫气不行为不仁。治宜六安煎及参苏饮。若化热，局方羌活散。冬月，桂枝汤酌用。此治风郁之法也。

【注释】

[1] 冤热：郁热。

【按语】

咳嗽的治疗应分清邪正虚实。外感咳嗽，为外邪袭肺，多属实证，故以祛邪利肺为治疗原则，六安煎为治疗外感咳嗽的首选方剂。本方去甘草、白芥子，加葶苈子、黄芩、川芎，可明显降低血液黏度，进而降低肺动脉压，有效延缓肺心病患者病理进程。

第二节 治疗狂病方剂方论选读

癫狂梦醒汤

《医林改错》

【组成】桃仁八钱（24g） 柴胡三钱（9g） 香附二钱（6g） 木通三钱（9g） 赤芍三钱（9g） 半夏二钱（6g） 腹皮三钱（9g） 青皮二钱（6g） 陈皮三钱（9g） 桑皮三钱（9g） 苏子四钱，研（12g） 甘草五钱（15g）

【功用】活血理气，解郁化痰。

【方论选读】

《医林改错》（清·王清任）：癫狂一症，哭笑不休，詈[1]骂歌唱，不避亲疏，许多恶态，乃气血凝滞，脑气与脏腑气不接，如同做梦一样。

【注释】

［1］詈：意指骂人。

【按语】

本方主治癫狂，多由气郁痰火，阴阳失调所致，此病变以肝胆心脾为主，但若气滞血瘀，阻于清窍，亦可致神明逆乱而出现癫狂。方中重用桃仁配赤芍活血化瘀，用香附、柴胡、青皮、陈皮疏肝理气解郁，苏子、半夏、桑皮、腹皮降气消痰，木通清热利湿，一则清解气郁所化之火，二则利湿有助消痰，三则通窍，倍用甘草缓急调药。诸药相伍，活其血、理其气、消其痰。血活则气畅，气畅则郁解，郁解痰亦消，痰消窍则通。故治气血凝滞，痰气郁结，气、血、痰三者互结之癫狂，颇相适宜。

本方现代广泛运用于中医脑病的治疗，如狂病（精神分裂症）、癫病（癔病）、痫病（癫痫发作）、厥证（气厥、血厥）、中风、脑血栓、脑血管痉挛、脑栓塞、老年性痴呆等。

【现代神经药理研究】

本方有镇静、催眠、抗惊厥、抗动脉粥样硬化等作用。

生铁落饮

《医学心悟》

【组成】天冬去心、麦冬去心、贝母各三钱（各9g） 胆星、橘红、远志肉、石菖蒲、连翘、茯苓、茯神各一钱（各3g） 元参、钩藤、丹参各一钱五分（各4.5g） 辰砂三分（1g） 生铁落（30g）

【功用】镇心安神，清热涤痰。

【方论选读】

《医学心悟》（清·程钟龄）：用生铁落[1]，煎熬三炷线香，取此水煎药，服后安神静睡，不可惊骇叫醒，犯之则病复作，难乎为力。凡狂症，服此药二十余剂而愈者多矣，若大便闭结，或先用滚痰丸下之。

【注释】

[1] 生铁落：为生铁煅至红赤，外层氧化时被锤落的铁屑。取煅铁时打下之铁落，去其煤土杂质，洗净，晒干。或煅后醋淬用。

【按语】

本方以镇心安神药与涤痰清热药配伍，使热清神宁，痰化窍开。主治痰火上扰之癫狂，狂躁不安，喜怒无常，骂詈号叫，不避亲疏，舌红绛，苔黄腻，脉弦数等。方中贝母、胆星、连翘、茯苓神、远志、橘红清心涤痰，安神定志；丹参、元参、天冬、麦冬养心血、滋心液，壮水以济火也；钩藤、辰砂，一以平肝息风，一以重镇宁神；石菖蒲开心孔而通九窍，复其神明之用焉。

【现代神经药理研究】

铁落经火煅醋淬后，变成醋酸铁，机体易于吸收，且能促进红细胞的新生和增加血红素的数值，有补血作用，并有一定的镇静作用。

礞石滚痰丸

《泰定养生主论》，录自《玉机微义》

【组成】大黄酒蒸片、黄芩酒洗净，各八两（各 240g） 礞石捶碎，同焰硝一两（30g），投入小砂罐内盖之，铁线缚定，盐泥固济，晒干，火煅红，候冷取出，一两（30g） 沉香半两（15g）

【功用】泻火逐痰。

【方论选读】

《成方便读》（清·张秉成）：通治实热老痰，怪证百病。夫痰之清者为饮，饮之浊者为痰，故痰者皆因火灼而成，而老痰一证，其为火之尤盛者也，变幻诸病多端，难以枚举。然治病者必求其本，芟[1]草者必除其根。故方中以黄芩之苦寒，以清上焦之火；大黄之苦寒，以开下行之路，故二味分两为独多。但既成之痰，亦不能随火俱去，特以礞石禀慓悍之性，而能攻陈积之痰者，以硝石同煅，使其自上焦行散而下。然一身之主宰者，惟气而已，倘或因痰因火病，则气不能调，故以沉香升降诸气，上至天而下至泉，以导诸药为之使耳。

【注释】

[1] 芟：兵器，以殳除草。本义指铲除杂草。

【按语】

本方主治实热老痰证。癫狂惊悸，或怔忡昏迷，或咳喘痰稠，或胸脘痞闷，或眩晕耳鸣，或绕项结核，或口眼蠕动，或不寐，或梦寐奇怪之状，或骨节卒痛难以名状，或噫息烦闷。大便秘结，舌苔黄腻，脉滑数有力。方中以礞石为君，取其咸能软坚，质重沉坠，功专下气坠痰，兼可平肝镇惊，为治顽痰之要药。臣以苦寒之大黄，荡涤实热，开痰火下行之路。佐以黄芩苦寒泻火，消除痰火之源；沉香降逆下气，亦即治痰必先顺气之法。

本方现临床常用于治疗中风、精神分裂症、癫痫、偏头痛、神经官能症等属实火顽痰胶固者。

【现代神经药理研究】

本方有催眠、镇静、抑制脂质过氧化过程、清除自由基等作用。

安宫牛黄丸

《温病条辨》

【组成】 牛黄一两（30g） 水牛角浓缩粉一两（30g） 人工麝香二钱五分（7.5g） 珍珠五钱（15g） 朱砂一两（30g） 雄黄一两（30g） 黄连一两（30g） 黄芩一两（30g） 栀子一两（30g） 郁金一两（30g） 冰片二钱五分（7.5g）

【功用】 清热解毒，豁痰镇惊，开窍醒神。

【方论选读】

《温病条辨》（清·吴鞠通）：手厥阴暑温，身热不恶寒，精神不了了[1]，时时谵语者，安宫牛黄丸主之，紫雪丹亦主之。

《成方便读》（清·张秉成）：温邪内陷之证，必有粘腻秽浊之气[2]留恋于膈间。

【注释】

［1］精神不了了：精神疲劳，脑力迟钝，注意力难以集中。

［2］粘腻秽浊之气：邪热夹秽浊蒙蔽清窍，势必加重神昏。

【按语】

安宫牛黄丸是我国传统药物中久负盛名的急症用药，也是清热开窍的代表方剂，与紫雪丹、至宝丹并称为“中医温病凉开三宝”，被奉为“三宝”之首。方中牛黄清心解毒，豁痰开窍，犀角清心，凉血解毒，麝香开窍醒神，三味共为君药；黄连、黄芩、栀子清三焦火热，雄黄豁痰，共为臣药；郁金、冰片芳香去秽，通窍开闭，以内透包络，朱砂、珍珠、金箔镇心安神，蜂蜜和胃调中，共为佐使。诸药合用，有清热解毒，豁痰开窍之功。主治温热病，热邪内陷心包证，症见高热烦躁，惊厥，神昏谵语，舌质红绛，苔黄燥，脉数有力。亦治中风昏迷，小儿惊厥属邪热内闭者；以及脑炎、脑膜炎、中毒性脑病、脑出血、败血症见上述证候者。

【现代神经药理研究】

本方具有抗惊厥、解热作用。

增液承气汤

《温病条辨》

【组成】玄参一两（30g） 麦冬、细生地各八钱（25g） 大黄三钱（9g） 芒硝一钱五分（4.5g）

【功用】滋阴增液，泻热通便。

【方论选读】

《温病条辨》（清·吴鞠通）：阳明温病，下之不通……津液不足，无水舟停者，间服增液，即有增水行舟[1]之效；再不下者，增液承气汤主之。

【注释】

［1］增水行舟：为生津润肠以行大便之法；增益津液，使热结液枯的粪便得以自下，犹如水涨船高则船行通畅，故名。

【按语】

本方主治热结阴亏证。燥屎不行，下之不通，脘腹胀满，口干唇燥，舌红苔黄，脉细数。温热之邪，最易伤津耗液，热结胃肠，津液被灼，肠腑失调，传导失常，故燥屎不行。燥屎不行，邪热愈盛，阴津渐竭，故肠中燥屎虽用下法而不通，此即《温病条辨》“津液不足，无水舟停”之证。口干舌燥，舌红苔黄，乃热伤津亏之证。根据以上病机，治当滋阴增液，泄热通便。方中重用玄参为君，滋阴泄热通便，麦冬、生地为臣，滋阴生津，君臣相合，即增液汤，功能滋阴清热，增液通便；大黄、芒硝泄热通便、软坚润燥。滋阴与攻下相合，使阴液得复，热结得下，正邪合治，共成“增水行舟”之剂。临床常用于治疗急性传染病高热昏迷、便秘、津液耗伤较重，以及痔疮日久，大便燥结不通，属热结阴亏者。

当归龙荟丸

《黄帝素问宣明论方》

【组成】当归焙，一两（30g） 龙胆草、栀子、黄连、黄柏、黄芩各一两（各30g） 大黄、芦荟、青黛各半两（各15g） 木香一分（0.3g） 麝香半钱（1.5g）

【功用】清泻肝胆实火。

【方论选读】

《血证论》（清·唐容川）：人身惟肝火最横，每挟诸经之火，相持为害。方用青黛、芦荟、胆草，直折本经之火；芩、连、栀、柏、大黄，分泻各经之火；火盛则气实[1]，故以二香以行气；血盛则血虚，故君当归以补血。治肝火决裂者，惟此方最有力量，莫嫌其多泻少补也。

【注释】

［1］气实：此处指气机壅滞。

【按语】

用于肝胆火旺，心烦不宁，头晕目眩，神志不宁，谵语发狂，耳鸣耳聋，胁肋疼痛，脘腹胀痛，大便秘结，小便赤涩。方中龙胆草、芦荟、青黛、栀子清泻肝经实火，黄芩清上焦燥火，黄柏清下焦湿火，大黄通腑泻热，木香调气行滞，当归养血和血。诸药配合成方，共奏泻肝火，通大便之功。

二阴煎

《景岳全书》

【组成】生地、麦冬各二～三钱（各6～9g） 枣仁二钱（6g） 生甘草一钱（3g） 玄参一钱半（4.5g） 黄连一～二钱（36g） 茯苓一钱半（4.5g） 木通一钱半（4.5g）

【功用】清心泻火，养阴安神。

【方论选读】

《景岳全书》（明·张景岳）：此治心经有热，水不制火之病，故曰二阴。凡惊狂失志[1]，多言多笑，或疡疹烦热失血等证，宜此主之。

【注释】

［1］失志：此处解释为因情志抑郁而致神志失常。《证治要诀》卷九：失志者，由所求不遂，或过误自咎，懊恨嗟叹不已，独语书空，若有所失。”

【按语】

主心经有热，水不制火，惊狂失志，多言多笑，喜怒无常；或疮疡疹毒，烦热失血以及中风血不养筋，少阳、厥阴阴虚血少而无火者。

桃核承气汤

《伤寒论》

【组成】桃仁去皮尖，五十个（12g） 大黄四两（12g） 桂枝去皮，二两（6g） 甘草炙，二两（6g） 芒硝二两（6g）

【功用】逐瘀泻热。

【方论选读】

《伤寒来苏集·伤寒附翼》（清·柯琴）：若太阳病不解，热结膀胱[1]，乃太阳随经之阳热瘀于里，致气留不行，是气先病也。气者血之用，气行则血濡，气结则血蓄，气壅不濡，是血亦病矣。小腹者，膀胱所居也，外邻冲脉，内邻于肝。阳气结而不化，则阴血蓄而不行，故少腹急结[2]；气血交并，则魂魄不藏，故其人如狂[3]。治病必求其本，气留不行，故君大黄之走而不守者，以行其逆气；甘草之甘平者，以调和其正气；血结而不行，故用芒硝之咸以软之；桂枝之辛以散之；桃仁之苦以泄之。气行血濡，则小腹自舒，神气自安矣。

【注释】

[1] 热结膀胱：此处膀胱代表下焦，包括胞宫等。热结膀胱，为邪热与瘀血蓄于下焦。

[2] 少腹急结：指下腹部拘急硬痛。

[3] 如狂：指神志失常，较发狂为轻。

【按语】

本方为治疗瘀热互结，下焦蓄血证的常用方。主治下焦蓄血证，症见少腹拘急，小便自利，谵语烦渴，至夜发热，甚则其人如狂。后世对本方的运用有所发展，不论何处的瘀血证，只要具备瘀热互结这一基本病机，均可加减使用。临床常用于治疗急性盆腔炎、胎盘滞留、附件炎、肠梗阻、子宫内膜异位症、急性脑出血等属瘀热互结下焦者。

抵当汤

《伤寒论》

【组成】水蛭熬虻虫去翅足，熬，各三十个（各6g） 桃仁去皮尖，二十个（5g） 大黄酒洗，三两（9g）

【功用】破瘀下血。

【方论选读】

《伤寒论》（汉·张仲景）：太阳病六七日，表证犹存，脉微而沉，反不结胸[1]，其人发狂者，以热在下焦，少腹当硬满，小便自利者，下血乃愈，所以然者，以太阳随经，瘀热在里[2]故也，抵当汤主之。

《伤寒论》（汉·张仲景）：太阳病，身黄，脉沉结，少腹硬，小便不利者，为无血也，小便自利，其人如狂，血证谛也，抵当汤主之。

《伤寒论条辨》（明·方有执）：抵，至也。水蛭、虻虫，攻坚而破瘀，桃仁、大黄，润滞而推热。四物者，虽曰比上则为较剧之重剂，然亦至当不易之正治也。

【注释】

[1] 结胸：证名，指实邪结于胸膈脘腹的病证。

[2] 瘀热在里：指太阳经邪热由表入里，与瘀血蓄于下焦。

【按语】

本方主治下焦蓄血所致的发狂或如狂，少腹硬满，小便自利，喜忘，大便色黑易解，脉沉结，及妇女经闭，少腹硬满拒按者。

“抵当”的方名意义，说法不一：一谓非大毒猛厉之剂不足以抵挡其热结蓄血之证；一谓抵当乃抵掌之讹，抵掌是水蛭一药的别名（陆渊雷引山田氏语），本方以其为主药，因而得名。但也有谓“抵当”为“至当”，如王晋三曰：“抵当者，至当也。蓄血者，至阴之属，真气运行而不入者也，故草木不能独治其邪，务必以灵幼嗜血之虫为向导。飞者走阳路、潜者走阴路，引领桃仁攻血，大黄下热，破无情之血结，诚为至当不易之方，毋惧乎药之险也。或曰，本方有攻逐蓄血之功，可直抵其当攻之处，故名。”

第三节　治疗奔豚气方剂方论选读

奔豚汤

《金匮要略》

【组成】甘草、芎䓖、当归各二两（各6g）　半夏四两（12g）　黄芩二两（6g）　生葛五两（15g）　芍药二两（6g）　生姜四两（12g）　甘李根白皮一升（12g）

【功用】养肝平冲，清热降气。

【主治】肝郁化热奔豚。症见气从小腹上冲至心，手足逆冷，胸满气促，从脐左右起，郁冒者。

【方论选读】

《金匮要略编注》：此因肝胆风邪相引，肾中积风乘脾，故气上冲胸而腹痛。厥阴受风，相应少阳，则往来寒热，是以芎、归、姜、芍疏养厥阴、少阳气血之正，而祛邪外出；以生葛、李根专解表里风热，而清奔豚逆上之邪；黄芩能清风化之热；半夏以和脾胃而化客痰，俾[1]两经邪散，木不临脾而肾失其势，即奔豚自退。

《绛雪园古方选注》（清·王子接）：君以芍药、甘草奠安中气，臣以生姜、半夏开其结气，当归、芎䓖入血以和心气，黄芩、生姜、甘李根白皮性大寒，以折其冲逆之气。杂以生葛者，寓将欲降之、以先升之之理。

【注释】

[1]俾：使。

【按语】

本方是治疗肝郁化热奔豚之主方。病由惊恐恼怒，肝气郁结化热，随冲气上逆，故气上冲胸。肝郁则气滞，气滞则血行不畅，故腹中疼痛；肝胆互为表里，肝郁则少阳之气不和，所以寒热往来。治当养血平肝，和胃降逆。方中甘李根白皮专治奔豚气，葛根、黄芩清火平肝，芍药、甘草缓急止痛，半夏、生姜和胃降逆，当归、川芎养血调肝。诸药合用，肝脾两调，平冲降逆。

现代本方常用于癔病、神经官能症、冠心病及肝胆疾患以及更年期综合征等属于肝郁兼有湿热者。

【现代神经药理研究】

本方主要有镇静作用。

桂枝加桂汤

《伤寒论》

【组成】桂枝去皮，五两（15g）　芍药三两（9g）　生姜切，三两（9g）　甘草炙，

二两（6g） 大枣擘，十二枚（3 枚）

【功用】温阳祛寒，平冲降逆。

【主治】太阳病，误用烧针发汗，使心阳虚，下焦寒气上冲，致发奔豚，气从少腹上冲心胸者。

【方论选读】

《伤寒论条辨》（明·方有执）：与桂枝汤者，解其欲自解之肌也；加桂者，桂走阴而能伐肾邪[1]，故用之以泄奔豚之气也。然则所加者桂也，非枝也，方出增补，故有成五两云耳。

《伤寒论类方》（清·徐灵胎）：重加桂枝，不特御寒，且制肾气。又药味重则能下达，凡奔豚症，此方可增减用之。

《伤寒论本旨》（清·章虚谷）：相传方中或加桂枝，或加肉桂。若平肾邪，宜加肉桂；如解太阳之邪，宜加桂枝也。

【注释】

[1] 伐肾邪：温肾，使寒水返于下焦。

【按语】

本方是治疗误汗后阳虚寒逆奔豚的主方。病因为发汗后，烧针令其汗，汗出多而阳气受伤，寒邪从针处入侵，阴寒内盛，上凌心阳，以致气从少腹上冲，直至心下。其病机有关心肾两经，内服桂枝加桂汤，调和阴阳，平冲降逆。本方有两种说法，一说加桂枝，振奋心阳，降逆平冲；一说加肉桂，温肾纳气，使寒水返于下焦。临床可根据病机、症状的不同，灵活运用。

现代本方常用于神经官能症、膈肌痉挛、外感以及心脏病有奔豚气之症状者。

【现代神经药理研究】

本方主要有扩张血管、镇静、镇痛、抑菌、解痉等作用。

当归四逆汤

《伤寒论》

【组成】当归三两（9g） 桂枝去皮，三两（9g） 芍药三两（9g） 细辛三两（3g） 甘草炙，二两（6g） 通草二两（6g） 大枣擘，二十五枚（8 枚）

【功用】养血散寒，温经通脉。

【主治】厥阴伤寒，血脉凝涩，手足厥寒，脉细欲绝；或肠鸣腹痛，下利不止；或腰、股、腿、足、肩臂疼痛兼见畏寒肢冷者。

【方论选读】

《金镜内台方议》（明·许宏）：阴血内虚，则不能荣于脉；阳气外虚，则不能温于四末[1]，故手足厥寒、脉细欲绝也。故用当归为君，以补血；以芍药为臣，辅之而养营气；以桂枝、细辛之苦，以散寒温气为佐；以大枣、甘草之甘为使，而益其中，补其不足；以通草之淡，而通行其脉道与厥也。

《绛雪园古方选注》（清・王子接）：当归四逆不用姜、附者，阴血虚微，恐重劫其阴也，且四逆虽寒，而不至于冷，亦惟有调和厥阴，温经复营而已，故用酸甘以缓中，辛甘以温表，寓治肝四法，桂枝之辛以温肝阳，细辛之辛以通肝阴，当归之辛以补肝，甘、枣之甘以缓肝，白芍之酸以泻肝，复以通草利阴阳之气，开厥阴之络。

《医宗金鉴》（清・吴谦）：此方取桂枝汤君以当归者，厥阴主肝为血室也；佐细辛味极辛，能达三阴，外温经而内温脏；通草其性极通，善开关节，内通窍而外通营；倍加大枣，即建中加饴用甘之法；减去生姜，恐辛过甚而迅散也。

【注释】

［1］四末：四肢。

【按语】

本方是治疗阳虚血弱，寒凝经脉的常用方。该证乃素体血虚而又经脉受寒，寒邪凝滞，血行不畅所致。营血虚弱难以充养四末，阳气不能达于四肢末端，故手足厥寒、脉细欲绝；阳气虚弱，营血不足，故舌淡苔白，脉沉细；阳虚血弱，寒凝经脉，血行不畅，不通则痛，故见腰、腿、股、足、肩臂疼痛，或肢冷与疼痛并见。治当温经脉，补营血，散寒邪，通血脉。方中诸药相合，温、补、通三者并用，温中有补，补中兼行，扶正祛邪，标本兼顾。

现代本方常用于雷诺氏病、血栓闭塞性脉管炎、坐骨神经痛、风湿性关节炎、腰腿足踝酸痛、胃十二指肠溃疡、慢性荨麻疹、精索静脉曲张、闭经、痛经、月经不调、冻疮、皲裂等属血虚寒凝经脉者。

【现代神经药理研究】

本方主要有抑制血小板聚集、抗血栓形成、抗炎、抑菌、解毒、解痉、止痛、抑制胃酸分泌等作用。

吴茱萸汤

《伤寒论》

【组成】吴茱萸洗，一升（9g） 人参三两（9g） 生姜切，六两（18g） 大枣擘，十二枚（4枚）

【功用】温中补虚，降逆止呕。

【主治】胃中虚寒，食谷欲呕，或呕而胸满，少阴吐利，手足逆冷，烦躁欲死，厥阴头痛，吐涎沫。

【方论选读】

《本草思辨录》（清・周岩）：盖吴茱萸辟厥阴之寒邪，生姜散阳明之呕逆。生姜治寒，是散而上之；吴茱萸治寒，是辟而下之。吴茱萸汤二物并用，所治皆寒证之重者，故生姜用至六两。胃受肝邪[1]，其虚已甚，故以枣与人参大补其中，非与生姜和营卫也。

《金镜内台方议》（明・许宏）：干呕，吐涎沫，头痛，厥阴之寒气上攻也。吐利，手足逆冷者，寒气内盛也；烦躁欲死者，阳气内争也。食谷欲呕者，胃寒不受也。此以三者之症，共享此方者，以吴茱萸能下三阴之逆气为君，生姜能散气为臣，人参、大枣之甘缓，能和调诸气者也，故用之为佐使，以安其中也。

【注释】

[1] 胃受肝邪：肝寒上逆，上犯于胃。

【按语】

本方是治疗脾胃虚寒，浊阴上逆的常用方。本证多由肝胃虚寒，浊阴上逆所致。肝胃虚寒，胃失和降，浊阴上逆，故见食后泛泛欲吐，或呕吐酸水，或干呕，或吐清涎冷沫；厥阴之脉夹胃属肝，上行与督脉会于头顶部，胃中浊阴循肝经上扰于头，故见颠顶头痛；浊阴阻滞，气机不利，故见胸满脘痛；肝胃虚寒，阳虚失温，故畏寒肢冷；脾胃同居中焦，胃病及脾，脾不升清，故见大便泄泻；舌淡苔白滑，脉沉弦而迟，均为虚寒之象。方中诸药合用，肝、肾、胃同治，温、降、补并施，共奏温中补虚，降逆止呕之功。

现代本方常用于慢性胃炎、妊娠呕吐、神经性呕吐、神经性头痛、耳源性眩晕等属肝胃虚寒者。

【现代神经药理研究】

本方主要有兴奋中枢神经、镇吐等作用。

茯苓桂枝甘草大枣汤

《伤寒论》

【组成】茯苓半斤（25g） 桂枝去皮，四两（12g） 甘草炙二两（6g） 大枣十五枚（5枚）

【功用】温阳行水，理气降逆。

【主治】伤寒发汗后，其人脐下悸，欲作奔豚者。

【方论选读】

《注解伤寒论》（金·成无己）：本方用茯苓以伐肾邪，桂枝能泄奔豚，甘草、大枣之甘滋助脾土以平肾水气。煎用甘澜水[1]者，扬之无力，取不助肾气也。

《医宗金鉴》（清·吴谦）：此方即苓桂术甘汤去白术加大枣倍茯苓也。彼治心下逆满，气上冲胸，此治脐下悸，欲作奔豚。盖以水停中焦，故用白术，水停下焦，故倍茯苓。脐下悸，是邪上干心也，其病由汗后而起，自不外乎桂枝之法。仍以桂枝、甘草补阳气，生心液；倍加茯苓以君之，专伐肾邪；用大枣以佐之，益培中土；以甘澜水煎，取其不助水邪也。土强自可制水，阳建则能御阴，欲作奔豚之病，自潜消而默化矣。

【注释】

[1] 甘澜水：一作甘烂水，也称劳水。《伤寒论》："作甘澜水法：取水二斗，置大盆内，以杓扬之，水上有珠子五六千颗相逐，取用之。"目的是取其清扬而不助水邪之性。

【按语】

本方是治疗误汗后阳虚饮动欲作奔豚的主方。本证多由素有水饮内停，气化不利，加之发汗过多，心阳受伤，而致水饮内动，故见脐下筑筑动悸，欲发奔豚。治当通阳降逆，培土制水。

现代本方常用于神经官能症、癔病、更年期综合征等。

【现代神经药理研究】

本方主要有镇静、镇痛、扩张血管、利尿、降血糖、抗惊厥、止咳祛痰、抗过敏等作用。

第四节　治疗惊悸怔忡方剂方论选读

生脉散

《医学启源》

【组成】人参五分（9g）　麦门冬五分（9g）　五味子五粒（6g）

【功用】益气生津，敛阴宁神。

【主治】气阴两伤之心悸怔忡，睡卧不宁，体倦乏力，气短懒言，口干舌燥，脉虚细。

【方论选读】

《医方集解》（清·汪昂）：人参甘温，大补肺气为君；麦冬止汗，润肺滋水，清心泻热为臣，五味酸温，敛肺生津，收耗散之气为佐。盖心主脉，肺朝百脉，补肺清心，则元气充而脉复，故曰生脉也。夏月炎暑，火旺克金，当以保肺为主，清晨服此，能益气而祛暑也。

《古今名医方论》（清·罗美）：麦冬甘寒，清权衡治节之司[1]；人参甘温，补后天营卫之本；五味酸温，收先天天癸之原。三气通而三才立，水升火降，而合既济之理矣。

【注释】

［1］权衡治节之司：权衡，指胃腑；治节之司，指肺脏。

【按语】

本方是治疗气阴两虚，心悸怔忡的常用方。本证多由气阴两虚，心失所养，以致心悸失眠。气虚则气短懒言，倦怠乏力；阴虚则口干口渴，咽干口燥；气阴两伤，故脉虚弱而细。治当补气养阴生津。诸药相合，一补一润一敛，共成益气养阴，生津止渴，敛阴宁神之效。

现代本方常用于心肌病、心律失常、心肌梗死、心绞痛、休克、肺心病、低血压、糖尿病、克山病、流行性出血热等证属气阴两虚者。

【现代神经药理研究】

本方主要有镇静、强心、升压、改善微循环、抗凝血等作用。

桂枝甘草龙骨牡蛎汤

《伤寒论》

【组成】桂枝去皮，一两（9g） 甘草炙，二两（18g） 牡蛎熬，二两（18g） 龙骨二两（18g）

【功用】补益心阳，镇惊安神。

【主治】心阳不足证之烦躁，心悸不安，神疲乏力，舌淡苔白，脉沉细。

【方论选读】

《注解伤寒论》（金·成无己）：辛甘发散，桂枝、甘草之辛甘也，以发散经中火邪；涩可去脱，龙骨、牡蛎之涩，以收敛浮越之正气。

《伤寒贯珠集》（清·尤在泾）：桂枝、甘草，以复心阳之气；牡蛎、龙骨，以安烦乱之神。

《绛雪园古方选注》（清·王子接）：桂枝、甘草、龙骨、牡蛎，其义取重于龙、牡之固涩。仍标之曰桂、甘者，盖阴钝之药，不佐阳药不灵。故龙骨、牡蛎之纯阴，必须藉桂枝、甘草之清阳，然后能飞引入经，收敛浮越之火[1]、镇固亡阳之机。

【注释】

［1］浮越之火：虚人而躁甚者，气怯于内、阳浮于上也。治宜予温潜法。温，温阳；潜，镇潜、收敛。

【按语】

本方是心阳不足，神失温养所致心神不宁证之常用方。本证多由心阳不足，神失温养，而致心悸不安，喜得温按，烦躁不宁。神疲乏力，舌淡苔白，脉沉细等为阳气不足之征。治当温补阳气，潜敛心阳，镇静安神。本方药简效专，温通中寓以补养，镇潜中寓以摄敛，使心阳得温，心气得收，心神宁谧，则心悸烦躁诸症可除。

现代本方常用于各种原因引起的心律失常（心动过速、心动过缓、期前收缩、病态窦房结综合征等）以及心功能不全、神经官能症之烦躁心悸等证属心阳不足，心神浮越者。

【现代神经药理研究】

本方主要有镇静、抗惊厥、止血、止汗等作用。

苓桂术甘汤

《伤寒论》

【组成】茯苓四两（12g） 桂枝去皮，三两（9g） 白术三两（9g） 甘草炙，二两（6g）

【功用】温阳化饮，健脾利湿。

【主治】中阳不足之痰饮。心悸目眩，胸胁支满，短气而咳，舌苔白滑，脉弦滑或沉紧。

【方论选读】

《注解伤寒论》（金·成无已）：阳气不足者，补之以甘，茯苓、白术生津液而益阳也；里气逆者，散之以辛，桂枝、甘草，行阳散气。

《金镜内台方议》（明·许宏）：此阳气外内皆虚也，故用茯苓为君，白术为臣，以益其不足之阳，经曰：阳不足者，补之以甘，是也。以桂枝为佐，以散里之逆气；以甘草为使，而行阳气，且缓中也。

《医宗金鉴》（清·吴谦）：此汤救麻黄之误汗，其邪尚在太阳，故主以桂枝，佐以甘草、苓、术，是扶表阳以涤饮[1]也。

【注释】

[1] 涤饮：此指温阳化水饮。

【按语】

本方是治疗中阳不足之痰饮病的代表方。本证多由中阳不足，饮停心下所致。脾主中州，职司运化，若脾阳不足，健运失职，则水津停滞，聚而成饮。饮停心下，则胸胁支满；饮阻于中，清阳不升，则头晕目眩；痰饮凌心射肺，则心悸，短气而咳；舌苔白滑，脉弦滑或沉紧，皆为痰饮内停之征。治当温阳化饮，健脾利水。诸药合用，温而不燥，利而不峻，标本兼顾，为治疗痰饮病之和剂。

现代本方常用于慢性支气管炎、支气管哮喘、心源性水肿、慢性肾小球肾炎水肿、梅尼埃病、神经官能症等属水饮停于中焦者。

【现代神经药理研究】

本方主要有具有抗心律失常、利尿、增强免疫功能等作用。

大补心汤

《备急千金要方》

【组成】黄芩一两（30g） 附子一两（30g） 甘草三两（90g） 干地黄三两（90g） 麦门冬三两（90g） 茯苓三两（90g） 桂心三两（90g） 阿胶三两（90g） 生姜六两（180g） 半夏四两（120g） 远志四两（120g） 石膏四两（120g） 饴糖一斤（300g） 大枣二十枚[1]

【功用】益气温阳，滋阴安神。

【方论选读】

《备急千金要方》（唐·孙思邈）：治虚损不足，心气弱悸，或时妄语，四肢损变气力，颜色不荣。

又方治心气不足，心痛惊恐。

【注释】

[1]煎服法：上十四味，取十三味㕮咀，以水一斗五升，煮取五升，汤成下糖，分四服。

【按语】

本方中生姜、肉桂、附子，温脾肾而通经脉。脾气旺则气血化生有源，肾气足则先天可滋后生，此温阳既补气之义。气之化生全赖后天脾胃，故选茯苓、半夏、饴糖、大枣，健脾益气而生气血。气血相互为用，气之既虚必致阴血亏少，故用生地、阿胶、麦冬、远志滋阴养血，补心安神。心为火脏，心不得养则心火易炽，药用黄芩、石膏，一可清心火而安心神，另可制约桂、附、姜之燥热太过。诸药合用，则气阳得温，阴血得补，心神得养。

【现代神经药理研究】

本方具有良好的安神定虑作用，能有效改善焦虑状态，对心悸、失眠多梦、食少、神疲等也有明显的药效作用。

大定心汤

《备急千金要方》

【组成】人参二两（60g） 茯苓二两（60g） 茯神二两（60g） 远志二两（60g） 石脂二两（60g） 龙骨二两（60g） 干姜二两（60g） 当归二两（60g） 甘草二两（60g） 白术二两（60g） 芍药二两（60g） 桂心二两（60g） 紫菀二两（60g） 防风二两（60g） 大枣二十枚

【功用】养心神，调气血，安魂魄。

【方论选读】

《千金方衍义》（清·张璐）：本方即于小定心汤[1]中加白术以理中气，辅桂心以和营血，更须龙骨、赤脂以镇心肝之怯，其余茯神，防风、当归、紫菀则又桂心、茯苓、芍药、大枣之佐也。

【注释】

[1]小定心汤：茯苓四两，桂心三两，炙甘草、芍药、炮姜、远志、人参各二两。

【按语】

方中柏仁、枣仁以补心气；龙眼肉补心血；更用龙骨入肝以安魂；牡蛎入肺以定魄，且二药与山茱萸并用，大能收敛心气之耗散，少加没药、乳香之流通气血以调和之。

平补镇心丹

《太平惠民和剂局方》

【组成】酸枣仁炒，二钱半（7.5g） 车前子一两二钱半（37.5g） 白茯苓一两二钱半（37.5g）麦门冬一两二钱半（37.5g）五味子一两二钱半（37.5g）茯神一两二钱半（37.5g）桂心不见火，一两二钱半（37.5g）龙齿一两半（45g）熟地黄酒蒸一两半（45g）天门冬一两半（45g）远志一两半（45g）甘草水煮一两半（45g）山药姜汁制，一两半（45g）人参半两（15g）朱砂飞，半两（15g）[1]

【功用】益气养血，镇心安神。

【方论选读】

《世医得效方》（元·危亦林）：治一切惊忧，思虑恍惚，作事多忘，心气不足，癫痫狂乱。及大病后心虚，神不守舍。久服养神思，益眼力。

【注释】

[1] 煎服法：为末，炼蜜丸如桐子大，以前朱砂为衣，每服三十丸，空心米汤温酒任下。

【按语】

方中人参、山药、五味子、茯苓益气健脾；麦冬、天冬、熟地滋养心阴；肉桂配合前述药物，有鼓舞气血生长之效；龙齿、朱砂镇心安神远志、酸枣仁、茯神养心安神；全方有益气养阴，镇心安神之功效。

远志丸

《三因极一病证方论》

【组成】远志姜汁制五钱（15g）石菖蒲五钱（15g）茯苓一两（30g）茯神一两（30g）人参一两（30g）龙齿一两（30g）[1]

【功用】宁神安定，交通心肾。

【方论选读】

《证治准绳》（明·王肯堂）：治因事有所大惊，梦寐不祥，登高涉险，神魂不安，心志恐怯。

【注释】

[1] 煎服法：上为末，炼蜜和丸如桐子大，辰砂为衣，每服七十丸，食后临卧热水下。

【按语】

方中人参、茯神、茯苓养心安神；菖蒲、远志宁心安神：龙齿上能镇心，下能固肾，对惊恐所伤之心神不安，最为合适。诸药合用，有交通心肾，宁心安神，固摄精气之功。

茯苓甘草汤

《伤寒论》

【组成】茯苓二两（30g）桂枝二两（30g）生姜三两（45g）甘草一两（15g）

【功用】温中化饮，通阳利水。

【方论选读】

《长沙方歌括》(清·陈修园)：五苓证之渴，为脾不转输，非关胃燥。推而言之，不输于上为渴，不输于中为水逆，不输于下为小便不利。虽有烦热之病，责在水津不能四布，故白术、桂枝之辛温不避也。论曰汗出而渴，可知中焦水谷之津发泄而伤脾，脾伤则不能输津而作渴，故取五苓散布散其水津。若不渴者，中焦之液未伤，只用茯苓甘草汤。取茯苓之利水，俾肾水不沸腾[1]而为汗。

【注释】

[1] 沸腾：肾水为邪热所蒸迫而上熏。

【按语】

淡能渗水，甘能宁心助阳，故用茯苓；辛能散饮，温能发汗解肌，故用姜桂；益土可以制水，甘平能补气和中，故用甘草。

【现代神经药理研究】

本方可明显降低FD大鼠胃底、胃窦、十二指肠NO含量，增加胃底、胃窦、十二指肠AChE的含量，从而促进FD大鼠模型胃液体的排空。

炙甘草汤

《伤寒论》

【组成】甘草四两(60g) 生姜三两(45g) 桂枝三两(45g) 人参二两(30g) 生地黄一斤(250g) 阿胶二两(30g) 麦门冬半升(100mL) 麻子仁半升(100mL) 大枣十二枚[1]

【功用】益气滋阴，通阳复脉。

【方论选读】

《伤寒论·辨太阳病脉证并治》(汉·张仲景)：伤寒脉结代，心动悸，炙甘草汤主之。

《伤寒溯源集》(清·钱潢)：此方以炙甘草为君，故名炙甘草汤。又能使断脉复续，故又名复脉汤。甘草生能泻心下之痞，熟能补中气之虚，故以为君。生姜以宣通其郁滞，桂枝以畅达其卫阳，入大枣而为去芍药之桂枝汤，可解邪气之留结。麦冬生津润燥，麻仁油滑润泽，生地黄养血滋阴，通血脉而益肾气。阿胶补血走阴，乃济水之伏流所成，济为十二经水中之阴水，犹人身之血脉也，故用之以导血脉。所以寇氏《本草》云：麦冬、地黄、阿胶、麻仁，同为润经益血复脉通心之剂也。人参补元气之虚，同麦冬又为生脉散之半，更以清酒为使，令其宣通百脉，流行血气，则经络自然流贯矣。

【注释】

[1] 煎服法：九味，以清酒七升，水八升，先煮八味，取三升。去滓，内胶烊消尽。温服一升，日三服。一名复脉汤。

【按语】

本方是《伤寒论》治疗心动悸、脉结代的名方。其证是伤寒汗、吐、下或失血后，或杂病阴血不足，阳气不振所致。阴血不足，血脉无以充盈，加之阳气不振，无力鼓动血脉，脉气不相接续，故脉结代；阴血不足，心体失养，或心阳虚弱，不能温养心脉，故心动悸。治宜滋心阴，养心血，益心气，温心阳，以复脉定悸。方中重用生地黄滋阴养血为君，《名医别录》谓地黄“补五脏内伤不足，通血脉，益气力”。配伍炙甘草、人参、大枣益心气，补脾气，以资气血生化之源；阿胶、麦冬、麻仁滋心阴，养心血，充血脉，共为臣药。佐以桂枝、生姜辛行温通，温心阳，通血脉，诸厚味滋腻之品得姜、桂则滋而不腻。用法中加清酒煎服，以清酒辛热，可温通血脉，以行药力，是为使药。诸药合用，滋而不腻，温而不燥，使气血充足，阴阳调和，则心动悸、脉结代，皆得其平。

八物定志丸

《魏氏家藏方》

【组成】朱砂一钱（3g） 人参一两半（45g） 菖蒲一两（30g） 远志一两（30g） 茯苓一两（30g） 茯神一两（30g） 白术半两（15g） 麦门冬半两（15g）[1]

【功用】补益心神，安定魂魄。

【方论选读】

《证治准绳》（明·王肯堂）：补益心神，安定魂魄，治痰，去胸中邪热，理肺肾。

【注释】

[1] 煎服法：右为细末，炼蜜丸如梧桐子大，米饮下三十丸，不拘时。

【按语】

方中人参安神益智，补心益气，安魂定魄，重用为君药。白术、茯苓补脾益气，助人参补心气；茯神、菖蒲、远志宁心安神，助人参安神之力；同时菖蒲、远志又有化痰之功，为臣药。麦门冬清心安神；牛黄清心化痰；朱砂重镇安神，为佐药。诸药配伍，共奏补心安神，清心化痰，安魂定魄之功。

小半夏加茯苓汤

《金匮要略》

【组成】半夏一升（100mL） 生姜半斤（125g） 茯苓三两（45g）

【功用】和胃止呕，引水下行。

【方论选读】

《金匮要略》（汉·张仲景）：卒[1]呕吐，心下痞，膈间有水，眩悸者。

《温病条辨》（清·吴鞠通）：小半夏加茯苓汤，半夏六钱，茯苓六钱，生姜四钱。水五杯，煮取两杯，分二次服。

《张氏医通》（清·张璐）：痰饮多汗，小便不利。

【注释】

［1］卒：突然。

【按语】

生半夏降逆止呕，生姜和胃散痞，加茯苓导水下行，以定眩悸。

小建中汤

《伤寒论》

【组成】甘草二两（6g） 桂心三两（9g） 生姜三两（9g） 芍药六两（18g） 胶饴一升（30g） 大枣十二枚（4枚）[1]

【功用】温中补虚，和里缓急。

【方论选读】

《伤寒论·辨太阳病脉证并治》（汉·张仲景）：伤寒，阳脉涩，阴脉弦，法当腹中急痛，先与小建中汤，不差者，小柴胡汤主之。

《金匮要略·血痹虚劳病脉证并治》（汉·张仲景）：虚劳里急，悸，衄[2]，腹中痛，梦失精，四肢酸疼，手足烦热，咽干口燥，小建中汤主之。

《绛雪园古方选注》（清·王子接）：建中者，建中气也。名之曰小者，酸甘缓中，仅能建中焦营气也。前桂枝汤是芍药佐桂枝，今建中汤是桂枝佐芍药，义偏重于酸甘，专和血脉之阴。芍药、甘草有戊己相须之妙，胶饴为稼穑之甘，桂枝为阳木，有甲己化土之义。使以姜、枣助脾与胃行津液者，血脉中之柔阳，皆出于胃也。

【注释】

［1］煎服法：上六味，㕮咀，以水九升，煮取三升，去滓，内胶饴，每服一升，日三，间三日复作一剂，后可与诸丸散。

［2］衄：出血。

【按语】

本证多由中焦虚寒，肝脾失和，化源不足所致，治疗以温中补虚，和里缓急为主。中焦虚寒，肝木乘土，故腹中拘急疼痛、喜温喜按。脾胃为气血生化之源，中焦虚寒，化源匮乏，气血俱虚，故见心悸、面色无华、发热、口燥咽干等。方中重用甘温质润之饴糖为君，温补中焦，缓急止痛。臣以辛温之桂枝温阳气，祛寒邪；酸甘之白芍养营阴，缓肝急，止腹痛。佐以生姜温胃散寒，大枣补脾益气。炙甘草益气和中，调和诸药，是为佐使之用。其中饴糖配桂枝，辛甘化阳，温中焦而补脾虚；芍药配甘草，酸甘化阴，缓肝急而止腹痛。六药合用，温中补虚缓急之中，蕴有柔肝理脾，益阴和阳之意，用之可使中气强健，阴阳气血生化有源，故以“建中”名之。

归脾汤

《正体类要》

【组成】白术一钱（3g） 茯神一钱（3g） 黄芪一钱（3g） 龙眼肉一钱（3g） 酸枣仁一钱（3g） 人参一钱（3g） 木香五分（1.5g） 甘草炙三分（1g） 当归一钱（3g）

【功用】益气补血，健脾养心。

【方论选读】

《医方集解·补养之剂》（清·汪昂）：此手少阴、足太阴药也。血不归脾则妄行，参、术、黄芪、甘草之甘温，所以补脾；茯神、远志、枣仁、龙眼之甘温酸苦，所以补心，心者，脾之母也。当归滋阴而养血，木香行气而舒脾，既以行血中之滞，又以助参、芪而补气。气壮则能摄血，血自归经，而诸症悉除矣。

《正体类要》（明·薛立斋）：跌仆等症，气血损伤；或思虑伤脾，血虚火动，寤[1]而不寐；或心脾作痛，怠惰嗜卧，怔忡惊悸，自汗盗汗，大便不调；或血上下妄行。

【注释】

［1］寤：清醒。

【按语】

本方多由思虑过度，劳伤心脾，气血亏虚所致，治疗以益气补血，健脾养心为主。心藏神而主血，脾主思而统血，思虑过度，心脾气血暗耗，脾气亏虚则体倦、食少；心血不足则见惊悸、怔忡、健忘、不寐、盗汗；面色萎黄，舌质淡，苔薄白，脉细缓均属气血不足之象。方中以人参、黄芪、白术、甘草甘温之品补脾益气以生血，使气旺而血生；当归、龙眼肉甘温补血养心；茯苓（多用茯神）、酸枣仁、远志宁心安神；木香辛香而散，理气醒脾，与大量益气健脾药配伍，复中焦运化之功，又能防大量益气补血药滋腻碍胃，使补而不滞，滋而不腻；用法中姜、枣调和脾胃，以资化源。一是心脾同治，重点在脾，使脾旺则气血生化有源，方名归脾，意在于此；二是气血并补，但重在补气，意即气为血之帅，气旺血自生，血足则心有所养；三是补气养血药中佐以木香理气醒脾，补而不滞。

大建中汤

《金匮要略》

【组成】蜀椒二合去汗（6g） 干姜四两（12g） 人参二两（6g）

【功用】温中补虚，降逆止痛。

【方论选读】

《金匮要略》（汉·张仲景）：（主治）心胸中大寒，痛呕，不能饮食，腹中寒，上冲皮起，出见有头足[1]。上下痛不可触近，大建中汤主之。

《医方集解》(清・汪昂)：此足太阴阳明药也，蜀椒辛热，入肺散寒，入脾暖胃，入肾命补火；干姜辛热通心，助阳逐冷散逆；人参甘温，大补脾肺之气；饴糖甘能补土，缓可和中。盖人之一身，以中气为主，用辛辣甘热之药，温健其中脏，以大祛下焦之阴，而复其上焦之阳也。

《医方论》(清・费伯雄)：非人参不能大补心脾，非姜、椒不能大祛寒气，故曰大建中。又有饴糖之甘缓以杀姜、椒之辛燥。非圣于医者，不辨有此。

《金匮要略心典》(清・尤怡)：心腹寒痛，呕不能食者，阴寒气盛而中土无权也。上冲皮起，出见有头足，上下痛而不可触近者，阴凝成象，腹中虫物乘之而动也。是宜大建中脏之阳，以胜上逆之阴。故以蜀椒、干姜温胃下虫，人参、饴糖安中益气也。

《金匮悬解》(清・黄元御)：心胸大寒痛，呕不能饮食者，土火俱败，寒水上凌，胃气奔逆不能下降也。腹中寒气上冲皮起，见头足出现上下走，痛而不可触近者，风木与寒水合邪，肆行无忌，排击冲突，势不可挡也。大建中汤胶饴、人参培土而建中，干姜、蜀椒补火而祛也。

【注释】

[1]腹中寒，上冲皮起，出见有头足：该症状是指腹中常有包块，一为中焦虚寒，阴寒内盛，阴寒之气逆而上冲，寒凝之气时起时消而致。二为腹中有蛔虫，又因中焦虚寒，蛔之特性喜暖而恶寒，蛔不耐寒，在腹中扰动而致。

【按语】

本证多由中阳衰弱，阴寒内盛所致，治疗以温中补虚，降逆止痛为主。寒性收引，阴寒内盛，阳失温煦，故心胸中大寒，拘急作痛，甚则上冲皮起有头足，手不可触近。中寒内盛，胃失和降，故呕而不能食。方中蜀椒温脾胃，助命火，散寒止痛，为君药。以辛热之干姜辛热，温中散寒，助蜀椒散寒之力；饴糖温中补虚，缓急止痛，助蜀椒止痛之功，共为臣药。人参补脾益气，配合饴糖重建中脏，为佐药。

【现代神经药理研究】

本方可通过抑制脾阳虚疼痛大鼠脑组织中COX-2mRNA及蛋白表达，提高CaMK Ⅱ mRNA表达来达到治疗疼痛的目的。

半夏麻黄丸

《金匮要略》

【组成】半夏　麻黄[1]等分

【功用】温阳化饮，通阳止悸。

【方论选读】

《伤寒补正》(清・唐宗海)：《伤寒论》心下悸，用桂枝以宣心阳，用茯苓以利水邪，此用半夏、麻黄非故歧而二之也。盖水气凌心则心下悸，用桂枝者，助心中之火以敌水也；用麻黄者，通太阳之气以泄水也。彼用茯苓，是从脾利水以渗入膀胱，此用半夏，是从胃降水以抑其冲气，冲降则水随而降，方意各别。

【注释】

[1] 煎服法：末之，炼蜜和丸小豆大，饮服三丸，日三服。

【按语】

本方证由水饮内停，上凌心肺所致。水饮上凌于心，则心悸或怔忡；上凌于肺，则咳唾清痰涎沫；饮阻胸中气机，则胸闷或胸满；舌淡，苔薄而滑，脉沉或滑均为水饮内停之征。治当温阳化饮，通阳止悸。方中半夏辛温，燥湿化痰，降逆止呕，消痞散结，为君药。麻黄辛微苦温，辛散升浮以宣发阳气，苦降下行、通调水道以利水化饮，为臣药。二药合用，使心阳得宣，饮邪得降，痰消饮散，则悸动自宁，诸症自除。

桂枝蜀漆牡蛎龙骨救逆汤

《伤寒论》

【组成】桂枝三两（9g） 生姜切三两（9g） 蜀漆三两（9g） 甘草炙，二两（6g） 牡蛎炒，五两（15g） 龙骨四两（12g） 大枣十二枚（4枚）

【功用】镇惊安神。

【方论选读】

《注解伤寒论》（金·成无己）：与桂枝汤，解未尽表邪；去芍药，以芍药益阴，非亡阳所宜也；火邪错逆，加蜀漆之辛以散之；阳气亡脱，加龙骨、牡蛎之涩以固之。本草云：涩可去脱，龙骨、牡蛎之属是也。

《尚论》（明·喻昌）：桂枝汤，阳药也。然必去芍药之阴重，始得疾趋以达以阳位；既达阳位矣，其神之惊狂者，漫难安定，更加蜀漆为之主统，则神可赖之以攸宁矣。缘蜀漆之性最急，丹溪谓其能飞补是也，更加龙骨、牡蛎有形之骨属，为之舟楫，以载神而反其宅[1]，亦于重以镇祛、涩以固脱之外，行其妙用。

《伤寒贯珠集》（清·尤在泾）：被火者，动其神则惊狂，起卧不安，故当用龙、牡；其去芍药者，盖欲以甘草急复心阳，而不须酸味更益营气也，与发汗后，其人叉手自冒心，心下悸，欲得按者，用桂枝甘草汤同义。蜀漆，即常山苗，味辛，能去胸中邪结气。此证火气内迫心包，故须之以逐邪而安正耳。

【注释】

[1] 宅：心。

【按语】

本方由桂枝汤去芍药加蜀漆和大剂量牡蛎、龙骨组成。方中桂枝汤去芍药之酸柔，以求气机流畅；桂枝、甘草温通心阳以复其虚；佐生姜、大枣振奋中焦营卫生化之源，并助桂枝甘草温复阳气；蜀漆涤痰散邪，通畅神明之路；龙骨、牡蛎重镇潜敛心阳，安定心神。

桂枝甘草汤

《伤寒论》

【组成】桂枝四钱（12g） 甘草二钱（6g）

【功用】补助心阳，生阳化气。

【方论选读】

《注解伤寒论》(金·成无己)：桂枝之辛，走肺而益气；甘草之甘，入脾而缓中。

《伤寒附翼》(清·柯琴)：此补心之峻剂也。桂枝本营分药，得甘草则内补营气而养血，从甘也。此方用桂枝为君，独任甘草为佐，以补心之阳，则汗出多者，不至于亡阳矣；姜之辛散，枣之泥滞[1]，固非所宜；并不用芍药者，不欲其苦泄也。甘温相得，气和而悸自平。

【注释】

[1] 泥滞：言其为甘缓之剂。

【按语】

方中桂枝用量倍于炙甘草，桂枝味辛性温，入心通阳。炙甘草甘温，益气补中。二者配伍，辛甘化阳，补益心阳。本方是温心阳之基础方，药味专捷，又取“顿服”，意在急复心阳。

【现代神经药理研究】

本方能显著加快模型大鼠的心率，其作用机制可能与提高模型大鼠窦房结 Gsα 蛋白含量有关；提高模型大鼠心肌超化物歧化酶（SOD）活力，减少丙二醛（MDA）生成，提高 ATP 酶活性及增加 NO 含量等，从而有保护缺血再灌注心肌组织的作用。

温胆汤

《三因极一病证方论》

【组成】半夏汤洗七次二两（6g） 竹茹二两（6g） 枳实麸炒，去瓤二两（6g） 陈皮三两（15g） 甘草炙一两（3g） 茯苓一两半（4.5g） 生姜五片 大枣一枚

【功用】理气化痰，清胆和胃。

【方论选读】

《三因极一病证方论》(宋·陈无择)：治大病后虚烦不得眠，此胆寒故也，此药主之，又治惊悸……治心胆虚怯，触事易惊，或梦寐不祥，或异象惑，遂致心惊胆慑，气郁生涎，涎与气搏[1]，变生诸证，或短气悸乏，或复自汗，四肢浮肿，饮食无味，心虚烦闷，坐卧不安。

《医方集解·和解之剂》(清·汪昂)：此足少阳、阳明药也。橘、半、生姜之辛温，以之导痰止呕，即以之温胆；枳实破滞；茯苓渗湿；甘草和中；竹茹开胃土之郁，清肺金之燥，凉肺金即所以平肝木也。如是则不寒不燥而胆常温矣。

【注释】

[1] 搏：结合。

【按语】

本方证多因素体胆气不足，复由情志不遂，胆失疏泄，气郁生痰，痰浊内扰，胆胃不和所致。胆为清净之府，性喜宁谧而恶烦扰。若胆为邪扰，失其宁谧，则胆怯易惊、心烦不眠、夜多异梦、惊悸不安；胆胃不和，胃失和降，则呕吐痰涎或呃逆、心悸；痰蒙清窍，则可发为眩晕，甚至癫痫。治宜理气化痰，和胃利胆。方中半夏辛温，燥湿化痰，和胃止呕，为君药。臣以竹茹，取其甘而微寒，清热化痰，除烦止呕。半夏与竹茹相伍，一温一凉，化痰和胃，止呕除烦之功备；陈皮辛苦温，理气行滞，燥湿化痰；枳实辛苦微寒，降气导滞，消痰除痞。陈皮与枳实相合，亦为一温一凉，而理气化痰之力增。佐以茯苓，健脾渗湿，以杜生痰之源；加生姜、大枣调和脾胃，且生姜兼制半夏毒性。以甘草为使，调和诸药。综合全方，半夏、陈皮、生姜偏温，竹茹、枳实偏凉，温凉兼进，令全方不寒不燥，理气化痰以和胃，胃气和降则胆郁得舒，痰浊得去则胆无邪扰，如是则复其宁谧，诸症自愈。

【现代神经药理研究】

本方可以通过降低精神分裂症易感基因 NRG1 及其受体 ErbB4 蛋白的表达，改善大鼠的行为学改变，从而防治精神分裂症。还具有抗焦虑、治疗失眠、改善小儿抽动等作用。

左归饮

《景岳全书》

【组成】熟地二三钱或至一二两　山药、枸杞各二钱　炙甘草一钱　茯苓一钱半　山茱萸一二钱　水二盅，煎七分，食远服。

【功用】补益肾阴。

【方论选读】

《景岳全书》（明·张景岳）：如肺热而烦者，加麦冬二钱；血滞者，加丹皮二钱；心热而躁者，加玄参二钱；脾热易饥者，加芍药二钱；肾热骨蒸多汗者，加地骨皮二钱；血热妄动者，加生地二、三钱；阴虚不宁者，加女贞子二钱；上实下虚[1]者，加牛膝二钱以导之；血虚而燥滞者，加当归二钱。

【注释】

[1] 上实下虚：肝肾不足，阴虚于下，阳亢于上。出现腰膝酸软无力、遗精等下虚证的同时，兼见胁痛、头眩、头痛、目赤、烦躁易怒等肝阳上亢的证候。

【按语】

左归饮与左归丸均为纯补之剂，同治肾阴不足之证。然左归饮皆以纯甘壮水之品滋阴填精，补力较缓，故用饮以取其急治，适用于肾阴不足较轻之证；左归丸则在滋阴之中又配以血肉有情之味及助阳之品，补力较峻，常用于肾阴亏损较重者，意在以丸剂缓图之。

【现代神经药理研究】

本方能显著提高老年小鼠的胸腺指数和脾指数、T淋巴细胞增殖活性、血清中IL-2含量，具有抗衰老作用，并且能够改善更年期综合征。

第五节　治疗不寐方剂方论选读

朱砂安神丸

《内外伤辨惑论》

【组成】朱砂另研，水飞为衣，五钱（1g）　黄连去须，净，酒洗，六钱（15g）　炙甘草五钱五分（15g）　生地黄一钱半（6g）　当归二钱半（8g）

【功用】镇心安神，清热养血。

【主治】心火亢盛，阴血不足之失眠多梦，惊悸怔忡，心烦神乱，舌尖红，脉细数。

【方论选读】

《医宗金鉴·删补名医方论》（清·吴谦引叶仲坚）：朱砂具光明之体，色赤通心，重能镇怯，寒能胜热，甘以生津，抑阴火之浮游[1]，以养上焦之元气，为安神之第一品。心苦热，配黄连之苦寒，泻心热也，更佐甘草之甘以泻之。心主血，用当归之甘温，归心血也，更佐地黄之寒以补之。心血足则肝得所藏而魂自安；心热解则肺得其职而魄自宁也。

【注释】

[1] 阴火之浮游：《内外伤辨惑论·饮食劳倦论》：既脾胃虚衰，元气不足，而心火独盛。心火者，阴火也，起于下焦，其系系于心，心不主令，相火代之。”此处“阴火”是指“元气不足而心火独盛”的“心火”，此“心火”与元气不两立，非正常君主之火，乃下焦离位浮游之邪火，属病理之火。

【按语】

本方是治疗心火亢盛，阴血不足而致神志不安的常用方。该证乃心火亢盛，灼伤阴血所致。心火亢盛则心神被扰，阴血不足则心神失养，故见惊悸怔忡、失眠多梦、心烦等症；舌红，脉细数是心火盛而阴血虚之征。治当泻其亢盛之火，补其阴血之虚而安神。方中诸药合而用之，标本兼治，清中有养，使心火得清，阴血得充，心神得养，则神志安定，故以“安神”名之。

现代本方常用于治疗神经衰弱所致的心悸、失眠、健忘，精神忧郁症引起的神志恍惚，以及心脏期前收缩所致的心悸、怔忡等属于心火亢盛，阴血不足者。

【使用注意】

方中朱砂含硫化汞，不宜多服、久服，以防汞中毒；阴虚或脾弱者不宜服。

【现代神经药理研究】

本方主要有镇静催眠、抗心律失常、抗惊厥及解热作用。

天王补心丹

《校注妇人良方》

【组成】人参去芦，茯苓、玄参、丹参、桔梗、远志各五钱（各15g）　当归酒浸，五味、麦门冬去心，天门冬、柏子仁、酸枣仁炒，各一两（各30g）　生地黄四两（120g）

【功用】滋阴清热，养血安神。

【主治】阴虚血少，神志不安证。心悸怔忡，虚烦失眠，神疲健忘，或梦遗，手足心热，口舌生疮，大便干结，舌红少苔，脉细数。

【方论选读】

《医方考》（明·吴崑）：心者，神明之脏，过于忧愁思虑，久久则成心劳。心劳则神明伤矣，故忽忽[1]喜忘；心主血，血濡则大便润，血燥故大便难；或时溏利者，心火不足以生脾土也；口内生疮者，心虚而火内灼也。人参养心气，当归养心血，天、麦门冬所以益心津，生地、丹、玄所以解心热，柏仁、远志所以养心神，五味、枣仁所以收心液，茯苓能补虚，桔梗能利膈。诸药专于补心，劳心之人宜常服也。

【注释】

[1] 忽忽：心中空虚恍惚。

【按语】

本方证多由忧愁思虑太过，暗耗阴血，使心肾两亏，阴虚血少，虚火内扰所致。阴虚血少，心失所养，故心悸失眠、神疲健忘；阴虚生内热，虚火内扰，则手足心热、虚烦、遗精、口舌生疮；舌红少苔，脉细数是阴虚内热之征。治当滋阴清热，养血安神。诸药合用，滋阴补血以治本，养心安神以治标，标本兼治，心肾两顾，但以补心治本为主，共奏滋阴养血、补心安神之功。

现代本方常用于神经衰弱、冠心病、精神分裂症、甲状腺功能亢进等所致的失眠、心悸，以及复发性口疮等属于心肾阴虚血少者。

【使用注意】

本方滋阴之品较多，对脾胃虚弱、纳食欠佳、大便不实者，不宜长期服用。

【现代神经药理研究】

本方具有降低神经兴奋性、抗心律失常作用。

柏子养心丸

《体仁汇编》

【组成】柏子仁四两（120g）　枸杞子三两（90g）　麦门冬、当归、石菖蒲、茯神

各一两（30g） 玄参、熟地黄各二两（60g） 甘草五钱（15g）

【用法】蜜丸，梧桐子大，每服四五十丸（9g）。

【功用】养心安神，滋阴补肾。

【主治】心肾阴虚之失眠多梦、心悸健忘、头晕目眩等症。

【方论选读】

《体仁汇编》（明·彭用光）：治劳欲过度，心血亏损，精神恍惚，夜多怪梦，怔忡[1]惊悸，健忘遗泄，常服宁心定志，补肾滋阴。

【注释】

[1]怔忡：怔忡，为病名，首见于《济生方·惊悸怔忡健忘门》中“惊者，心卒动而不宁也；悸者，心跳动而怕惊也；怔忡者，心中躁动不安，惕惕然后人将捕之也”。

【按语】

本方是治疗心肾阴虚而致失眠的常用方。本方主证为阴血亏虚，心肾失调证。以惊悸怔忡，失眠多梦，健忘盗汗，舌质淡红，脉细为辨证要点。当治以滋肾阴，养心血，安神志之法。诸药合用，共奏养心安神，滋阴补肾之功。

现代本方常用于治疗神经衰弱，神经官能症，更年期综合征引起的失眠多梦、心悸等属于心阴虚者。

【现代神经药理研究】

本方具有镇静、催眠、抗惊厥等作用。

孔圣枕中丹

《备急千金要方》

【组成】龟板、龙骨、远志、菖蒲各等分

【用法】治下筛，酒服，方寸匕（3g），日三，常服令人大聪。

【功用】补肾宁心，益智安神。

【主治】心肾不足而致健忘失眠，心神不安。

【方论选读】

《医方集解》（清·汪昂）：此手足少阴药[1]也。龟者介虫之长，阴物之至灵者也；龙者鳞虫之长，阳物之至灵者也，借二物之阴阳以补吾身之阴阳，假二物之灵气，以助吾心之灵气者。又人之精与志，皆藏于肾，肾精不足，则志气衰，不能上通于心，故迷惑善忘也。远志，苦泄热而辛散郁，能通肾气上达于心，强志益智。菖蒲，辛散肝而香舒脾，能开心孔而利九窍，去湿除痰。又龟能补肾，龙能镇肝，使痰火散而心肝宁，则聪明开而记忆强矣。

【注释】

[1]手足少阴药：手少阴为心，足少阴为肾，这里指本方善入心肾二经，善治疗心肾病变所致之失眠。

【按语】

本方是治疗心肾不交或心神不安所致失眠的常用方。本方取龟板（属）阴而灵、龙骨（属）阳而灵，借二物之阴阳，以补身之阴阳，假二物之灵气，以补心之灵气，再佐以芳香苦辛之味，通肾气以开心窍。

现代本方常用于神经衰弱所致的心悸、失眠、健忘等症。

【现代神经药理研究】

本方主要有镇静催眠、抗心律失常作用。

酸枣仁汤

《金匮要略》

【组成】酸枣仁炒，二升（15g） 甘草一两（3g） 知母二两（6g） 茯苓二两（6g） 芎䓖（即川芎）二两（6g）

【功用】养血安神，清热除烦。

【主治】肝血不足，虚热内扰证。虚烦失眠，心悸不安，头目眩晕，咽干口燥，舌红，脉弦细。

【方论选读】

《古今名医方论》（清·罗美）：经曰：肝藏魂，人卧则血归于肝。又曰：肝者，罢极之本。又曰：阳气者，烦劳则张，精绝。故罢极必伤肝，烦劳则精绝，肝伤、精绝则虚劳虚烦不得卧明矣。枣仁酸平，应少阳木化，而治肝极者，宜收宜补，用枣仁至二升，以生心血，养肝血，所谓以酸收之，以酸补之是也。顾肝郁欲散，散以川芎之辛散，使辅枣仁通肝调营，所谓以辛补之。肝急欲缓，缓以甘草之甘缓，防川芎之疏肝泄气，所谓以土葆之。然终恐劳极，则火发于肾，上行至肺，则卫不和而仍不得眠，故以知母崇水[1]，茯苓通阴，将水壮金清而魂自宁，斯神凝魂藏而魄且静矣。此治虚劳肝极之神方也。

【注释】

[1] 崇水：滋肾阴的意思。崇：充；增长。

【按语】

本方证皆由肝血不足，阴虚内热而致。肝藏血，血舍魂；心藏神，血养心。肝血不足，则魂不守舍；心失所养，加之阴虚生内热，虚热内扰，故虚烦失眠、心悸不安。血虚无以荣润于上，每多伴见头目眩晕、咽干口燥。舌红，脉弦细乃血虚肝旺之征。治宜养血以安神，清热以除烦。诸药相伍，标本兼治，养中兼清，补中有行，共奏养血安神、清热除烦之效。

现代本方常用于神经衰弱、心脏神经官能症、更年期综合征等属于心肝血虚，虚热内扰者。

【现代神经药理研究】

本方主要有镇静、催眠、抗焦虑、抗抑郁作用。

第六节　治疗惊恐证方剂方论选读

六味地黄丸

《小儿药证直诀》

【组成】熟地黄八钱（24g）　山萸肉、干山药各四钱（各 20g）　泽泻、牡丹皮、茯苓去皮，各三钱（9g）

【功用】滋补肝肾。

【主治】肝肾阴虚证。腰膝酸软，头晕目眩，耳鸣耳聋，盗汗，遗精，消渴，骨蒸潮热，手足心热，口燥咽干，牙齿动摇，足跟作痛，小便淋沥，以及小儿囟门不合，舌红少苔，脉沉细数。

【方论选读】

《古今名医方论》（清・罗美引柯琴）：肾虚不能藏精，坎宫[1]之火无所附而妄行，下无以奉肝木升生之令，上绝其肺金生化之源，地黄禀甘寒之性，制熟则味厚，是精不足者补之以味也，用以大滋肾阴。填精补髓，壮水之主，以泽泻为使，世或恶其泻肾而去之，不知一阴一阳者天地之道，一开一阖者动静之机。精者属癸，阴水也，静而不走，为肾之体；溺者属壬，阳水也，动而不居，为肾之用。是以肾主五液，若阴水不守，则真水不足；阳水不流，则邪水泛行。故君地黄以密封蛰之本，即佐泽泻以疏水道之滞也，然肾虚不补其母，不导其上源，亦无以固封蛰之用。山药凉补，以培癸水之上源；茯苓淡渗，以导壬水之上源；加以茱萸之酸温，藉以收少阳之火，以滋厥阴之液；丹皮辛寒，以清少阴之火，还以奉少阳之气也。滋化源，奉生气，天癸居其所矣。壮水制火，特其一端耳！

【注释】

[1] 坎宫：九宫之一。古代术数家指居北的方位。于时为冬，于五行为水，于地为冀州。

【按语】

肾藏精，为先天之本，肝为藏血之脏，精血互可转化，肝肾阴血不足又常可相互影响。腰为肾之府，膝为筋之府，肾主骨生髓，齿为骨之余，肾阴不足则骨髓不充，故腰膝酸软无力、牙齿动摇、小儿囟门不合；脑为髓海，肾阴不足，不能生髓充脑，肝血不足，不能上荣头目，故头晕目眩；肾开窍于耳，肾阴不足，精不上承，或虚热生内热，甚者虚火上炎，故骨蒸潮热、消渴、盗汗、小便淋沥、舌红少苔、脉沉细数。治宜滋补肝肾为主，适当配伍清虚热、泻湿浊之品。六味合用，三补三泻，其中补药用量重于"泻药"，是以补为主；肝、脾、肾三阴并补，以补肾阴为主，这是本方的配伍特点。

本方常用于更年期综合征以惊恐、善忘等肾阴虚弱征象为主者。

【现代神经药理研究】

本方主要有改善自主神经系统功能紊乱作用。

远志丸

《三因极一病证方论》

【组成】远志（去心，炒）、山药（炒）、熟地黄、天门冬（去心）、龙齿（水飞）各六两（各180g）　麦门冬（去心）、五味子、车前子（炒）、白茯苓、茯神（去木）、地骨皮、桂心各五两（各150g）

【用法】上药为末，蜜丸如梧桐子大。每服30～50丸，空腹时温服，用酒或米汤送下。

【功用】养阴滋肾，宁心安神。

【主治】心肾阴虚之惊悸怔忡，恐惧，心烦，舌尖红，脉细数。

【方论选读】

《张氏医通》（清·张璐）：恐者，似惊悸而实非，忽然心中恐惧，如人将捕之状。属肾本脏，而傍及于他脏，治法则有别焉。治肾伤者，宜补精髓，六味丸加枸杞、远志；治肝虚者，宜养阴血，六味丸加枣仁、龙齿；治阳明[1]者，壮其气，四君子加木香；治心包者，镇其神，远志丸加朱砂、琥珀、犀角。

【注释】

［1］阳明：此处指脾胃。

【按语】

本方是治疗心肾阴虚而致惊恐的常用方。该证乃因心肾阴虚，阳气浮越，出现惊恐失眠等症。心阴不足则心神失养，故见惊悸怔忡、失眠、心烦等症；舌红，脉细数是虚火扰心之征。肾阴不足，则其易出现恐惧之症。治当养阴滋肾，宁心安神。使心肾之阴充足，则神志安定。

现代本方常用于精神分裂、恐怖性神经症所表现出的恐惧、心悸、失眠等属于心肾阴虚者。

【现代神经药理研究】

本方主要有镇静催眠、抗心律失常、抗惊厥及解热作用。

补胆防风汤

《普济本事方》

【组成】防风去钗股，十分（30g）　人参去芦，六分（18g）　细辛去叶，五分（6g）　川芎，甘草炙，茯神去木，独活黄色如鬼眼者去芦，洗、焙、秤，前胡去苗洗净，各八分（各24g）　大枣十枚（2枚）

【功用】补益肝胆，安神定志。

【主治】胆虚风袭之惊恐，失眠多梦。

【方论选读】

《张氏医通》(清・张璐)：恐者……胆虚目暗，喉痛数唾，眩冒[1]五色所障，梦见争讼，恐惧面色变者，补胆防风汤。

【注释】

[1] 眩冒：眼睛昏花。

【按语】

本方是治疗肝胆气虚，又受风邪，神志不安的惊恐证常用方。肝气不和，胆气虚怯，又受风邪，故神志不安，证见恐惧、失眠等症。方中诸药合而用之，标本兼治，补气安神，祛风散邪，邪去正安，心神得养，则神志安定。

现代本方常用于神经衰弱或精神分裂所致的恐惧、心悸、失眠，精神忧郁症引起的神志恍惚等属于胆虚风袭者。

【现代神经药理研究】

本方主要有镇静催眠、改善自主神经系统功能紊乱作用。

安神定志丸

《医学心悟》

【组成】人参一两(30g) 茯苓一两(30g) 茯神一两(30g) 远志一两(30g) 石菖蒲五钱(15g) 龙齿五钱(15g)

【功用】益气化痰，安神定志。

【主治】心气不足之失眠多梦，心悸怔忡，健忘头沉，神疲乏力，舌质淡，苔薄腻或厚，脉虚弱或沉滑。

【方论选读】

《医学心悟》(清・程钟龄)：有风寒邪热传心，或暑热乘心，以致躁扰不安者，清之而神自定。有寒气在内而神不安者，温之而神自藏。有惊恐不安卧者，其人梦中惊跳怵惕[1]是也，安神定志丸主之。

【注释】

[1] 怵惕：《广雅》："怵惕，恐惧也。"

【按语】

本方所治之证乃心气虚弱，痰扰心神所致。心气虚弱，痰从内生，气不温煦，痰扰神明，则失眠多梦，心烦不宁；心气虚弱，心失所养，则心悸怔忡；心神不得心气所荣养，则健忘；心气虚弱，不能和调、温煦、滋养内外，则神疲乏力，面色不荣；舌质淡，苔薄腻或厚，脉虚弱或沉滑，皆为心气虚弱，痰扰心神之征。治当益气化痰，安神定志。诸药配伍，以奏益气化痰，安神定志之效。

现代本方常用于神经衰弱、心律不齐、心动过速、焦虑症、抑郁症、围绝经期综合征等病的临床表现符合心气虚弱、痰扰心神证候者。

【现代神经药理研究】

本方主要有镇静催眠作用。

桂枝汤

《伤寒论》

【组成】桂枝三两（9g） 芍药三两（9g） 甘草炙二两（6g） 生姜切三两（9g） 大枣擘十二枚（3g）

【功用】解肌发表，调和营卫。

【方论选读】

《伤寒九十论》（宋·许叔微）：仲景桂枝汤加减法，凡十有九证，但云芍药，《圣惠方》皆用赤芍药，孙尚[1]方皆用白芍药。《圣惠方》乃太宗朝命王怀德等编集。孙兆[1]为累朝医师，不应如此背戾。然赤白补泻，极有利害。常见仲景桂枝第四十七证云：病发热汗出，此为荣弱卫强，故使汗出，欲救邪风，宜桂枝汤。盖风伤卫而邪乘之，则卫强。荣虽不受邪，终非适平也，故卫强则营弱。仲景以桂枝先发其邪，以芍药助其弱，故知用白芍药也。荣既弱而不受病，乃以赤芍药泻之，决非仲景意。至于小建中，为尺迟血弱而设也，举此皆用白芍药，而仲景亦止称芍药，可以类推矣。

《伤寒论条辨》（明·方有执）：桂枝，其性味虽辛属于阳，其能事则在固卫而善走阴也；芍药，擅酸寒而下气，性收阴而敛液。夫卫气实而腠理开疏矣，非桂枝其孰能固之？营血虚而汗液自出矣，非芍药其谁能收之？以芍药臣事桂枝而治中风，则营卫无有不和谐者。佐之以甘草而和其中，则发热无有不退除者。使之以大枣而益脾，使之以生姜而止呕，皆用命之士也。

《伤寒来苏集》（清·柯琴）：此为仲景群方之魁，乃滋阴和阳、调和营卫、解肌发汗之总方也。凡头痛、发热、恶风、恶寒，其脉浮而弱，汗自出者，不拘何经，不论中风、伤寒、杂病，咸得用此发汗。若妄汗、妄下而表不解者，仍当用此解肌。如所云头痛、发热、恶寒、恶风、鼻鸣、干呕等病，但见一症便是，不必悉具，惟以脉弱、自汗为主耳。

【注释】

[1] 孙尚：孙兆，北宋医家，河阳（今河南孟州）人。其父为尚药奉御孙用和、其弟孙奇，皆为当时名医。进士出身，曾为尚药奉御丞，官至殿中丞。著有《伤寒方》《伤寒脉诀》，修订林亿、高保衡等校补的《黄帝内经素问》，名为《重广补注黄帝内经素问》。

【按语】

本方证为风寒伤人肌表，腠理不固，卫气外泄，营阴不得内守，肺胃失和所致。治疗以解肌发表，调和营卫为主。本方证属表虚，腠理不固，且卫强营弱，所以既用桂枝为君药，解肌发表，散外感风寒，又用芍药为臣，益阴敛营。桂、芍相合，一治卫强，一治营弱，合则调和营卫，是相须为用。生姜辛温，既助桂枝解肌，又能暖胃止呕。大枣甘平，既能益气补中，又能滋脾生津。姜、枣相合，还可以升腾脾胃生发之气而调和营卫，所以并为佐药。炙甘草之用有二：一为佐药，益气和中，合桂枝以解肌，合芍药以益阴；一为使药，调和诸药。所以本方虽只有五味药，但配伍严谨，散中有补，正如柯琴在《伤寒论附翼》中赞桂枝汤为仲景群方之魁，乃滋阴和阳、调和营卫、解肌发汗之总方也。桂枝辛温，辛能散邪，温从阳而扶卫，故为君药。芍药酸寒，酸能敛汗，寒走阴而益营。桂枝君芍药，是于发散中寓敛汗之意；芍药臣桂枝，是于固表中有微汗之道焉。生姜之辛，佐桂枝以解肌表；大枣之甘，佐芍药以和营里。甘草甘平，有安内攘外之能，用以调和中气，即以调和表里，且以调和诸药矣。以桂、芍之相须，姜、枣之相得，借甘草之调和阳表阴里，气卫血营，并行而不悖，是刚柔相济以为和也。

桂枝汤由五味药材组成：桂枝、芍药、炙甘草、生姜、大枣。桂枝性味辛温，有温通卫阳、解肌祛风的作用。芍药性苦酸，微寒，能益阴和营。生姜性辛温，和桂枝共同辛甘化阳。枣味甘，益脾和胃，助芍药益阴以和营；甘草味甘性温，补益中气，能调和其他药材的效用（与桂枝、姜化阳，与芍药、枣化阴）。这样搭配具有解肌祛风，调和营卫、气血、脾胃和阴阳的能力。

【现代神经药理研究】

桂枝汤煎剂灌胃对免疫功能已呈抑制的病毒感染小鼠，可提高其巨噬细胞吞噬功能，血清凝集素、溶血素效价和外周血中T细胞百分率，使之恢复到正常；相反，对免疫功能已增强的左旋咪唑处理小鼠则可降低血清凝集素、溶血素效价和外周血中T细胞百分率，使之接近和恢复到正常水平。

四逆汤

《伤寒论》

【组成】甘草炙二两（6g） 附子一枚，生用（15g） 干姜炮一两半（9g）[1]

【功用】温中祛寒，回阳救逆。

【方论选读】

《太平惠民和剂局方》：治伤寒自利不渴，呕哕不止，或吐利俱发，小便或涩、或利，或汗出过多，脉微欲绝，腹痛胀满，手足逆冷，及一切虚寒厥冷，并宜服之。

常服消暑气，分水谷。

凡病伤寒有此证候，皆由阳气虚，里有寒，虽更觉头痛体疼，发热恶寒，四肢拘急，表证悉具者，未可攻表，先宜服此药，助阳救里。

《伤寒明理论》（金·成无己）：此汤申发阳气，却散阴寒，温经暖肌，是以四逆名之。甘草味甘平，《内经》曰：寒淫于内，治以甘热。却阴扶阳，心以甘为主，是以甘草为君。干姜味辛热，《内经》曰：寒淫所胜，平以辛热。逐寒正气，必先辛热，是以干姜为臣。附子味辛大热，《内经》曰：辛以润之。开发腠理，致津液通气也，暖肌温经，必凭大热，是以附子为使。此奇制之大剂也。四逆属少阴，少阴者肾也。肾肝位远，非大剂则不能达。《内经》曰：远而奇偶，制大其服，此之谓也。

《金镜内台方议》(明·许宏)：今此四逆汤，乃治病在于里之阴者用也。且下利清谷，脉沉无热，四肢厥逆，脉微，阳气内虚，恶寒脉弱，大叶大下，元气内脱。若此诸症，但是脉息沉迟微涩，虚脱不饮水者，皆属于阴也。必以附子为君，以温经济阳；以干姜为臣，辅甘草为佐为使，以调和二药而散其寒也。《内经》曰：寒淫于内，治以甘热。又曰：寒淫所胜，平以辛热。乃附子之热，干姜之辛，甘草之甘是也。

【注释】

[1] 煎服法：强人可大附子一枚，干姜三两。

【按语】

方中附子辛甘大热，走而不守，能温肾壮阳以祛寒救逆，并能通行十二经，振奋一身之阳，生用则逐阴回阳之功更捷，是为君药；干姜辛温，守而不救逆，并能通行十二经，振奋一身之阳，与附子相配，可增强回阳之功，是为臣药；甘草甘缓，和中缓急，温养阳气，并能缓和姜附燥热之性，是为佐药。三药合用，功专效宏，可以奏回阳救逆之效。

【现代神经药理研究】

本方具有强心、升压作用，对心血管系统具有保护作用，并且四逆汤及类方均可以显著提高小鼠腹腔巨噬细胞的吞噬功能。

第七节 治疗健忘方剂方论选读

还少丹

《医方集解》引《杨氏家藏方》

【组成】熟地二两（60g） 山药一两五钱（45g） 牛膝酒浸一两五钱（45g） 枸杞酒浸一两半（45g） 山茱肉一两（30g） 茯苓乳拌一两（30g） 杜仲姜汁炒一两（30g） 远志去心一两（30g） 楮实酒蒸一两（30g） 五味子炒一两（30g） 小茴香炒一两（30g） 巴戟天酒浸一两（30g） 肉苁蓉酒浸一两（30g） 石菖蒲五钱（15g） 加枣肉，蜜丸。

【功用】温肾补脾。

【方论选读】

《医方集解·补养之剂》(清·汪昂)：治脾肾虚寒，血气羸乏[1]，不思饮食，发热盗汗，遗精白浊，肌体瘦弱，牙齿浮痛等证。一方茯苓换茯神，加川续断，名打老儿丸。此手足少阴、足太阴药也。两肾中间有命火，乃先天之真阳，人之日用云为皆此火也，此火衰微，则无以熏蒸脾胃，饮食减少，而精气日衰矣，苁蓉、巴戟能入肾经血分，茴香能入肾经气分，同补命门相火之不足，火旺则土强，而脾能健运矣；熟地、枸杞补水之药，水足则有以济火，而不亢不害矣；杜仲、牛膝补腰膝以助肾；茯苓、山药渗湿热以助脾；山茱、五味生肺液而固精；远志、菖蒲通心气以交肾；大枣补气益血，润肺强脾；楮实助阳补虚，充肌壮骨。此水火平调，脾肾交补之剂也。丹溪去楮实，更名滋阴大补丸。

《医方论》（清·费伯雄）：此方以温补脾肾为主，参以润肺金而通山泽，用意极佳。微嫌远志、菖蒲二味开透太过，与羸乏盗汗等症不宜，不如酌用丹参、柏仁之类为妥。

【注释】

[1] 羸乏：羸弱乏力。

【按语】

本方主要用于治疗脾肾不足，羸瘦体衰。方用地黄、杜仲，巴戟天、肉苁蓉等补益肾精，合以茯苓、山药、远志、菖蒲、大枣补益心脾。临床应用以腰酸膝软、耳鸣目暗、健忘为辨证要点。偏阴虚，加生地、元参、天麦冬；偏血虚，加当归、白芍、首乌；脾胃不健，加人参、白术、谷芽、麦芽。

【现代神经药理研究】

本方可通过增加血清谷胱甘肽过氧化物酶活性、降低丙二醛含量来抑制神经细胞凋亡，促进脑功能恢复。

开心散

《备急千金要方》

【组成】菖蒲一两（30g） 远志十分（3g） 人参十分（3g） 茯苓二两（60g）

【功用】安神，补气，利湿化浊。

【方论选读】

《备急千金要方·卷十四·小肠腑方》（唐·孙思邈）：开心散，治好忘。远志、人参各四分，石菖蒲一两，茯苓二两。上四味，治下筛。饮服方寸匕，日三。

《世医得效方》（元·危亦林）：治心气不定，五脏不足，甚者忧忧愁愁不乐，忽忽喜忘，朝瘥[1]暮剧，暮瘥朝发。及因事有所大惊，梦寐不祥，登高履险，致神魂不安，惊悸恐怯。

【注释】

[1] 瘥：痊愈。

【按语】

人参补气、安神益智；茯苓健脾、宁心安神；远志祛痰开窍，交通心肾，令人强志不忘；石菖蒲可以化湿开胃，醒神益智。

【现代神经药理研究】

本方可增强模型动物神经突触可塑性，通过调控Bcl-2基因家族以降低Aβ引起的PC12以及SK-N-SH细胞凋亡，降低脑内NOS活性而抑制NO生成，具有抗氧化和抗衰老作用。

定志小丸

《备急千金要方》

【组成】人参三两（90g） 茯苓三两（90g） 菖蒲二两（60g） 远志二两（60g）[1]

【功用】安神定志，益气补心。

【方论选读】

《备急千金要方》（唐·孙思邈）：治心气不定，五脏不足，甚者忧愁悲伤不乐，忽忽善忘，朝瘥暮剧，暮瘥朝发狂眩方。

【注释】

[1] 煎服法：上方加茯神为茯神丸散。

【按语】

定志小丸和开心散均源于《备急千金要方》，为人参、远志、茯苓、石菖蒲四味药材组成，但剂量配比不一，功能主治也不尽相同，前者为远志、石菖蒲各二两，人参、茯苓各三两；后者为远志、人参各四分，茯苓二两，石菖蒲一两。二者皆为中医治疗情志疾病的基本方剂，定志小丸主治心气不定、五脏不足，甚者忧愁悲伤不乐、忽忽喜忘、朝瘥暮剧，暮瘥朝发狂眩，具有补益心脾、化痰开窍、益智定志之功效，开心散主治好忘。

【现代神经药理研究】

本方具有明显的抗抑郁和抗疲劳作用，且参与脑内 BDNF 和单胺递质系统调节，可明显改善东莨菪碱所致小鼠学习记忆障碍，增强小鼠学习记忆的能力，其作用机制可能与调节 Glu/GABA 系统以及提高脑中 Ach 和单胺递质含量有关。

洗心汤

《辨证录》

【组成】人参一两（30g） 茯神一两（30g） 生枣仁一两（30g） 半夏五钱（15g） 陈皮三钱（9g） 神曲三钱（9g） 甘草一钱（3g） 附子一钱（3g） 菖蒲一钱（3g）

【功用】开郁逐痰，健胃通气。

【方论选读】

《辨证录》（清·陈士铎）：洗心汤……水煮半碗，灌之。必熟睡，听其自醒，切不可惊醒，反至难愈也。治呆病[1]。

【注释】

[1] 呆病：痴呆病，如阿尔兹海默症。

【按语】

方中半夏、陈皮理气化痰，菖蒲豁痰开窍，枣仁、茯神宁心安神，少量附子以温通阳气，神曲以消食健胃。然而痰浊之生，必与正气不足有关，故更用人参以补气，甘草以助之，并和诸药。原书中云：不祛痰则正气难补，补正气而因之祛邪。又云：邪见正气之旺，安得不消灭于无踪哉？所以方中化痰与扶正之品并用。

【现代神经药理研究】

本方能够明显提高散发性老年性痴呆大鼠海马组织 tau 蛋白 O-GlcNAc 糖基化修饰水平，从而可能起到抑制 tau 蛋白在重要位点的过度磷酸化及其毒性，具有防止散发性老年性痴呆病理进展的作用。

转呆丹

《辨证录》

【组成】人参一两（30g） 白芍三钱（9g） 当归一两（30g） 半夏一两（30g） 柴胡八钱（24g） 生枣仁一两（30g） 附子一钱（3g）

【功用】补心益肝，祛痰开窍。

【方论选读】

《辨证录》（清·陈士铎）：人有呆病终日闭户独居，口中喃喃，多不可解，将自己衣服用针线密缝，与之饮食，时用时不用，尝数日不食，而不呼饥，见炭最喜食之，谓是必死之症，尚有可生之机也。夫呆病而至于喜粪，尚为可救。岂呆病食炭，反忍弃之乎？盖喜粪乃胃气之衰，而食炭乃肝气之燥，凡饮食之类，必入于胃，而后化为糟粕，是粪乃糟粕之余也。糟粕宜为胃之所不喜，何以呆病而转喜之乎？不知胃病则气降而不升，于是不喜升而反喜降，糟粕正胃中所降之物也。见粪而喜者，喜其同类之物也。然而呆病见粪则喜，未尝见粪则食也。若至于食粪，则不可治矣，以其胃气太降于至极耳。夫炭乃木之烬也，呆病成于郁，郁病必伤肝木，肝木火焚以伤心，则木为心火所克，肝中之血尽燥，而木为焦枯之木矣。见炭而喜食者，喜其同类而食之，思救其肝木之燥耳。然而可生之机，全在食炭。夫炭本无滋味，今食之而如饴，是胃气之未绝也。治其胃气，而祛其痰涎，则呆病可愈也……菖蒲水十碗，煎一碗，使强有力者，抱住其身，另用二人执拿其两手，以一人托住其下颌，一人将羊角去尖，插其口灌之。倘不肯服，不妨以杖击之，使动怒气，而后灌之，服后必然骂詈，少顷必倦而卧，听其自醒，切不可惊动，自醒则全愈，否则止可半愈也。

此方大补其心肝之气血，加之祛痰开窍之药，则肝中枯竭得滋润而自苏，心内寡弱，得补助而自旺，于是心气既清，肝气能运，力能[1]祛逐痰涎，随十二经络而尽通之，何呆病而不可愈哉！倘或惊之使醒，则气血不得尽通，而经络不得尽转，所以止可半愈也。然能再服此汤，亦未有不全愈者矣。

【注释】

[1] 力能：此方以药为引，活络心肝之正气，使人自愈。故前言“胃气太降于至极”者纵使有药，亦无力自愈。

【按语】

本方以人参、白芍为君，益气扩胃，益阴疏肝；半夏、菖蒲、当归为臣，化痰开窍，养血润燥；余药疏肝解郁，滋阴清热，养心安神为佐使。本方配伍特点，一是益气与疏肝并举，补气易壅滞，而疏肝易耗气，方中重用人参补气，白芍疏肝，以补药之体，作泻药之用，无耗气、香燥之弊。二是温燥与凉润同施，胃湿生痰，非温燥不化，故重用半夏、菖蒲；肝郁化火，非凉润不柔，故用天花粉清热生津，柏子仁、生枣仁质润滋燥，使温炽化痰无耗液助热之偏，食凉滋润无碍痰助湿之虞。全方能扶胃护元，燥湿化痰，开窍醒神，疏肝解郁，清热生津。

河车大造丸

《诸证辨疑》

【组成】人参二两（60g）　黄芪三两（90g）　白术三两（90g）　当归一两五钱（45g）　枣仁一两五钱（45g）　远志一两五钱（45g）　白芍一两五钱（45g）　山药一两五钱（45g）　茯苓一两五钱（45g）　枸杞子四两（120g）　大熟地四两（120g）　河车一具　鹿角一斤（480g）　龟板八两（240g）

【功用】滋阴清热，补肾益肺。

【方论选读】

《诸证辨疑》（清・吴球）：河车大造丸治肝肾阴虚，咳嗽少痰，精血[1]不足，形体消瘦……虚损劳伤，精血亏虚，肺肾不足之虚劳咳嗽。

【注释】

[1] 精血：指肾精肝血。

【按语】

方剂由紫河车、牛膝、肉苁蓉、天门冬、黄柏、五味子、锁阳、当归、熟地黄、生地黄、枸杞子、杜仲组成，滋补肝肾，填精养血。主治肝肾阴虚，咳嗽少痰，精血不足，形体消瘦；老年气血衰少，步履不便；小儿发育不良，筋骨软弱；久痛虚损，舌红少苔，脉细数。方中诸药相配，益气养血，阴阳双补，寒热并用，诸证自愈。

【现代神经药理研究】

本方主要有促进骨髓造血、抗炎抑菌、增强机体免疫等作用。

人参养荣汤

《三因极一病证方论》

【组成】黄芪一两（30g）　当归一两（30g）　桂心一两（30g）　炙甘草一两（30g）　橘皮一两（30g）　白术一两（30g）　人参一两（30g）　白芍三两（90g）　熟地黄三分（0.9g）　五味子三分（0.9g）　茯苓三分（0.9g）　远志半两（15g）

【功用】益气补血，养心安神。

【方论选读】

《医方集解》（清·汪昂）：治脾肺气虚，荣血不足，惊悸健忘，寝汗发热，食少无味，身倦肌瘦，色枯气短，毛发脱落，小便赤涩。亦治发汗过多，身振脉摇，筋惕肉瞤……此手少阴、手足太阴气血药也，熟地、归芍养血之品，参、芪、苓、术、甘草、陈皮补气之品，血不足而补其气，此阳生则阴长之义，且参芪五味，所以补肺，甘、陈、苓、术，所以健脾，归芍所以养肝，熟地所以滋肾，远志能通肾气上达于心，桂心能导诸药入营生血，五脏交养互益，故能统治诸病，而其要则归于养荣也。

《血证论》（清·唐宗海）：此方即中焦取汁，奉心化赤以为血[1]之义。参、芪、术、草、大枣大补中焦，中焦谷化则汁益生，故加陈皮以化谷。中焦水停则谷不化，故加姜、苓以别水。水谷既化，中焦之汁自生矣。再用归、地多汁以引其汁，凡系妇人催乳，用此足矣。若必令其奉心化血，则宜加芍、味以敛之，使荣行脉中而不外散。加桂心、远志启导心火，以助其化赤之令。补中者，开血之源也；导心者，化血之功也；敛脉者，成血之用也。此心火不足之治法，与炙甘草汤、建中汤相近。

【注释】

［1］中焦取汁，奉心化赤以为血：心主血脉，一则行血以输送营养物质，使全身各脏腑获得充足的营养，维持其正常的功能活动，从而也促进血液的生成。二则水谷精微通过脾的转输升清作用，上输于心肺，在肺吐故纳新之后，复注于心脉化赤而变成新鲜血液。所以说："血乃中焦之汁，流溢于中以为精，奉心化赤而为血"（《侣山堂类辨》）。"奉心化赤而为血"是说心也参与血液的生成。"血为心火之化，以其为心火所成……故经谓心生血，又云血属于心"（《医碥·血》）。

【按语】

本方熟地、归、芍为养血之品，参、芪、苓、术、甘草、陈皮为补气之品，血不足而补其气，此阳生则阴长之义；且参、芪、五味，所以补肺；甘、陈、苓、术，所以健脾；归、芍所以养肝；熟地所以滋肾；远志能通肾气上达于心；桂心能导诸药入营生血。五脏交养互益，故能统治诸病，而其要则归于养荣也。

【现代神经药理研究】

本方具有抗疲乏、抗应激作用，并能提高免疫功能低下小鼠 CTL 细胞毒活性；上调免疫功能低下小鼠 $CD4^+$，$CD8^+$T 细胞数量；对免疫功能低下小鼠的 IgG 产生具有一定的正向调节作用。

血府逐瘀汤

《医林改错》

【组成】当归三钱（9g） 生地三钱（9g） 桃仁四钱（12g） 红花三钱（9g） 枳壳二钱（6g） 赤芍二钱（6g） 柴胡一钱（3g） 甘草一钱（3g） 桔梗一钱半（4.5g） 川芎一钱半（4.5g） 牛膝三钱（9g）

【功用】活血化瘀，行气止痛。

【方论选读】

《医林改错》（清·王清任）：头痛，胸痛，胸不任物，胸任重物，天亮出汗，食自胸右下，心里热（名曰灯笼病[1]），瞀闷，急躁，夜睡梦多，呃逆，饮水即呛，不眠，小儿夜啼，心跳心忙，夜不安，俗言肝气病，干呕，晚发一阵热。

《血证论》（清·唐宗海）：王清任《医林改错》，论多粗舛，惟治瘀血最长。所立三方，乃治瘀血活套方也。一书中惟此汤歌诀"血化下行不作痨"句颇有见识。凡痨所由成，多是瘀血为害，吾于血症诸门言之綦详，并采此语以为印证。

【注释】

[1] 灯笼病：指瘀血所致里热外凉者。

【按语】

本方主治诸症皆为瘀血内阻胸部，气机郁滞所致。即王清任所称"胸中血府血瘀"之证。胸中为气之所宗，血之所聚，肝经循行之分野。血瘀胸中，气机阻滞，清阳郁遏不升，则胸痛、头痛日久不愈，痛如针刺，且有定处；胸中血瘀，影响及胃，胃气上逆，故呃逆干呕，甚则水入即呛；瘀久化热，则内热瞀闷，入暮潮热；瘀热扰心，则心悸怔忡，失眠多梦；郁滞日久，肝失条达，故急躁易怒；至于唇、目、舌、脉所见，皆为瘀血征象。治宜活血化瘀，兼以行气止痛。方中桃仁破血行滞而润燥，红花活血祛瘀以止痛，共为君药。赤芍、川芎助君药活血祛瘀；牛膝活血通经，祛瘀止痛，引血下行，共为臣药。生地、当归养血益阴，清热活血；桔梗、枳壳，一升一降，宽胸行气；柴胡疏肝解郁，升达清阳，与桔梗、枳壳同用，尤善理气行滞，使气行则血行，以上均为佐药。桔梗并能载药上行，兼有使药之用；甘草调和诸药，亦为使药。合而用之，使血活瘀化气行，则诸症可愈，为治胸中血瘀证之良方。一为活血与行气相伍，既行血分瘀滞，又解气分郁结；二是祛瘀与养血同施，则活血而无耗血之虑，行气又无伤阴之弊；三为升降兼顾，既能升达清阳，又可降泄下行，使气血和调。

【现代神经药理研究】

本方可促进重型颅脑损伤神经再生修复，改善缺血性脑卒中后抑郁。

第八节　治疗离魂方剂方论选读

摄魂汤

《辨证录》

【组成】生枣仁五钱（15g）　麦冬一两（30g）　熟地一两（30g）　白芍一两（30g）　当归五钱（15g）　山茱萸五钱（15g）　人参一两（30g）　茯神五钱（15g）　远志二钱（10g）　巴戟天五钱（15g）　柏子仁三钱（15g）　白芥子二钱（12g）

【功用】益肾养心，交通心肾，摄魂安神。

【方论选读】

《辨证录》(清·陈士铎)：此方心肝肾兼治，肾水润而肝不燥，肝血旺而心不枯，心欲交于肾，而肝通其气，肾欲交于心，而肝导其津，自然魂定而神安，神安而目一[1]，不至有歧视之分也。

【注释】

[1]目一：不再产生看到两个自身的幻觉。

【按语】

本方所治证属心肾先亏，以致肾之精不能交于心，心之液不能交于肾，而致神魂不安，继之则因肾亏无水以生肝，以致肝阴亦伤，故治从心、肝、肾三脏兼顾。方中枣仁、茯神、远志、柏子仁均能养心安神，熟地、白芍、麦冬、当归、山萸肉补益肝肾之阴血，使心肝肾得阴血之濡养，则神魂自能安藏。复配人参益气，巴戟天补肾，白芥子调理气机，则功效更著。

舒魂丹

《辨证录》

【组成】人参一两(30g) 白芍一两(30g) 当归五钱(15g) 白术五钱(15g) 茯神五钱(15g) 麦冬五钱(15g) 丹砂末一钱(3g) 菖蒲一钱(3g) 柴胡一钱(3g) 郁金一钱(3g) 天花粉一钱(3g) 甘草一钱(3g)

【功用】疏肝解郁，滋阴润燥，健脾养心。

【方论选读】

《辨证录》(清·陈士铎)：人有终日思想情人，杳不可见，以至梦魂交接，醒来又远隔天涯，日日相思，宵宵成梦，忽忽如失，遂觉身分为两，能知户外之事，人以为离魂之症，谁知心肝之气郁乎？夫肝本藏魂，气郁则肝气不宣，宜乎魂之不出矣。不知肝郁必至克脾，思想又必伤脾，脾土一伤，即不能输精于心肝之内，而心气必燥，肝又因郁而血干，无津以润心，则心更加燥，心燥则肝气不安，日欲出气以顾心，而情人不见，心中拂抑[1]，愈动其郁，郁极火炎，而魂不愿藏于肝中，乃随火外出之为快。魂既外出，而躯壳未坏，故能回顾其身，视身为二也。治法必须舒肝气之郁，滋心气之燥，兼培其脾土，使土气得养生津，即能归魂矣……此方心、脾、肝同治之法也，而舒肝为甚。病成于郁，解郁而神魂自定，然则舒魂丹即舒肝之丹也。

【注释】

[1]拂抑：更加压抑。

【按语】

本方主治离魂症，证属心肝气郁。柴胡、郁金舒肝之郁，白芍、当归养肝之体，麦冬、丹砂滋心气之燥，兼人参、白术、茯苓、甘草培其脾土，使土气得养，天花粉生津即能归魂。

第九节　治疗喜怒思悲恐方剂方论选读

补阳还五汤

《医林改错》

【组成】黄芪（生）（120g）　当归尾（6g）　赤芍（5g）　地龙（去土）、川芎、红花、桃仁各（3g）

【功用】补气，活血，通络。

【方论选读】

《医林改错》（清·王清任）：此方治半身不遂，口眼㖞斜，语言謇涩，口角流涎，大便干燥，小便频数，遗尿不禁。

《医学衷中参西录》（清·张锡纯）：至清中叶王勋臣出，对于此证，专以气虚立论。谓人之元气，全体原十分，有时损去五分，所余五分，虽不能充体，犹可支持全身。而气虚者，经络必虚，有时气从经络处透过，并于一边，彼无气之边，即成偏枯。爰立补阳还五汤，方中重用黄芪四两，以峻补气分，此即东垣主气之说也。然王氏书中，未言脉象何如。若遇脉之虚而无力者，用其方原可见效。若其脉象实而有力，其人脑中多患充血[1]，而复用黄芪之温而升补者，以助其血愈上行，必至凶危立见，此固不可不慎也。

【注释】

［1］充血：如颅内压增高等。

【按语】

本方证由中风之后，正气亏虚，气虚血滞，脉络瘀阻所致。正气亏虚，不能行血，以致脉络瘀阻，筋脉肌肉失去濡养，故见半身不遂、口眼㖞斜。气虚血瘀，舌本失养，故语言謇涩；气虚失于固摄，故口角流涎、小便频数、遗尿失禁；舌暗淡，苔白，脉缓无力为气虚血瘀之象。本方证以气虚为本，血瘀为标，即王清任所谓“因虚致瘀”。治当以补气为主，活血通络为辅。本方重用生黄芪，补益元气，意在气旺则血行，瘀去络通，为君药。当归尾活血通络而不伤血，用为臣药。赤芍、川芎、桃仁、红花协同当归尾以活血祛瘀；地龙通经活络，力专善走，周行全身，以行药力，亦为佐药。重用补气药与少量活血药相伍，使气旺血行以治本，祛瘀通络以治标，标本兼顾；且补气而不壅滞，活血又不伤正。合而用之，则气旺、瘀消、络通，诸症向愈。

【现代神经药理研究】

本方可以明显增加SOD含量，防止缺血时和再灌注时兴奋性氨基酸的升高，对大鼠的学习记忆能力有所改变，对受损的海马神经元有一定的保护作用。补阳还五汤对阿尔茨海默病有明显的保护作用，可使星形胶质细胞的GFAP的表达下调。

柴胡疏肝散

《医学统旨》

【组成】陈皮醋炒二钱（6g） 柴胡二钱（6g） 川芎一钱半（4.5g） 香附一钱半（4.5g） 枳壳麸炒一钱半（4.5g） 芍药[1]一钱半（4.5g） 甘草炙五分（1.5g）

【功用】疏肝理气，活血止痛。

【方论选读】

《医学统旨》（明·叶文龄）：治怒火伤肝，左胁作痛，血菀于上……吐血加童便半盅。

《谦斋医学讲稿》（秦伯未）：本方即四逆散加川芎、香附和血理气，治疗胁痛，寒热往来，专以疏肝为目的。用柴胡、枳壳、香附理气为主，白芍、川芎和血为佐，再用甘草以缓之。系疏肝的正法，可谓善于运用古方。

【注释】

[1]芍药：原书未著赤、白芍，《景岳全书》亦照原书收录，但其方论所析功用，似与白芍较合。由于白芍长于养血柔肝，与疏肝解郁的柴胡配伍，是治疗肝郁气滞证的常用药对，故近人以本方治疗肝郁之证时，每每选用白芍。但亦有应用赤芍者，赤芍之功长于清热凉血，活血散瘀，用于肝郁化热，并兼血脉不和者，较之白芍为优。所以，临证可斟酌证候病机，灵活选择。

【按语】

肝主疏泄，性喜条达，其经脉布胁肋循少腹。若情志不遂，木失条达，则致肝气郁结，经气不利，故见胁肋疼痛，胸闷，脘腹胀满；肝失疏泄，则情志抑郁易怒，善太息；脉弦为肝郁不舒之征。遵《黄帝内经》"木郁达之"之旨，治宜疏肝理气之法。方中柴胡功善疏肝解郁，用以为君。香附理气疏肝而止痛，川芎活血行气以止痛，二药相合，助柴胡以解肝经之郁滞，并增行气活血止痛之效，共为臣药。陈皮、枳壳理气行滞，芍药、甘草养血柔肝，缓急止痛，均为佐药。甘草调和诸药，为使药。诸药相合，共奏疏肝行气、活血止痛之功。本方以疏肝理气为主，疏肝之中兼以养肝，理气之中兼以调血和胃。

【现代神经药理研究】

本方可能通过增加CUMS抑郁模型大鼠海马胆碱乙酰化酶（ChAT）表达、降低乙酰胆碱酯酶（AchE）表达及单胺氧化酶（MAO）活性，一方面通过降低乙酰胆碱合成及促进其代谢而使抑郁症大鼠海马亢进的胆碱能系统正常，另一方面又可降低大脑内MAO对DA、NE及5-HT的降解。柴胡疏肝散可提高模型动物海马区GR表达而使GC对HPA轴负反馈作用增强，同时降低下丘脑CRH、β-内啡肽表达，使得血清CRH、ACTH、皮质醇（CORT）、β-内啡肽水平降低，表明柴胡疏肝散可能通过抑制HPA功能亢进而发挥抗抑郁作用。

龙胆泻肝汤

《类证制裁》

【组成】龙胆草酒炒（6g） 黄芩酒炒（9g） 山栀子酒炒（9g） 泽泻（12g） 木通（9g） 车前子（9g） 当归酒炒（8g） 生地黄（20g） 柴胡（10g） 生甘草（6g）

【功用】清泻肝胆实火，清利肝经湿热[1]。

【方论选读】

《医方集解》（清·汪昂）：此足厥阴、少阳药也。龙胆泻厥阴之热，柴胡平少阳之热，黄芩、栀子清肺与三焦之热以佐之；泽泻泻肾经之湿，木通、车前泻小肠、膀胱之湿以佐之；然皆苦寒下泻之药，故用归地以养血而补肝，用甘草以缓中而不伤肠胃，为臣使也。

《重订通俗伤寒论》（清·俞根初）：肝为风木之脏，内寄胆府相火，凡肝气有余，发生胆火者，症多口苦胁痛，耳聋耳肿，阴湿阴痒，尿血赤淋，甚则筋痿阴痛。故以胆、通、栀、芩纯苦泻肝为君；然火旺者阴必虚，故又臣以鲜地、生甘，甘凉润燥，救肝阴以缓肝急；妙在佐以柴胡轻清疏气，归须辛润舒络；使以泽泻、车前咸润达下，引肝胆实火从小便而去。此为凉肝泻火，导赤救阴之良方。然惟肝胆实火炽盛，阴液未涸，脉弦数，舌紫赤，苔黄腻者，始为恰合。

《医宗金鉴》（清·吴谦）：胁痛口苦，耳聋耳肿，乃胆经之为病也；筋痿阴湿，热痒阴肿，白浊溲血，乃肝经之为病也。故用龙胆草泻肝胆之火，以柴胡为肝使，以甘草缓肝急，佐以芩、栀、通、泽、车前辈大利前阴，使诸湿热有所从出也。然皆泻肝之品，若使病尽去，恐肝亦伤矣，故又加当归、生地补血以养肝。盖肝为藏血之脏，补血即所以补肝也。而妙在泻肝之剂，反作补肝之药，寓有战胜抚绥之义矣。

《成方便读》（清·张秉成）：夫相火寄于肝胆，其性易动，动则猖狂莫制，挟身中素有之湿浊，扰攘下焦，则为种种诸证。或其人肝阴不足，相火素强，正值六淫湿火司令之时，内外相引，其气并居，则肝胆所过之经界，所主之筋脉，亦皆为患矣。故以龙胆草大苦大寒，大泻肝胆之湿火；肝胆属木，木喜条达，邪火抑郁，则木不舒，故以柴胡疏肝胆之气，更以黄芩清上，山栀导下，佐之以木通、车前、泽泻，引邪热从小肠、膀胱而出；古人治病，泻邪必兼顾正，否则邪去正伤，恐犯药过病所之弊，故以归、地养肝血，甘草缓中气，且协和各药，使苦寒之性不伤胃气耳。

【注释】

［1］主治：关于本方所治之病证，对肝胆实火尚无争议，但对肝胆湿热的来源有不同的看法。《医方发挥》提出本证与少阳三焦有关，三焦主通调水道，下输膀胱，水液从前阴排出体外。由于肝胆之经脉绕阴器，故肝胆经实火炽盛，充斥上下之时，每多使三焦受累而阻碍水湿的排泄，致水湿代谢失常而生湿，肝火与湿邪相互阻，湿热互结于下，即所谓的肝胆湿热下注。张秉成则另有见解，如《成方便读》曰："夫相火寄于肝胆，其性易动，动则猖狂莫制，挟身中素有之湿浊，扰攘下焦，则为种种诸证或其人肝

阴不足，相火素强，正值六淫湿火司令之时，内外相引，其气并居，则肝胆所过经界，所主之筋脉，亦皆为患矣。”可见，张氏认为肝胆湿热或为身中素有，或为六淫湿火司令之时内外相引而产生。两种见解，各有道理，可以并存，以各临床运用。

【按语】

本证多由肝胆实火上炎，肝胆湿热下注所致，治疗以清泻肝胆实火，清利肝经湿热为主。肝经绕阴器，布胁肋，连目系，入巅顶。肝胆实火上炎，上扰头面，故见头痛目赤；胆经布耳前，出耳中，故见耳聋、耳肿；舌红苔黄，脉弦细有力均为肝胆实火上炎。肝经湿热下注，故见阴肿，阴痒，阴汗，妇女带下黄臭。方中龙胆草大苦大寒，既能清利肝胆实火，又能清利肝经湿热，故为君药。黄芩、栀子苦寒泻火，燥湿清热，共为臣药。泽泻、木通、车前子渗湿泄热，导热下行；实火所伤，损伤阴血，当归、生地养血滋阴，邪去而不伤阴血；共为佐药。柴胡舒畅肝经之气，引诸药归肝经；甘草调和诸药，共为佐使药。

【现代神经药理研究】

本方能明显提高动物体内血清溶菌酶与溶血素抗体水平，增强T细胞转化效果，提升小鼠溶血值，进而实现体液免疫调节的作用。一些体外试验显示，黄芩能直接清除自由基与超氧阴离子，且可抑制黄嘌呤氧化酶活性，可作为抗氧化剂应用于临床。栀子苷能避免细胞 H_2O_2 诱发的线粒体应激作用，进而抑制诱发的级联反应与造成的细胞凋亡，同时利用抗氧化酶表达调控实现抗氧化作用，减轻内皮细胞氧化损伤。

桂枝加黄芪汤

《金匮要略》

【组成】桂枝去皮三两（9g） 生姜三两（9g） 白芍药三两（9g） 甘草二两（6g） 黄芪二两（6g） 大枣十二枚（3枚）

【功用】调和营卫，行阳散邪。

【方论选读】

《医方考》（明·吴崑）：客者除之，故用桂枝之辛甘以解肌表之邪。泄者收之，故用芍药之酸寒以敛营中之液。虚以受邪，故用黄芪之甘温以实在表之气。辛甘发散为阳，故生姜、甘草可为桂枝之佐。乃大枣者，和脾益胃之物也。

《医门法律》（清·喻昌）：用桂枝全方，啜[1]热粥助其得汗，加黄芪固卫，以其发热，且兼自汗、盗汗，发热故用桂枝，多汗故加黄芪也。其发汗已仍发热，邪去不尽，势必从表解之。汗出辄轻，身不重也；久久身瞤，胸中痛，又以过汗而伤其卫外之阳，并胸中之阳也；腰以上有汗，腰以下无汗，阳通而阴不通也，上下痞隔，更宜黄芪固阳，桂枝通阴矣。

【注释】

[1] 啜：小口喝。

【按语】

本方以桂枝汤微解其表，和其营卫，使在表之湿随汗而解。表虚之人，虽取微汗，犹恐重伤其表，故少佐黄芪以实表，使之汗不伤正，补不留邪，此正为寓补于散，扶正祛邪之妙用。同时，黄芪与桂枝、生姜配伍，尤有化气行水之功。然黄芪固表，有碍桂枝之发散，故服后需饮热粥以助药力。其治黄疸者，因黄疸亦属湿郁之证，故其表虚者，亦一并主之。

乌梅丸

《伤寒论》

【组成】乌梅三百个（480g）　细辛六两（180g）　附子炮六两（180g）　桂枝六两（180g）　人参六两（180g）　黄柏六两（180g）　干姜十两（300g）　黄连一斤（480g）　当归四两（120g）　川椒去汗四两（120g）

【功用】缓肝调中，清上温下。

【方论选读】

《伤寒缵论》（清·张璐）：乌梅丸主胃气虚而寒热错杂之邪积于胸中，所以蛔不安而时时上攻。故仍用寒热错杂之味治之。方中乌梅之酸以开胃，蜀椒之辛以泄滞，连、柏之苦以降气。盖蛔闻酸则定，见辛则伏，遇苦则下也。其他参、归以补中气之虚寒，姜、附以温胸中之寒饮。若无饮，则不呕逆，蛔亦不上矣。辛、桂以祛陷内之热邪，若无热邪，虽为寒饮，亦不致于呕逆。若不呕逆，则胃气纵虚，亦不致于蛔厥矣。

《古今名医方论》（清·罗美引自柯琴）：仲景立方，皆以辛甘苦味为君，不用酸收之品，而此用之者，以厥阴主风木耳。《洪范》[1]曰：木曰曲直作酸。《内经》曰：木生酸，酸入肝。君乌梅之大酸，是伏其所主也；配黄连泻心而除疼，佐黄柏滋肾以除渴，先其所因也；肾者肝之母，椒、附以温肾，则火所归，而肝得所养，是固其本；肝欲散，细辛、干姜辛以散之；肝藏血，桂枝、当归引血归经也；寒热杂用，则气味不和，佐以人参，调其中气；以苦酒渍乌梅，同气相求，蒸之米下，资其谷气；加蜜为丸，少与而渐加之，缓则治其本也。蛔，昆虫也，生冷之物与湿热之气相成，故药亦寒热互用，且胸中烦而吐蛔，则连、柏是寒因热用也。蛔得酸则静，得辛则伏，得苦则下，信为化虫佳剂，久利则虚，调其寒热，酸以收之，下利自止。

《医方集解》（清·汪昂）：此足阳明、厥阴药也。蛔得酸则伏，故以乌梅之酸伏之；蛔得苦则安，故以连、柏之苦安之；蛔因寒而动，故以桂、附、姜、椒温其中脏，而以细辛、当归调其肾肝；人参用以助脾；乌梅兼以敛肺。

【注释】

[1]《洪范》:《尚书》的篇名。

【按语】

方中乌梅酸温安蛔，涩肠止痢，为君药。花椒、细辛性味辛温，辛可伏蛔，温能祛寒并用，共为臣药。附子、干姜、桂枝温脏祛寒；人参、当归养气血，共为佐药。全方共奏缓肝调中，清上温下之功。

【现代神经药理研究】

加味乌梅丸通过改善睡眠潜伏期及睡眠效率，减少患者睡眠觉醒次数，延长睡眠时间及改善睡眠质量；且通过观察患者治疗前后的血清卵泡生成激素（FSH）、雌二醇（E2）水平，发现加味乌梅丸可能有调节和改善围绝经期女性的FSH及E2水平的作用，进而改善睡眠及围绝经期症状。

三物黄芩汤

《备急千金要方》

【组成】黄芩一两（30g）　苦参二两（60g）　干地黄四两（120g）

【功用】清热解毒，养血滋阴。

【方论选读】

《妇人大全良方》（宋·陈自明）：治妇人草蓐[1]中伤风，四肢苦烦热，头疼，与小柴胡汤；若头不疼但烦者，三物黄芩汤。

《张氏医通》（清·张璐）：上三味皆纯阴苦寒，伤胃滞血之药，产后虽有烦热，难以轻用，必有质壮气盛，脉证俱实，能食便硬者，始堪任此，用者审之。

【注释】

［1］草蓐：妇人产后坐月子。

【按语】

黄芩清实热、湿热、血热，一物三用。以苦参助之则清湿热，以干地黄助之则清血热，此即药虽三味而黄芩为名。对于产后湿热并见，四肢烦热者，则可面面俱到。

栀子厚朴汤

《伤寒论》

【组成】大栀子七个（6g）　枳实二钱（6g）　厚朴半两（15g）

【功用】清热消痞，宽中除满。

【方论选读】

《伤寒来苏集》（清·柯琴）：栀子厚朴汤，以枳、朴易豉，是取其下泄，皆不欲上越之义。

《医宗金鉴》（清·吴谦）：热与气结，壅于胸腹之间，故宜栀子、枳、朴涌其热气，则胸腹和而烦自去，满自消矣。此亦吐中寓和[1]之意也。

《伤寒论类方法案汇参》（民国·左季云）：热气入胃之实满，以承气汤下之；寒气上逆之虚满，以厚朴生姜甘草半夏人参汤温之，然皆下后满而不烦也。热邪入胃之虚烦，以竹叶石膏汤清之；懊侬欲吐之心烦，以栀子豉汤吐之，然皆下后烦而不满也。今因妄下既烦且满，既无三阳之实证，又非三阴之虚证，惟热与气结壅于胸腹之间，故用栀子厚朴枳实汤，涌其热气，则胸腹和而烦自去，满自消矣，此亦吐中寓和之意也。

【注释】

[1] 吐中寓和：以吐法来达到调和阴阳之目的。

【按语】

栀子苦寒，有清热除烦之效；豆豉其气上浮，有宣透之功，二者为伍，清热而不寒滞，宣透而不燥烈，为清宣胸中郁热，治心烦懊恼之良方。若兼少气者，加炙甘草以益气和中，名栀子甘草豉汤；兼呕者，加生姜以降逆止呕，名栀子生姜豉汤；兼腹满者，是热气壅滞于腹，故于栀子豉汤内去豆豉之宣散，而加枳实、厚朴以宽中除满，名栀子厚朴汤；若兼食少便溏，腹胀、腹痛者，是兼中焦虚寒，故去豆豉之宣散，而加干姜以温中散寒，名栀子干姜汤。

【现代神经药理研究】

本方具有抗焦虑、治疗失眠、抗抑郁效果。

三黄泻心汤

《金匮要略》

【组成】大黄二两（6g）　黄连二两（6g）　黄芩一两（3g）

【功用】泻火解毒，燥湿泄热。

【方论选读】

《医方集解》（清·汪昂）：沉为实热，浮为虚热，经曰：按之自濡，但气痞耳。周扬俊曰：以非痰饮结聚，故无取半夏、生姜也。《活人》云：结胸与痞，关脉须皆沉，若关脉浮而结者，三黄以泻肝。李时珍曰：仲景治心气不足，吐衄血者，用泻心汤，实泻心包、肝、脾、胃四经血中之伏火也。又治心下痞满，按之软者，用泻心汤，亦泻脾胃之湿热，非泻心也，病发于阴而反下之，则痞满，乃寒伤营血，邪结上焦，胃之上脘在心，故曰泻心。经曰：太阴所至为痞满。又曰：浊气在上则生痞胀是已。病发于阳而反下之，则结胸[1]，乃邪热陷入血分，亦在上脘，故大陷胸汤丸皆用大黄，亦泻脾胃血分之邪而散其热也；若结胸在气分，只用小陷胸汤，痞满在气分，只用半夏泻心汤。按：发阳发阴，诸解不同，终成疑案。李氏则以寒伤为阴病，热陷为阳病，然仲景所用皆寒药，未尝有所分也；周扬俊则谓总属下早致然，似为近理。

【注释】

[1] 结胸：邪气结于胸中的病症。主要症状有两类：一类为胸胁部有触痛，头项强硬，发热有汗，脉寸浮关沉等；一类为从心窝到少腹硬满而痛，拒按，大便秘结，口舌干燥而渴，午后稍有潮热，脉沉结等。

【按语】

本方为治疗实热火毒之基本方剂。火热为患，充斥三焦，故多见大热烦扰，血为热迫，上逆于肺窍，则为吐衄；热伤络脉，血溢肌肤，则为发斑；热壅肌肤，则为痈肿；热伤心神，则狂乱错话。故以川军泻热逐瘀，推陈出新，黄连、黄芩清实热，泻心火，祛湿热。诸药合用，苦寒直折，泻火解毒。

【现代神经药理研究】

本方可通过提高模型大鼠脑内 Na^{+}-K^{+}-ATP、Ca^{2+}-ATP 酶及抗氧化酶活力，减轻受损组织中的水肿及氧化应激损伤，且抑制转核因子的激活及炎性因子的转录，发挥对全脑缺血再灌注大鼠脑组织损伤的保护作用。三黄泻心汤抑制重型颅脑损伤大鼠胃组织核因子 NF-κB、IL-6 的表达可能是其防治重型颅脑损伤急性胃黏膜病变保护作用的机制之一。

第十节　治疗烦躁方剂方论选读

清营汤

《温病条辨》

【组成】犀角三钱（2g）[1]　生地黄五钱（15g）　元参三钱（9g）　竹叶心一钱（3g）　麦冬三钱（9g）　丹参二钱（6g）　黄连一钱五分（5g）　银花三钱（9g）　连翘二钱连心用（6g）

【功用】清营解毒，透热养阴。

【方论选读】

《温病条辨》（清·吴鞠通）：（主治）脉虚夜寐不安，烦渴舌赤，时有谵语，目常开不闭，或喜闭不开，暑入手厥阴也。手厥阴暑温，清营汤主之。

《成方便读》（清·张秉成）：方中犀角、黄连，皆入心而清火。犀角有清灵之性，能解夫疫毒；黄连具苦降之质，可燥乎湿邪，二味为治温之正药。热犯心包，营阴受灼，故以生地、玄参滋肾水，麦冬养肺金，而以丹参领之入心，皆得遂其增液救焚之助。连翘、银花、竹叶心三味，皆能内彻于心，外通于表，辛凉清解，自可神安热退，邪自不留耳。

【注释】

［1］犀角三钱：现多以水牛角 30g 代替。

【按语】

本证多由邪热内传营分，耗伤营阴所致。治疗以清营解毒，透热养阴为主。邪热传营，伏于阴分，入夜阳气内归营阴，与热相结，故身热夜甚；营气通于心，热扰心神，故神烦少寐，时有谵语；邪热深入营分，则蒸腾营阴，使血中津液上潮于口，故本应口渴但不渴；若邪热出入营分，气分热邪未尽，灼伤血络，血溢脉外之征。方中犀角清解营分之热毒，故为君药。生地黄凉血滋阴，麦冬清热养阴生津，玄参滋阴降火解毒，三药共用，既清热养阴，又助清营凉血解毒，共为臣药。温邪初入营分，故用银花、连翘、竹叶清热解毒，使营分之邪外达，此即“透热转气”的应用。黄连清心解毒，丹参清热凉血、活血散瘀。以上五味药为佐药。全方以清营解毒为主，配以养阴生津和“透热养阴”，使人营之邪透出气分而解。

【现代神经药理研究】

本方能提高机体抗过氧化能力，可抵御自由基对组织的损伤，并具有抗炎与免疫调节作用。

大青龙汤

《伤寒论》

【组成】麻黄去节六两（18g） 桂枝二两（6g） 甘草炙二两（6g） 杏仁去皮、尖四十个（6g） 生姜切三两（9g） 大枣擘十二枚（3g） 石膏如鸡子大（18g）

【功用】发汗解表，兼清郁热。

【方论选读】

《伤寒来苏集》（清·柯琴）：太阳中风，脉浮紧，头痛发热，恶寒身疼，不汗出而烦躁，此麻黄证之剧者，故加味以治之也。诸症全是麻黄，有喘与烦躁之别。喘者是寒郁其气，升降不得自如，故多用杏仁之苦以降气。烦躁是热伤其气，无津不能作汗，故特加石膏之甘以生津。然其性沉而大寒，恐内热顿除而表寒不解，变为寒中而夹热下利，是引贼破家矣。故必倍麻黄以发表，又倍甘草以和中，更用姜枣以调营卫。一汗而表里双解，风热两除，此大青龙清内攘外之功，所以佐麻、桂二方之不及也。

《医宗金鉴》（清·吴谦）：名大青龙者，取龙兴云雨之义也。治风不外乎桂枝，治寒不外乎麻黄。合桂枝、麻黄二汤以成剂，故为兼风寒中伤者之主剂也。二证俱无汗，故减芍药，不欲其收也；二证俱烦躁，故加石膏，以解其热也。设无烦躁，则又当从事于麻黄桂枝各半汤矣。仲景于表剂中加大寒辛甘之品，则知麻黄证之发热，热全在表；大青龙证之烦躁，热兼肌里矣。初病太阳即用石膏者，以其能解肌热，寒能清胃火，甘能生津液，是预保阳存津液之先着也，粗工疑而畏之，当用不用，必致热结阳明，斑黄狂冒，纷然变出矣。观此，则可知石膏乃中风、伤寒之要药，故得麻、桂而有青龙之名，得知、草有白虎之号也。服后取微汗，汗出多者，温粉[1]扑之。一服得汗，停其后服。盖戒人即当汗之证，亦不可过汗也过。

【注释】

[1] 温粉：《伤寒论》中未注明系何方、何药组成，后世所载也不尽相同。《伤寒论讲义》（统编教材5版）录有三种。①葛洪《肘后备急方》姚大夫辟温病粉身方为：芎䓖、白芷、藁本三物等分，下筛内粉中，以涂粉于身，大良。②孙思邈《备急千金方》的温粉方为：煅牡蛎、生黄芪各三钱，粳米粉一两，共研细末，和匀，以稀疏绢包，缓缓扑于肌肤。③《孝慈备览》扑身止汗法：麸皮糯米粉二合，牡蛎、龙骨各二两，共为极细末，以疏绢包裹，周身扑之，其汗自止。徐大椿《伤寒论类方》中论及二首，曰：“此外治之法。论中无温粉方，《伤寒明理论》载白术、藁本、川芎、白芷各等分，入米粉和匀扑之。无藁本亦得。后人用牡蛎、麻黄根、铅粉、龙骨亦可。”查《中医方剂大辞典》历代医书中明确提出温粉方者，仅见《类证活人书》，方由白术、藁本、川芎、

白芷组成，四药各等分，为细末，每日一两，以米粉三两和匀，外扑周身，治伤寒汗多不止。

【按语】

本方证为风寒束表，卫阳被遏，热伤津液所致。治疗以发汗解表，兼清郁热为主。方中用麻黄、桂枝、生姜辛温发汗以散风寒，能使内热随汗而泄。甘草、生姜、大枣甘温补脾胃、益阴血，以补热伤之津；无津不能作汗，又可以充汗源。石膏甘寒，清解里热，与麻黄配伍能透达郁热。杏仁配麻黄，一收一散，宣降肺气，利于达邪外出。诸药配伍，一是寒热并用，表里同治，侧重于“于在表者，汗而发之”；二是发中寓补，汗出有源，祛邪而不伤正。寒伤营，以甘缓之；风伤卫，以辛散之。故以麻黄、桂枝为臣。甘草甘平，杏仁甘苦，佐麻黄以发表。大枣甘温，生姜辛温，佐桂枝以解肌。石膏辛甘微寒，质重而又专达肌表为使也。营卫阴阳俱伤，则非轻剂所能独解，必须重轻之剂同散之，乃得阴阳之邪俱已。

【现代神经药理研究】

本方具有解热、抗病毒作用。

柴胡加龙骨牡蛎汤

《伤寒论》

【组成】柴胡四两（12g） 龙骨一两半（4.5g） 生姜切一两半（4.5g） 人参一两半（4.5g） 桂枝去皮一两半（4.5g） 茯苓一两半（4.5g） 半夏二合半（10g） 黄芩一两（3g） 铅丹一两半（1g）[1] 大黄二两（6g） 牡蛎一两半熬（4.5g） 大枣六枚擘

【功用】和解少阳，通阳泄热，重镇安神。

【方论选读】

《注解伤寒论》（金·成无己）：伤寒八九日，邪气已成热，而复传阳经之时，下之虚其里而热不除。胸满而烦者，阳热客于胸中也；惊者，心恶热而神不守也；小便不利者，里虚津液不行也：谵语者，胃热也；一身尽重不可转侧者，阳气内行于里，不营于表也。与柴胡汤以除胸满而烦，加龙骨、牡蛎、铅丹，收敛神气而镇惊；加茯苓以行津液、利小便；加大黄以逐胃热、止谵语；加桂枝以行阳气而解身重。错杂之邪，斯悉愈也。

《伤寒来苏集·伤寒附翼》（清·柯琴）：伤寒八九日不解，阳盛阴虚，下之应不为过，而变证蜂起者，是未讲于调胃承气之法，而下之不得其术也。胸满而烦，小便不利，三阳皆有是症。而惊是木邪犯心，谵语是热邪人胃。一身尽重，是病在阳明而无气以动也；不可转侧，是关少阳而枢机不利也。此为少阳、阳明并病。故取小柴胡之半，以转少阳之枢；辅大黄之勇，以开阳明之阖。满者忌甘，故去甘草；小便不利，故加茯苓。惊者须重以镇怯，铅秉乾金之体，受癸水之气，能清上焦无形之烦满、中焦有形之热结，炼而成丹，不特入心而安神，且以入肝而滋血矣。龙骨重能镇惊而平木，蛎体坚不可破，其性守而不移，不特静可以镇惊，而寒可以除烦热。且咸能润下，佐茯苓以利水；又能软坚，佐大黄以清胃也。半夏引阳入阴，能治目不瞑，亦安神之品，故少用为佐。人参能通血脉，桂枝能行营气，一身尽重不可转侧者，在所必须，故虽胸满谵语而不去也。此于柴胡方加味而取龙蛎名之者，亦以血气之属，同类相求耳。

【注释】

[1] 铅丹：有毒，入丸散，每次 0.3 ～ 0.6g，剂量宜小。近年多以磁石、生铁落等代之。

【按语】

本方实为小柴胡原量减半，去甘草加龙骨、牡蛎、铅丹、大黄、桂枝、茯苓组成，由于病邪仍在少阳，故取小柴胡汤之意以内解外清，扶正祛邪。其中柴胡、黄芩配伍，和解少阳之邪；半夏、生姜相合，以和胃降逆；人参与大枣益气扶正。另加龙骨、牡蛎、铅丹以镇惊安神，三药均有重镇安神之功。再者，大黄、茯苓能使邪气从二便分消。诸药合用，既能和少阳，泻邪热，又可扶正气，镇心神，利小便，实有表里并治，虚实兼顾之妙。

【现代神经药理研究】

本方可使抑郁大鼠下丘脑、纹状体、边缘区核大脑皮层去甲肾上腺素、多巴胺、5-羟吲哚乙酸含量普遍增加，纹状体和边缘区 5-HT 水平显著升高，其抗抑郁作用可能与增加脑内单胺类神经递质的含量有关。柴胡加龙骨牡蛎汤能通过提高海马 BDNF 的表达而加强海马神经元的修复和再生，从而不同程度地减轻海马区病变，保护海马神经元，进而逆转 HPA 轴功能亢进，发挥抗抑郁作用。

甘麦大枣汤

《金匮要略》

【组成】甘草三两（9g）　小麦一升（15g）　大枣十枚（10 枚）

【功用】养心安神，和中缓急。

【方论选读】

《金匮要略论注》（清·徐彬）：小麦能和肝阴之客热，而养心液，且有消烦利溲[1]止汗之功，故以为君。甘草泻心火而和胃，故以为臣。大枣调胃，而利其上壅之燥，故以为佐。盖病本于血，心为血主，肝之子也，心火泻而土气和，则胃气下达。肺脏润，肝气调，燥止而病自除也。补脾气者，火为土之母，心得所养，则火能生土也。

《绛雪园古方选注》（清·王子接）：小麦，苦谷也。经言心病宜食麦者，以苦补之也。心系急则悲，甘草、大枣甘以缓其急也，缓急则云泻心。然立方之义，苦生甘是生法，而非制法，故仍属补心。

【注释】

[1] 溲：小便。

【按语】

脏躁一证是五脏功能失调所致。本方所治证系忧思过度，心阴受损，肝气失和所致。心阴不足，心失所养，则精神恍惚，睡眠不安，心中烦乱；肝气失和，疏泄失常，则悲伤欲哭，不能自主，或言行妄为。治宜养心安神，和中缓急。方中小麦为君药，养心阴，益心气，安心神，除烦热。甘草补益心气，和中缓急（肝），为臣药。大枣甘平质润，益气和中，润燥缓急，为佐使药。三药合用，甘润平补，养心调肝，使心气充，阴液足，肝气和，则脏躁诸症自可解除。

【现代神经药理研究】

本方可提高脑内单胺类递质水平，增加脑内NE、5-HT浓度；提高海马GG表达水平，抑制下丘脑—垂体—肾上腺轴（HPA轴）亢奋；增加脑源性神经营养因子（BDNF）及其mRNA的表达，保护神经元；改善细胞信号转导，调节神经肽类功能紊乱等。

栀子豉汤

《伤寒论》

【组成】大栀子十四枚（9g） 豉七合（6g）[1]

【功用】清热除烦，宣发郁热。

【方论选读】

《金匮要略研究》（日·大塚敬节）：上二味，以水四升，先煮栀子，得二升半，内豉，煮取一升半，去滓，分为二服，温进一服，得吐者，止后服。此处“进”一词，可能是指不得已的事情。另外，可能因药中含有香豉，所以后人添加“得吐则止”一句。有人据此而认为该方为吐剂，但栀子豉汤并非吐剂。

《伤寒缵论》（清·张璐）：栀子涌膈上虚热，香豉散寒热恶毒，能吐能汗，为汗下后虚烦不解之圣药。若呕，则加生姜以涤饮。

《医宗金鉴》（清·吴谦）：盖栀子气味轻越，合以香豉能化浊为清，但使涌去客邪，则气升液化，而郁闷得舒矣。

【注释】

［1］煎服法：若上气呕逆，加橘皮二两，亦可加生姜二两。

【按语】

方中栀子味苦性寒，泄热除烦，降中有宣，既能上入心胸，清透郁热以除烦，又可导火下行以除热；香豉体清气寒，升散调中，宣中有降，既能宣泄胸中郁热而助栀子除烦，又能开壅散满而和胃，二药相合，共奏清热除烦之功。栀、豉清虚烦客热，服而探吐。俾误下表邪，一涌而出，去邪存正，此为上策。加姜者，既误必损胃之意。本方寓宣散于清降之中，清轻宣泄，善解胸膈之郁热。栀子与香豉苦辛相济，旨在透泻郁热，苦甘相济，旨在泻不伤正。

【现代神经药理研究】

京尼平苷是栀子中的主要活性成分，能使慢性应激诱导的抑郁小鼠血清皮质酮水平、肾上腺指数和下丘脑促肾上腺皮质激素释放激素的mRNA表达下降，表明京尼平苷可以抑制 HPA 轴对应激小鼠的亢进作用，从而发挥抗抑郁的作用。

竹皮大丸

《金匮要略》

【组成】生竹茹五钱（15g）　石膏五钱（15g）　甘草一两七钱半（18g）　白薇二钱半（7.5g）　桂枝二钱半（7.5g）[1]

【功用】清热除烦，降逆安中。

【方论选读】

《济阴纲目》(明・武之望)：中虚症不可用石膏，烦乱症不可用桂枝，而此方以甘草七分，配众药六分，又以枣肉为丸，仍以一丸饮下，可想见其立方之微，用药之难，审虚实之不易也。仍饮服者，尤虑夫虚虚之祸耳。用是方者，亦当深省。

《金匮要略论注》(清・徐彬)：病本全由中虚，然而药只用竹茹、桂、甘、石膏、白薇者，盖中虚而至为呕为烦，则胆腑受邪，烦呕为主病，故以竹茹之除烦止呕者为君；胸中阳气不用，故以桂、甘扶阳而化其逆气者为臣；以石膏凉上焦气分之虚热为佐；以白薇去表间之浮热为使。要知烦乱呕逆而无腹痛、下利等证，虽虚无寒可疑也，妙在加桂于凉剂中，尤妙在生甘草独多，意谓散蕴蓄之邪，复清阳之气，中即自安，气即自益，故无一补剂，而反注其立汤之本意曰安中益气，竹皮大丸神哉。

《金匮要略心典》(清・尤怡)：妇人乳中虚，烦乱呕逆者，乳子之时，气虚火旺，内乱而上逆也。竹茹、石膏甘寒清里，桂枝、甘草辛甘化气，白薇性寒入阳明，治狂惑邪气，故曰安中益气。

【注释】

[1] 煎服法：有热者倍白薇，烦喘者加柏实二钱半。

【按语】

方中竹茹、石膏清胃热，止呕逆；白薇清虚热；桂枝平冲降逆；甘草、大枣安中益气，调和诸药。共奏清热止呕，安中益气之功。

【现代神经药理研究】

本方可改善胃热中虚型失眠症。

小青龙加石膏汤

《金匮要略》

【组成】石膏二两（6g）　麻黄、芍药、桂枝、细辛、甘草、干姜各三两（9g）　五味子、半夏各半升（7.5g）[1]

【功用】祛风寒，宣肺气，豁痰热。

【方论选读】

《备急千金要方》：小青龙加石膏汤，主治咳而上气，肺胀，心下有水，胁下痛。

【注释】

[1] 煎服法：强人服一升，羸者减之。

【按语】

小青龙加石膏汤证由外邪与内饮相搏，兼有郁热所致，故用小青龙解表化饮，加小量石膏清热而除烦躁。